Health care and social prescribing in an age of disparity
Supporting people with limited access to health care by recognizing SDH lenses

格差時代の医療と社会的処方

病院の入り口に立てない人々を支える
SDH（健康の社会的決定要因）の視点

武田裕子 編集

日本看護協会出版会

は じ め に

イギリスの政治家に最も読まれた本として紹介される書籍に，"The Spirit Level"
（R. Wilkinson and K. Pickett 著，邦訳『平等社会』）があります。所得格差が大きい国ほど
平均余命や乳児死亡率，肥満といった健康課題を抱えており，ティーンエイジャーの
望まない妊娠や薬物依存，殺人や服役率などの社会問題が生じていることを，統計
データを用いて示すものです。2009 年発行のこの本の中で，日本は最も所得格差が
少なく健康指標に優れ，社会的にも問題の少ない模範的な国だと紹介されています。

確かに，1990 年代にアメリカに臨床留学していた編者は，BMI 40 以上の病的肥
満カテゴリーの入院患者や薬物依存で繰り返し救急外来を受診する患者の存在に，
日本であまり遭遇しないのはどうしてだろうと不思議に思ったものでした。"The
Spirit Level" を読むと，1970 年代に揶揄的に口にされることの多かった「一億総中
流」や，実力主義を損なっていると表現されていた終身雇用制度による生活の安定
が，社会にとって，また 1 人ひとりの健康に大きな役割を果たしていたのだと腑に
落ちます。

しかし，グローバル化が進むとともに私たちの暮らしは大きく変化し，「ワーキ
ング・プア」「下流社会」や「子どもの貧困」という言葉を目にするようになりました。
最近は「上級国民」という表現から，社会の分断が生じているように思えることも
あります。そして，そうした変化を最も身近に感じているのは，最前線で患者と接
している医療者ではないでしょうか。「困った患者さん」と思っていた方の中に，
健康保険料を払えない，医療費が心配で予約の日に受診できない事情を抱えた方た
ちがいることがわかってきました。病気の「原因の原因」に，失業や孤独・孤立が
あることも明らかになっています。2021 年 2 月，世界で 2 番目となる「孤独・孤立
対策担当大臣」もわが国で任命されました。

本書は，社会の変化に伴って顕在化してきた「健康の社会的決定要因（Social De-
terminants of Health：SDH）」とは何か，それがどのように私たちの健康に影響している
のか，SDH の視点で患者さんや地域を見ると何がわかるのかを概説します。学会
や団体として，またそれぞれの医療者が，目の前にいる患者さんの困難，そしてそ
の原因になっている SDH を見出して，自分たちなりに取り組む姿をご覧ください。
2011 年の東日本大震災と原発事故から 2020 年のコロナ禍に至るまで，歴史の転換
点といえる 10 年を私たちは歩んでいます。今も続くコロナ禍によって，失業や生
活の困窮，住まいを失うことまでもが誰にでも起こり得ると認識されるようになり
ました。変化する社会に医療者がどのように取り組んだのか，本書はその貴重な記
録ともいえます。医療者・学生や地域で活動する方々はもちろん，日本の政治家に
も読んでいただけることを願って，ここに上梓します。

2021 年 3 月

編者　武田 裕子

| 執筆者一覧 |

[編集]

武田裕子 ……………… 順天堂大学大学院医学研究科医学教育学 教授

[執筆]（執筆順）

井上有沙 ……………… 群馬家庭医療学センター前橋協立診療所

武田裕子 ……………… 前掲

宮國康弘 ……………… 日本福祉大学社会福祉学部 講師

近藤克則 ……………… 千葉大学予防医学センター 教授 /
国立長寿医療研究センター老年学・社会科学研究センター老年学評価研究部 部長

西岡大輔 ……………… 大阪医科薬科大学研究支援センター医療統計室 助教 / 日本福祉大学社会福祉学部 非常勤講師
江戸川学園おおたかの森専門学校心理・社会福祉学科 非常勤講師

長嶺由衣子 ……………… 東京医科歯科大学介護・在宅医療連携システム開発学講座 助教 /
千葉大学予防医学センター 客員研究員

丸山　泉 ……………… 一般社団法人日本プライマリ・ケア連合学会 前理事長

和田　浩 ……………… 健和会病院小児科 院長

村井邦彦 ……………… 一般社団法人宇都宮市医師会在宅医療・社会支援部 担当理事 / 村井クリニック 院長

舟越光彦 ……………… 日本 HPH ネットワーク コーディネーター / 公益社団法人福岡医療団 理事長

山本一視 ……………… 公益社団法人福岡医療団千鳥橋病院 院長

水本留美子 ……………… 医療生協さいたま生活協同組合埼玉協同病院 医療ソーシャルワーカー

佐藤智美 ……………… 医療生協さいたま生活協同組合本部事務局 保健師

福庭　勲 ……………… 医療生協さいたま生活協同組合埼玉協同病院 副院長・医師

水本潤希 ……………… 東京大学医学教育国際研究センター医学教育学部門

吉田絵理子 ……………… 川崎協同病院総合診療科 / 東京慈恵会医科大学臨床疫学研究部

坂井雄貴 ……………… ほっちのロッヂの診療所 / 亀田ファミリークリニック館山家庭医診療科

山中　修 ……………… ポーラのクリニック 院長

吉江　悟 ……………… 一般社団法人 Neighborhood Care / 東京大学高齢社会総合研究機構

沢田貴志 ……………… 神奈川県勤労者医療生活協同組合港町診療所 所長 /
特定非営利活動法人シェア＝国際保健協力市民の会 副代表理事

松本俊彦 ……………… 国立研究開発法人国立精神・神経医療研究センター精神保健研究所薬物依存研究部 部長

金子淳子 ……………… 金子小児科 / かねこキッズクラブ

河瀬聡一朗 ……………… 石巻市雄勝歯科診療所

須賀(高桑)郁子 ……………… 横浜国立大学大学院博士課程

久保田健司 ……………… ゆうりんクリニック 公認心理師

第 4 章
SDHの視点を取り入れた医療・地域活動の実践

今，日本で広がっている健康格差
——患者さんと接してわかること・学んだこと

井上有沙	武田裕子
群馬家庭医療学センター前橋協立診療所	順天堂大学大学院医学研究科医学教育学 教授

1. ある事例から

筆者（井上）は，地方の無床診療所に勤務している家庭医です。当院は医療生協の診療所で，低所得者や特殊な事情により医療を受けにくい方に対し，無料もしくは低額で医療行為を行う無料低額診療事業を行っています。そのため，普段からアンテナを張って患者さんの困りごとに対応しているのですが，それでも経済的な困窮は見えにくく，患者さんの健康に深く影響を及ぼしていたことに後から気づかされることがあります。たとえば，次のような経験をしました[*]。

*
個人情報保護のため内容を一部変更しています。

エピソード事例

患者さんは 60 代後半男性で，40 代後半のときに糖尿病でインスリン治療が開始になりました。当院には 10 年前から通院しています。混合型インスリン 2 回打ちの治療をしていましたが，通院間隔は一定せず，しばしば中断していました。そのため糖尿病のコントロールは HbA1c 9〜11%（NGSP）と悪い状態でした。

外来主治医としてこの患者さんに初めてお会いした 4 年前，仕事中に低血糖を起こすので朝食前のインスリンを自己判断で減らしていると伺いました。その後も外来受診は途絶えがちで，インスリンがなくなってから受診することが続いていましたが，その年の暮れにめまいと倦怠感を訴えて来院されました。完全房室ブロックを認めたため 3 次医療機関へ救急搬送し，ペースメーカーが埋め込まれました。

退院後も低血糖症状が見られていたため，当院で強化インスリン療法を提案し変更することになりました。それから半年余り，相変わらず通院が途絶えがちでしたが，ある日，数日前から呂律が回らず，ふらつきがあると受診されました。頭部 MRI 検査で脳梗塞と診断され，病状をお話しして内服薬を追加することにしました。

その後の患者さんはこれまでと違い，予約日に受診されるようになりました。ご本人と関係性が築けたように感じたため，通院が中断しがちだったことについてご事情を聞いてみました。すると，金銭的に厳しかったため，使用するインスリン量を減らして受診回数を減らしていたと正直に話してくれました。さらに，

ペースメーカー埋め込みを行った入院中に身体障害者手帳1級を受給し医療費が免除されることになったため金銭的負担はなくなったものの，受診が面倒と感じていたとも言われました。

そこで，さらに思い切って生活の様子を聞いてみました。患者さんは妻と高校生になる孫との3人暮らしでした。この孫は，患者さんの一人娘と前夫との間の子で，娘は市内で再婚し小学校低学年の子どもが2人いること，患者さんが，この小学生の孫たちを学童保育まで迎えに行き，夕食を食べさせているとのことでした（図0-1-1）。現在，患者さんは非正規雇用で運送業の助手をしており，月に10〜15日程度勤務し，収入は手取りで月に4〜20万円と幅があり，妻も短時間のアルバイトをして生計を助けているそうです。

患者さんは，身体障害者手帳を受給してから医療費の心配がなくなり精神的に楽になったこと，強化インスリン療法にしてから低血糖がなくなって体調もよくなり，不整脈や脳梗塞を診てもらうなど診療所にお世話になったので，予約をとって定期的に受診していることをお話しされました。

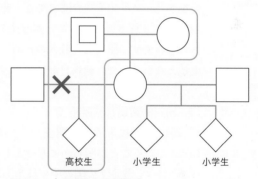

図0-1-1｜患者さんの家族図
線で囲まれている範囲が同居

今まで当院の職員は，「インスリンの量を自己調整してしまってきちんと通院しない，指導を聞き入れない困った患者さん」と認識していました。しかし，ご本人の過去のカルテを確認すると「（解体や土木の派遣の）仕事がない」「お金がない」という記載がたびたびありました。いつも飄々として深刻な様子に見えなかったので，それほど困窮しているとは気がつかなかったのだと思います。今回医療費の問題で受診抑制をしていたことがわかりました。費用の問題が解決されると治療意欲が引き出され，信頼関係が強まって慢性疾患の治療にもよい結果が得られることを実感しました。

2. 患者の抱える困難に気づくことで，病気の「原因の原因」を知る

（1）広がる経済格差と受診抑制

国民皆保険制度のある日本では，誰もが医療を受けられるはずですが，この事例の患者さんのように経済的困窮によって受診を抑制する方は，実は少

＊1
厚生労働省：平成30年度国民健康保険（市町村）の財政状況について（令和2年7月22日）.
〈https://www.mhlw.go.jp/content/12401000/000650420.pdf〉（2020年10月30日閲覧）
＊2
総務省統計局：労働力調査（詳細集計）2020年（令和2年）10〜12月期平均結果の概要（令和3年2月16日）.
〈https://www.stat.go.jp/data/roudou/sokuhou/4hanki/dt/pdf/gaiyou.pdf〉（2021年3月3日閲覧）
＊3
総務省統計局：最近の正規・非正規雇用の特徴，統計Today，No.97.
〈https://www.stat.go.jp/info/today/097.html#k1〉（2020年10月30日閲覧）
＊4
厚生労働省：令和元年賃金構造基本統計調査の概況（令和2年3月31日）.
〈https://www.mhlw.go.jp/toukei/itiran/roudou/chingin/kouzou/z2019/dl/14.pdf〉（2020年10月30日閲覧）
＊5
厚生労働省：2019年　国民生活基礎調査の概況.
〈https://www.mhlw.go.jp/toukei/saikin/hw/k-tyosa/k-tyosa19/index.html〉（2020年10月30日閲覧）
＊6
朝日新聞デジタル：子どもの7人に1人が貧困状態　18年調査で高い水準に，（2020年7月17日）.
〈https://www.asahi.com/articles/ASN7K6WFPN7KUTFL0OK.html〉（2020年10月30日閲覧）
＊7
公益財団法人ニッポンドットコム：一人親貧困率ワースト，特異な日本型賃金—子どもの貧困の実相（下）.
〈https://www.nippon.com/ja/in-depth/d00522/#.X6OWbninXH4.twitter〉（2020年10月30日閲覧）

なくありません。医療者が気づきにくいのは，貧困は恥ずかしいこととととらえられ，知られないように患者が黙っているからです。その背景には，困窮するような状況に陥ったことを自己責任とする風潮があります。患者自身が"医療を受ける資格がない"と口にすることもあります。医療機関は治療の場であり金銭面の心配まで話すところではない，とも考えられがちですので，患者の抱える経済的困難は医療者側が意識しないと見落とされてしまいます。

　厚生労働省の統計[＊1]では，2018年度における国民健康保険料の滞納は全加入世帯の15％に近い約267万世帯であり，正規の国民健康保険被保険者証不交付世帯はその1/3に上りました。収入の不安定な非正規雇用の被用者の増加もその一因といわれています。日本経済はバブル崩壊後の金融危機，デフレ問題など1990年代から低迷を続けました。就職氷河期が長く続いた結果，総務省労働力調査では，2019年の非正規職員・従業員は2200万人でその割合は37.9％[＊2]と，1990年の881万人（20.2％）[＊3]から大幅に増加しています[3)]。フルタイムで働いても，非正規雇用者の賃金は時給換算で正規雇用者の2/3程度に留まることが厚生労働省「賃金構造基本統計調査」[＊4]で示されています。限られた収入のため，健康保険証があっても自己負担額分が支払えるか心配で，給料日前には受診を控える人もいます。

（2）相対的貧困と健康格差

　「2019年国民生活基礎調査」[＊5]では，2018年の子どもの相対的貧困率が13.5％であることが明らかになりました。約7人に1人の子どもが貧困状態にあります。先進7カ国の中では米国に次いで3番目に高い数値です[＊6]。「相対的貧困」は，世帯収入がその国の等価可処分所得の中央値の半分に満たない状態と定義され，一般的な文化水準，生活水準と比較して困窮している状態を指します。一人親家庭では，親が就業している場合の相対的貧困率は48.1％に上ります[＊4]。OECD加盟35カ国中ワースト1位[＊7]です。「標準的な生活」を送れない例としては，食費を切り詰めるため十分に栄養が摂れない，家計を支えるため学校に行きながらアルバイトする必要がある，道具代や遠征費用がまかなえず部活動をあきらめるなどがあります。塾や習い事に行けない，金銭的な理由で進学を断念するといったことも起こり，所得格差は教育格差につながっています。家庭の経済的理由で同級生と同じことができないストレスは想像に難くありません。仲間外れにされたり，不登校になる例もあり，経済的な困窮の問題は，生活習慣や健康管理，自己肯定感など，子どもたちの成長にさまざまな影響を与えます。

　貧困は健康格差の最も大きな原因の1つです。近年の社会疫学調査では，生活困窮世帯の子どもには，う歯，肥満，ワクチン未接種率が高く，健康リスクとなっていることが示されています[1)]。また，低所得者ほど喫煙率が高く，高血圧や糖尿病に罹患しており，検診の未受診も多いと報告されています。高齢者においては，所得が低いほど医療機関受診率は低く，要介護認定

となる割合が高いことが調査で明らかになっています[2]。さらに，学歴や所得といった社会階層，社会参加度が抑うつや要介護状態の出現と相関があることも社会疫学研究により裏づけられています[2]。

　健康格差の原因は，経済的困窮だけではありません。低所得・失業・低学歴・非正規雇用など社会的に不利な立場にある人々ほど，健康を害しやすく短命である傾向が明らかになっています。これらの社会的な状況を，「健康の社会的決定要因（SDH：Social Determinants of Health）」といいます。こうしたSDHの影響は，生涯にわたって蓄積します。また，多くの患者さんにおいて困窮している原因は1つではなく，いくつもの困難を同時に抱えていることもしばしば経験するところです。

（3）コロナ禍が続く中で

　2020年に急速に世界中に広がった新型コロナウイルス感染症（COVID-19）は，私たちの社会生活を大きく変えました。出入国制限など人の流れの遮断や物流の寸断，休校措置，営業や外出自粛要請と日々の生活に直接・間接に影響をもたらしています。結果として経済活動が広く滞り，2020年4〜6月期の国内総生産（GDP）は年率換算で27.8％減少し，リーマン・ショックを超える戦後最大の落ち込みとなりました。8月までに休業・廃業した企業は3万5816社と前年同時期よりも23.9％増[*1]，コロナ禍による解雇・雇い止めは1月から9月末までに6万人を超えました[4),5)]。そのような中，8月の自殺者数は全国で1854人と前年同月に比べて251人（15.7％）増加しています[6)]。

　新聞報道では，休園や休校による生活リズムの乱れが子どもたちの健康に影響したり，生活変化や孤独感による摂食障害の悪化や飲酒量の増加，外出自粛による認知症の進行が報告されています。ソーシャル・ディスタンシング[*2]のための活動自粛は孤立や孤独を招き，特に高齢者に顕著に影響しています。コロナ禍収束の兆しはまだ見えません。今後，さらにさまざまなSDHが顕在化してくると思われます。たくさんのSDHが重なり，健康状態が悪化してどうしようもなくなった方たちが医療機関を受診したり，救急外来に搬送されてきます。

　冒頭の事例の患者さんは，心疾患や脳血管疾患のリスクとして，コントロール不良な糖尿病がありました。その背景には，経済的な困窮や家庭の中の心配事があって，定期的に通院できずに十分に治療が行えない事情がありました。患者さんの抱える困難に気づくことができれば，病気の「原因の原因」を知ることになり，その方の医療以外の必要ニーズに対応できる可能性があります。逆に，気づかなければ，どんなに医学的に適切な対応をしても，状況は一向に改善せず徒労感が増すことにもなりかねません。いつまでも「困った患者」「自分勝手な患者」となり，ますます困難な状況に陥ってしまうでしょう。

　社会的な困難を抱えた方々は，多くの場合，社会との接点に乏しく孤立し

＊1
厚生労働省：新型コロナウイルス感染症に起因する雇用への影響に関する情報について（9月25日現在集計分）.〈https://www.mhlw.go.jp/content/11600000/000676431.pdf〉（2020年10月30日閲覧）

＊2
「ソーシャル・ディスタンシング（social distancing）」は感染予防のために人的接触距離を確保するという意味。一方，報道などで頻繁に使われている「ソーシャル・ディスタンス（social distance）」は，本来は人間の社会的な距離を示す概念となる。

ています。そうした方々は健康を害しやすく，身体症状が悪化すると医療機関を受診することになります。それは，福祉的ニーズを抱えた住民に対する限られたアウトリーチの機会です。医療従事者の側で社会的なリスクを見出す役割が期待されています。

　「コロナ禍」という災害は誰の身にも降りかかりますが，もたらす被害は平等ではありません。たくさんの困難を抱えて自ら助けを求められない患者さんにとって，医療機関は最後の砦，セーフティネットです。

引用文献
1）近藤克則編：検証「健康格差社会」　介護予防に向けた社会疫学的大規模調査, 医学書院, 2007.
2）近藤克則：健康格差社会への処方箋, 医学書院, 2017.
3）総務省統計局統計調査部国勢統計課労働力人口統計室：「最近の正規・非正規雇用の特徴」, 統計To-day, No.97.
　　〈https://www.stat.go.jp/info/today/097.html#k1〉（2020年10月30日閲覧）
4）東京商工リサーチ：2020年1-8月「休廃業・解散企業」動向調査（速報値）.
　　〈https://www.tsr-net.co.jp/news/analysis/20200923_01.html〉（2020年10月30日閲覧）
5）熊野英生：新型コロナで雇用調整圧力が高まる, Economic Trends, 第一生命経済研究所, 2020年3月.
　　〈http://group.dai-ichi-life.co.jp/dlri/pdf/macro/2019/kuma200303ET.pdf〉（2020年10月30日閲覧）
6）厚生労働省社会・援護局総務課自殺対策推進室：警察庁の自殺統計に基づく自殺者数の推移等.
　　〈https://www.mhlw.go.jp/content/202009-zantei.pdf〉（2020年10月30日閲覧）

第 1 章

健康格差をもたらす
「健康の社会的決定要因（SDH）」

[1]

健康と格差

1. 「健康」に欠かせない3つの要素とは

　　筆者の知り合いの医師が，WHO（世界保健機関）憲章の健康の定義を聞くと心が暗くなると話してくれました。よく目にする日本語訳は，「健康とは，身体的，精神的，社会的に完全に良好な状態であり，単に病気でないとか虚弱でないことではない（Health is a state of complete physical, mental and social well-being and not merely the absence of disease or infirmity）」と訳されているものです。実は，この医師のお子さんは障害をもって生まれました。「この定義を聞くと，うちの子はいつまで経っても健康にはなれないと言われているようでつらい」と言われていました。

　　確かに，「完全に良好な状態」といわれると，少しでも問題があれば健康ではないということになります。しかし，たとえば鍛え上げているパラリンピアンを不健康だと思う人はいないでしょう。そもそも，「完全に良好な状態」とは現実的ではありません。complete という英単語には「完全に」という意味のほかに，「必要な構成要素がすべて揃っている」という意味があります。そこで，公益社団法人日本 WHO 協会では，次のように訳しています。

　　　健康とは，病気ではないとか，弱っていないということではなく，肉体的にも，精神的にも，そして社会的にも，すべてが満たされた状態にあることをいいます[1]。

　　身体的，精神的，社会的な3つの側面が別々に「完全に良好」なことを求めているのではなく，これらの要素がすべて揃っていて，満たされていると感じることのできる状態（well-being：ウェルビーイング）にあることが健康なのだ，と表現されています。

2. 社会的な要素とポジティブヘルス

　　身体的あるいは精神的に良好な状態というのは想像しやすいと思います。それでは，社会的に良好な状態というのは何を指すのでしょうか。「健康」であるには社会的な要素が揃っていなくてはならないのはなぜでしょう。「健康」の状況や構成する要素を理解し検討するために用いられている，ICF（International Classification of Functioning, Disability and Health：国際生活機能分類）の生

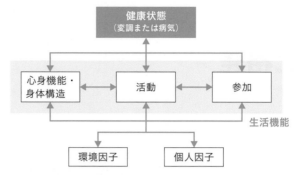

図 1-1-1 | ICF の生活機能モデル

(厚生労働省ウェブサイト:「国際生活機能分類―国際障害分類改訂版―」(日本語版)の厚生労働省ホームページ掲載について」図1より一部改変. https://www.mhlw.go.jp/houdou/2002/08/h0805-1.html 2021年3月3日閲覧)

活機能モデルの枠組みを用いて考えてみます。

　ICF の生活機能モデルは，1人の人が生きている全体像を示すもので，いろいろな要素が相互に影響し合っているとする考え方です(図1-1-1)。まず，抱えている疾患や既往歴の有無，心身の不調などの「健康状態」があります。次に，「心身機能・身体構造(心身の働きや身体部位の構造や状態)」「活動(個人が生活の中でしていること・できること)」「参加(家庭や社会の中で果たしている何らかの役割)」があります。この3つは，生活機能としてまとめられます。これらは「健康状態」によって変わりますし，また，これらによって「健康状態」が影響を受けるというのは想像しやすいでしょう。さらに，その人を巡る「背景因子」として，「環境因子」と「個人因子」が挙げられます。「環境因子」には，建物や道路・交通機関などの物的環境，家族や友人・信頼できる人の存在などの人的環境，そして保健・医療・福祉制度，教育・政策や法律などの社会制度的環境が含まれます。個人の因子は非常に多様で，年齢，性別，生活歴(学歴・職歴や嗜好・ライフスタイル)，人生観などさまざまなものが含まれます。

　ICF の大きな特徴は，それぞれの要素や因子全体に目を向けて，各要素がある程度は定まっていたとしても互いに影響し合う部分も大きい，という考え方にあります。たとえば，ALS という神経難病を有した「健康状態」により，寝たきりで人工呼吸器の補助を必要とし，関節も拘縮している「心身機能・構造」であったとします。「活動」は目を動かす以外に一切できないとしても，視線入力可能なパソコンで小説を書いたり遠隔のロボットを動かして接客するという「社会参加」が可能であったりします[2]。それには，パソコンの操作をマスターする能力や根気強さといった「個人因子」ももちろん必要ですが，テクノロジーの発達，特別なコンピュータやロボット(写真1-1-1)の貸与や費用補助制度，ロボットを介しての就労を支援する団体の存在といった「環境因子」があるからこそ可能であるといえます。「環境因子」は社会的な要素と言い換えてもよいでしょう。

　病気があったとしても，もっている能力を活かして自分の役割を果たし，どう生きるかを自分で決めて仕事などの社会活動に参加することはできる，

それも健康の一側面である，とマフトルド・ヒューバー（オランダの家庭医）は言います[3]。「どのように社会とかかわれるかは，その人に与えられる機会と制約の存在の揺れ動くバランスの中で決まる。それは，人生のどの段階にあるかでも変わるし，社会や環境要因といった外的条件によっても変わる」と，Social Health（社会的健康）の説明の中で述

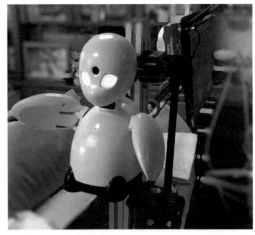

写真1-1-1 | 分身ロボット「OriHime」
（患者が入力した文章を音声で伝達する。リモートで操作可能）

べています[3]。「病気や障害を抱えていて何らかの制約があったとしても，その状態にうまく適応すれば，働いたり社会参加したりできて健康だと感じることができる。同様に，年をとって機能が衰えても，上手な対処法を見出せれば自身のQOLは保てる」という考え方をヒューバーは示し，「ポジティブヘルス」と名づけました。その概念的枠組みによると，健康は「状態」ではなく，動的な概念であり，社会的・身体的・精神的課題に直面したときに，「適応し，自分自身をセルフマネジメントする能力」としています。それは個人因子の側面もありますが，どれだけその能力を発揮できるかは環境因子にも大きく左右されるでしょう。

3. 健康の前提条件とは

人々が自分自身の健康を保てるように状況をコントロールしたり，健康改善ができたりするように力づける一連の実践を「ヘルスプロモーション」という，とWHOは定義しています[4]。1986年に第1回ヘルスプロモーション国際会議がWHOによって開催され，オタワ憲章が作成されました。そこでは，「健康の前提条件」という表現で「環境因子」や「社会的要素」を8つ取り上げています（表1-1-1）。それを見ますと，健康に必要な環境や社会的要因には，建物や道路などの物的環境，人とのつながりや社会制度などの環境にとどまらず，「平和」

表1-1-1 | 健康の前提条件（オタワ憲章）

健康のための基本的な条件と資源：
平和	peace
住まい	shelter
教育	education
食物	food
収入	income
安定した生態系	a stable eco-system
持続可能な資源	sustainable resources
社会的公正と公平性	social justice, and equity

であること，「社会的公正（social justice）」が実現できていることが大前提であると示されています。普段の暮らしでは，あまり意識することもなく当たり前と感じられがちです。筆者が，その切迫した意味を知ったのは，JICA事業「アフガニスタン医学教育プロジェクト」に参加し，2006年に首都カブールに滞在したときでした。そのときの体験を，コラムにてお伝えします（p.7-8参照）。

アフガニスタンは日本に住む私たちには遠い国に感じられ，自分たちとは異なる世界の出来事のように思えるかもしれません。しかし，表1-1-1に挙げる「健康の前提条件」はどこに住んでいても不可欠なものです。

わが国でも，「健康の前提条件」が満たされないために困難を抱えている方々がいます。「社会的公正と公平性」について，たとえば，世界経済フォーラムによる男女格差指数（Gender Gap Index）は，2020年，日本は153カ国中121位でした[5]。固定的性別役割分担意識は女性に負担を強いると同時に，「男らしさ」を求められて生きづらさを抱える男性もいます。性別にかかわらず特定の性的指向・性自認（SOGI）により性的マイノリティとされた人々に対する偏見は未だにあり，受診抑制につながっています[6]。特定の民族や国籍の人々を排斥する不当な差別的言動は，「ヘイトスピーチ解消法」施行後も解消していません[7]。

「収入」という面では，わが国の子どもの貧困率は，2020年の厚生労働省の発表によると13.5％です。一人親世帯では48.1％にも上ります。経済的困窮から食事にも困る子どもたちがいますし，成績や進学に影響し教育格差につながっています。「住まい」の大切さは，それを失ったときの過酷な状況を想像すると容易に理解できるでしょう。大きな災害の際に設置される避難所は冷たい床に雑魚寝の環境で，床から舞うほこりを吸いやすくプライバシーも保たれません。また，トイレが和式であったり，数が不足したりすることから水や食事を控える高齢者や女性もいます。そうした環境によって体調を崩し，「災害関連死」が生まれています。経済状況の悪化で家賃やローンを払えずに路上で寝泊まりしたり，仕事を失い寮を出されたりして炊き出しに並ぶ野宿者もいます。ネットカフェや友人・知人宅を泊まり歩くホームレス状態の人たちもいます。

世界では今も戦争が起き，紛争や迫害が続いています。2019年末時点で世界人口の1％に相当する7950万人が居住地を追われて難民となったと報告されています[8]。10年前の2倍近い数字です。「平和」については，私たちは日本国憲法第9条に守られていますが，日本で難民認定申請をしている人がいることはあまり知られていません。2019年には1万375人が難民認定を申請し，難民として認定された人は44人とわずか0.4％です。難民認定申請手続き中は，期限が示されないまま入国管理局の施設に収容されるか，仮滞在許可により収容は免れても就労できず健康保険もなく医療を受けられない状況となります。

一方，移民は，求職の目的で，また貧困や政治不安・紛争を背景に居住地

アフガニスタンで学んだ「健康の前提条件」

　オタワ憲章の「健康の前提条件」の最初に「平和」と書かれています。筆者がアフガニスタンに短期滞在した当時は，2021年の現在よりもずっと治安はよかったのですが，高い鉄の塀に囲まれた宿舎から出るときは，必ず決まったスタッフが運転する防弾ガラスのはめられた車に乗り込みました。写真1-1-2は，カブール医科大学から帰宅するときにその車の中から撮ったものです。渋滞した車道の真ん中に，ブルカを被った女性が座り込んでいます。奥には小さい子を抱いた女性もいます。物乞いをしているのでした。ひどい渋滞で排気ガスが充満している道路で長時間過ごしているこの子はこれからどんな人生を歩むのだろうかと，当時3歳だった自分の子どものことを思いながら考えました。

　2001年9月のアメリカ同時多発テロ事件を機に，アフガニスタンを支配していたタリバンおよびアルカイダに対して米英主導の軍事行動が行われました。その紛争後，国際社会は一斉に復興支援を開始しました。タリバン政権時代，女性は教育を受けることができず，夫を伴わずに家から出ることはできませんでした。字が読めず働いたことがない女性たちは，家計を担う夫が紛争で亡くなると途端に路頭に迷います。通りには，文字どおり「マッチ売りの少女」の姿がありました。車が止まるたびに花や新聞を売りに来る子どもたち，親を空爆で亡くし路上で暮らす孤児もいました。

　JICA「アフガニスタン医学教育プロジェクト」は，教育病院がほとんど破壊された中で，1学年700名在籍する7年制の医学部における医師養成が課題でした。図書館の本の貸し出しは1日だけ，インターネットを利用できるのは裕福な家庭の子弟のみという状況で，臨床実習では1人の患者のベッドを30名余りの医学生が取り囲んでいました。身体診察はおろか，直接に患者の声を聴くこともできません。2003年のアフガニスタンの医師数は人口10万人当たり11人，看護師数は15人でした（2006年の日本の統計では，同医師数206人，看護師数898人）。このときの平均余命は男性41歳，女性42歳です。なぜこんなに短かったのでしょう。医師や看護師が極端に不足しているからでしょうか。

　平均余命が短いのは，小さい子どもがたくさん亡くなるからです。乳児死亡率は1000人当たり145人，5歳未満児死亡率は1000人当たり230人です（日本

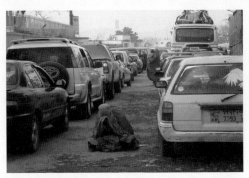

写真1-1-2 ｜ 車列の間に座り込み，物乞いをする女性

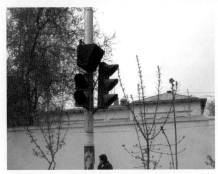

写真1-1-3 ｜ 紛争の影響で使用されなくなった信号機

ではそれぞれ3人と4人）。アフガニスタンでは，当時，約4人に1人の子どもが，5歳になる前に亡くなっていました。死亡原因の多くは下痢や，予防接種のある感染症です。安全な飲料水がなく，栄養不足が背景にあります。

　首都カブールでは交通事故も多発していました。頭部外傷の若者や脊髄損傷で下半身が麻痺した子どもが，大学病院の脳神経外科病棟に入院していました。交通の激しい道路を車間を縫うように渡る人の姿が多く見られました。なぜ信号を使わないのか不思議で，同僚にどうして信号がないのか尋ねたところ，「信号はある」というのです。確かに，注意して見ると信号機は設置されていました（写真1-1-3）。でも錆びて使用されていません。実は，頻繁に停電が起こるため使用できなかったのです。紛争により，交通安全のシステムを支える社会基盤も破壊されたのでした。

　大学病院の脳外科医は小さな蛍光灯式のシャウカステンにレントゲンフィルムをかざしながら，ここは国内医療機関で唯一の脳外科専門病棟だと胸を張りました。元気になった術後の患者を回診しながら，政府はこの病棟を閉鎖しようとしていると小さく付け加えました。経費がかかりすぎるというのが理由だそうです。たくさんの子どもたちが予防接種を受けられずに亡くなっていく中，限られた政府予算を少数の外傷患者のためだけに使えないと言われたそうです。

　アフガニスタンで故・中村哲医師*が開始したペシャワール会では，井戸を掘り，用水路をつくって「自給自足の農村回復」を支援しています。中村先生は，水で洗えれば治る皮膚病や，栄養不足による感染症を繰り返して亡くなっていく子どもたちを診療し，「飢えや渇きは薬では治せない」と「医療の延長として」活動されていました。現地の人たちが自分たちの力で水と食べ物を手にするための灌漑事業，農業事業です。未だに戦闘が続き自爆攻撃が発生しているアフガニスタンですが，中村先生は，「前線にいるのはほとんど傭兵で，家族を養うために戦っている。水が出て農業ができ，食べていければそんなことをしたいとは思わない」と，「平和を運ぶ」用水路建設に力を尽くしていました。

　私たちとは無縁のことのように思えるかもしれませんが，アフガニスタンにおける干ばつの原因には気候変動が大きく影響しています**。すなわち，①地球温暖化がもたらした急激な気温上昇と春の降雪量減少による渇水，②春の降雨減少による干ばつ，③気温上昇による蒸発散量の増加が原因として挙げられています。気候変動はまた，春の強い雨による洪水や，春から夏にかけての急速な雪解けをもたらし，河川沿いの村々に洪水の被害をもたらしています。日本でも，気候変動によるゲリラ豪雨，河川の洪水や土砂崩れ，超大型台風の発生と災害が激甚化しています。熱中症などによる生命の危険も増しています。また，米の品質低下や農作物の栽培困難，漁獲量の減少など食糧にかかわる一次産業が影響を受けつつあり，輸入に頼る小麦の生産も世界全体で減少しています。日本とアフガニスタンは地続きの関係にあるのです。

　中村先生は，「今は戦争をしている暇はない。敵も味方も一緒になってアフガニスタンの国土を回復する時期だ」「飢えている者に必要なのは弾丸ではありません。温かい食べ物と，温かい慰めです」と言われました。平和であるからこそ安心した暮らしを営め，健康に必要な条件を満たすことができるのです。

*
1980年代からパキスタン・ペシャワールでハンセン病を中心とする医療活動に従事。1986年よりアフガン難民のための医療事業を開始。2000年以降は干ばつ対策としての灌漑事業，農業事業等も展開。2019年12月4日，アフガン東部で銃撃され，亡くなった。ペシャワール会ウェブサイトはhttp://www.peshawar-pms.com/index.html（2021年3月3日閲覧）
**
河野仁：アフガニスタンにおける干ばつと洪水—気候変動の影響，天気，2019, 66(12), p.3-13.

を離れた人で，2億7200万人（世界人口の3.5％）に達しました[9]。日本には2019年10月時点で165万9000人の外国人労働者が在住しています。政府は「移民政策をとらない」という立場ですが，深刻な人手不足への対応策として「2019年度からの外国人労働力の受け入れ拡大」の方針が打ち出されました。外国人技能実習制度により，特にアジアの国々から貧しい経済状況を背景に技能実習生が日本に働きに来ています。法務省の報告では，2014年〜18年に毎年2％前後の技能実習生が失踪し，背景の1つに賃金の不払いや違反，実習内容の齟齬，暴行，不当な外出制限があったと指摘されています[10]。「労働力」としてのみ扱われ人権が侵害されている状況では，「社会的公正」が保たれているとはいえません。

　このように，社会的におかれている立場や経済状況，出自などの属性，社会制度による分類や居住地など，区分される集団において系統的に健康を害するような状況にあり，それを避ける手立てがあるにもかかわらず対応されていないために生じる差を「健康格差」といいます。多くの調査研究が，社会的に困難な状況におかれている集団は，そうでない集団と比較して，短い平均余命，高い乳児死亡率や慢性疾患罹患率など，健康指標が低いことを明らかにしています[11]。

4. 健康格差と健康の公平性（equity）

　公衆衛生学，なかでも健康政策の研究者であるマーガレット・ホワイトヘッドは，「健康における違い・差」ではなく「格差」と表現するときには，単に標準的な健康統計からの逸脱を示すだけでなく，道徳的・倫理的な意味合いが含まれていると述べています[11]。それは，本来であれば不要な違い（unnecessary differences）であり，避けようと努力すれば避けることができる（avoidable）のにそうされておらず，不当（unfair）であり不公正（unjust）だということを指しています。

　生まれもった生物学的な差異，女性であることや遺伝子に由来する体質，病気のなりやすさなどは，変えようがありません。誰もが同程度に健康で，同じ程度の病を得て同じ年齢で死亡するということはあり得ず，それが望ましいわけでもありません。高齢になると若いときよりも病気を発症しやすくなりますが，それも仕方のないことです。一方，個人の力の及ばない構造的な問題で健康を害したとしたら，それは不当に感じるでしょう。たとえば，経済的困窮のために，不衛生で狭い部屋に大人数で住まわざるを得ないとか，人が嫌がる危険で汚い仕事に就かなくてはならないなどです。結果として病気になったりけがをしたりするときに，その人の責任とするのはあまりに不公平（inequitable）です。そのような問題は集積しやすい傾向があります。経済的困窮により教育を受けられない，学歴がないため仕事を選べずに危険な仕事に就く，栄養のある食事ができず身体を壊しやすい，職場で事故を起こしやすい，病気やけがで休職するとさらに困窮するといった具合に，困りご

とがほかの困りごとを招いたり増強したりするのです。

　同様に，さまざまな制約が存在するために健康的でない選択をしていたら，本人を責めても行動を変えるのは困難です。たとえば，長時間労働で疲労困憊しており，運動する時間も心理的余裕もなく，自炊できずスーパーの総菜やインスタント食品で済ませてしまうということもあるでしょう。経済的理由で，カロリーが高くお腹を満たしやすい揚げ物のおかずばかり選び，新鮮な野菜や果物は買えない場合もあるかもしれません。親が共働きで子ども時代からそうした食生活を送り，袋菓子でお腹を満たすことが習慣になっているなど，さまざまな事情が考えられます。低所得者の喫煙率が高いことが知られていますが，子どもが喫煙者になる最大のリスクは，親やきょうだいなど身近な親族の喫煙です。小さいときから副流煙に曝露され，低年齢で喫煙を開始すると高い依存を示すようになります。喫煙は自由意思だと決めつけて，本人のせいにしても問題は解決しません。

　ここで，平等（equality），公平性（equity），公正（justice）について考えてみましょう。図1-1-2は，その説明によく用いられるものです。すなわち，塀にさえぎられて少年野球の試合を観戦できない人たちに，1つずつ足台を渡すのは平等です（equality）が，足台など不要な人にも配られ，一方，足台をもらっても状況が変わらない人も出てしまいます。そこで，誰もが見学できるように足台の数を検討して渡すことができれば，皆が観戦できて公平性が保たれます（equity）。さらに，足台など求めなくても誰もが試合を観ることができる状況が，公正（justice）です。私たちが健康格差に挑むとき，構造的な問題は何か，どのような介入が公平性をもたらすのか，社会的公正（social justice）を達成するためには何が必要か，常に考える必要があります。

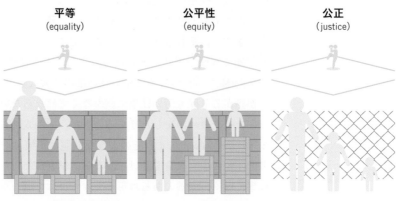

図1-1-2｜「平等」「公平性」「公正」について考えるための図

[2]

健康の社会的決定要因と医療者の役割

1. 健康の社会的決定要因（Social Determinants of Health：SDH）

WHO は，「健康格差」を生じる原因，健康を左右する社会的な要因を「健康の社会的決定要因（Social Determinants of Health：以下 SDH）」と呼んでいます。個人に起因しない構造的な要因を指し，「人々が生まれ，育ち，生活し，働き，そして年をとるという営みが行われる社会の状態」と定義しています[12]。前述のオタワ憲章で記述されている「健康の前提条件」も，SDH にほかなりません。日本人の健康に必要な予防行動などについて，国立がん研究センターなど国立高度専門医療研究センター 6 機関が 2021 年 2 月にまとめた『疾患横断的エビデンスに基づく健康寿命延伸のための提言（第一次）』* では，9 領域（9 章）にわたる「国民一人一人の目標」に加え，S 章として「健康の社会的決定要因」を取り上げ，社会として解決に取り組む【公衆衛生目標】と位置づけています。

＊
https://www.ncc.go.jp/jp/cpub/
division/cohort_research/
project/6nc_cohort/index.html
（2021 年 3 月 3 日閲覧）

目の前の患者さんの状況を理解するには，健康状態に影響している SDH が存在しないか探してみる必要があります。患者さんは，病気の経過や症状については当然のこととして話してくれますが，その他の困りごとについてまで相談できるとは思わないことが多いですし，特に経済的な困窮はむしろ知られたくないと思う事柄です。しかし，そうした理由で治療を中断したり受診を控えたりするようなことが起きると，的確な診断や最先端の治療も一時的なものとなってしまいます。そこで，患者さんの SDH を見出すのに役立つ 2 つの枠組みを紹介します。

（1）WHO 欧州地域事務局作成の "The Solid Facts（確かな事実）"

WHO 欧州地域事務局は，健康問題を抱えるのは低所得国だけでなくヨーロッパ諸国においても同様であることを，データ（solid facts）を用いて示し，各国に取り組みを促しました。どの都市にも，医療にアクセスできない周縁化された人々がおり，医療資源の偏在化もあって国内および国同士の間に差をもたらしていたからです[13]。『健康の社会的決定要因　確かな事実の探求第二版』[14] では，表 1-2-1 に示す 10 の社会的決定要因を取り上げ，「現状」としてそれらがどのように健康に影響しているか，エビデンスを示して概説した後，公共政策を含め社会としての取り組みを「提言」として述べています。

表1-2-1 │ 10の社会的決定要因がもたらす「確かな事実」

1. 社会格差：社会階層のどこに属するかで平均余命や病気のかかりやすさが変わってくる
2. ストレス：長期にわたるストレスは，心血管系や免疫機構に影響して身体的健康に影響する
3. 幼少期：母体にストレスのある胎児環境から乳幼児期の発育不良・愛情不足は生涯影響する
4. 社会的排除：貧困による物質的欠乏があり差別されて社会的に排除されると命を縮める
5. 労働：仕事上の裁量の自由と決定権，努力に見合う報酬の有無は健康状態を左右する
6. 失業：失業者とその家族は，心理的影響と経済的問題から病気になりやすい
7. 社会的支援：「社会的なつながり」や良好な人間関係を欠く孤立は健康状態を悪化させる
8. 薬物依存：アルコール・薬物・たばこなどの依存は，社会的喪失との関連があり対策が必要
9. 食品：社会的経済的状況が食事の質を左右し，肥満や糖尿病・心血管疾患は貧困層に多い
10. 交通：徒歩や自転車の利用，公共交通機関の拡張は交通事故や大気汚染の減少につながる

（Richard Wilkinson and Michael Marmot 編，髙野健人監修・監訳，WHO 健康都市研究協力センター，日本健康都市学会訳：健康の社会的決定要因　確かな事実の探求　第二版, 2004, p.10-29 より作表.）

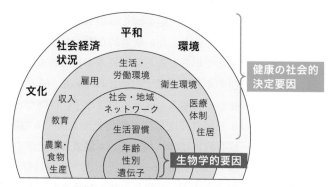

図1-2-1 │ 健康に影響する主な要因を示すレインボー・モデル

（Dahlgren G. and Whitehead M.：Policies and strategies to promote social equity in health. Background document to WHO- Strategy paper for Europe. September 1991, p.11 より一部改変：健康に影響する社会構造に「平和」を追加.）

（2）レインボー・モデル

　図1-2-1は，個人の健康がさまざまなレベルの要因の影響を受けることを示すダールグレンとホワイトヘッドの「レインボー・モデル」[15]といわれる図です。この図では，健康に影響する主な要因を個人から社会レベルの層に分けて説明しています。これまで述べてきたさまざまな社会的決定要因を見出すことができます。生物学的要因は変えようがありませんが，それ以外は社会的な構造として，個人の健康を大きく左右するものです。

　外側から内側に向かって，社会経済状況や文化，環境などの社会構造，教育や収入の機会，雇用の有無や生活・労働環境，さらには医療体制・医療保険制度といった生活環境，住んでいる地域のつながりや頼れる人の存在，個人の生活習慣です。構造的な問題への対策を検討するために，生物学的要因をミクロ・レベルとして，個人の社会経済因子であるメゾ・レベル，社会や国の体制や経済状況，文化や環境をマクロ・レベルの階層に分けてアプローチする考え方もあります[16]。先のコラムで紹介したアフガニスタンの状況も，この図に照らしてみると，1人の健康に影響を及ぼしている社会的決定

要因は1つではなく，それぞれが別の要因を次々に呼び寄せて困難が集積していくのがわかります。

2. SDHと新型コロナウイルス感染症パンデミック

SDHの考え方は，社会のあり様が個人の健康に影響することを示すものですが，2020年3月にWHOが「パンデミック宣言」を行ってから現在まで続くコロナ禍は，SDHの存在を浮き彫りにしました。図1-2-2は，その一部を図解したものです[17]。医療機関において医療者が直接に対応する感染症は，左上に枠で囲んだ「生物医学的事象」になりますが，その他にもさまざまな健康決定要因が存在して健康被害をもたらしています。私たち医療者やその家族も社会の構成員として影響を受けています。

医療を必要とする状況が拡大しないために必要な対策は，ワクチンの接種に留まりません。コロナ禍の収束までどのように社会生活を営むか，SDHの観点からも複眼的な視点での対応が求められます。

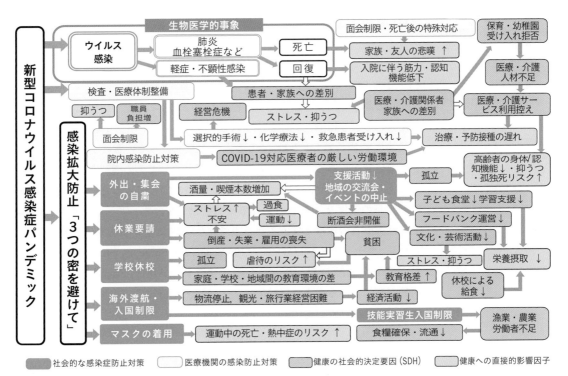

図1-2-2 | 新型コロナウイルスによる直接・間接の健康被害
（社会的な感染防止対策および医療機関の感染防止対策により生じた環境の変化が，健康の社会的決定要因に影響，健康に直接的にかかわってくる状態・状況をもたらしていることを示している）
（千嶋巖，武田裕子，近藤克則：COVID-19パンデミックがもたらす健康格差，プライマリ・ケア，2020, 5（4），p.65.）

3. ヘルス・アドボケイトとしての医療者の役割

診療予約日に受診せず処方薬を中断し，血糖コントロールの悪い糖尿病患者は，「アドヒアランスが悪い」と言われ，治療がうまくいかないのは「自己責任」だと思われがちです。しかし，会計が心配で給与日前には受診を控えたり，処方されているインスリンや内服薬を少なめに使用して受診日を先に延ばしたりする患者さんが，実際に存在します。医療費助成制度を利用しているのでなければ，会計窓口に行くまでいくら請求されるのかわからない場合がほとんどで，貯金のない生活者には医療機関の敷居は高く感じられます。あるいは，退院のときに入院費の3割を請求されてクレジットカードで支払ったけれど，次の引き落とし日までにお金を用意できそうにないと悩む患者家族もいます。

医療者は，高額療養費制度*があることは知っていても，限度額を超えた支払い分が払い戻されるまで数カ月かかることがあり，余裕のない家庭には負担となることまで考えが及ばないことはしばしばです。そもそも，限度額適用認定証**があれば，そうした悩みをもつこともありません。入院が必要と判明した段階で，あるいは入院時にこうした制度の説明を受けるだけで患者やご家族の心配を減らすことができます。医療機関の中には，保険の自己負担額の支払いを不要とする無料低額診療事業***を行っているところもありますが，医療者にもあまり知られていません。

(1)「ヘルス・アドボケイト」とは

病気の診断と治療に留まらず，患者の側に立って，その声を代弁し必要が満たされるように働きかけを行う人を「ヘルス・アドボケイト」と呼びます。一般的にアドボケイトとは，「ある人に本来備わっているはずの権利が行使されない状況にあるとき，その人の代弁者となってその権利を擁護し実現を支援すること」を指します。医療費の支払いに悩む患者にとって，限度額適用認定証の制度を知らせてくれる医療者は「ヘルス・アドボケイト」です。それは医療者の仕事とはいえないのではないか，と思われるかもしれません。しかし，カナダの Royal College of Physicians and Surgeons（王立内科外科医学会）が作成した医師の7つの役割を明示する「CanMEDS Framework」[18] では，医師が有しているべきコンピテンシー（能力・行動特性）の1つにヘルス・アドボケイトを挙げています。

(2) CanMEDS Framework

CanMEDS Framework[18] は1996年につくられた，卒前・卒後の医学教育の指針です。世界各国の100を超える医学会で採用され，医師以外にも看護師やフィジシャン・アシスタントなど医療者教育にも用いられています。

CanMEDS では，医師に求められる能力や行動特性を，次の6つの側面から明記しています（図1-2-3）[18]。①学究（スカラー）：エビデンスを評価し学

*
医療費が高額になった場合に，一定の金額（自己負担限度額）を超えた部分について健康保険から後日，払い戻しを受けることができる制度
**
事前に各健康保険の窓口に申請して取得する。認定証を医療機関で提示すると，窓口負担金が高額療養費の限度額に応じた分だけの請求となり，それを超える分を一時的にでも支払わなくて済む
***
生活困難者が経済的な理由で受診の機会を制限されないように，医療機関が保険の自己負担額の一部または全部を免除するもの

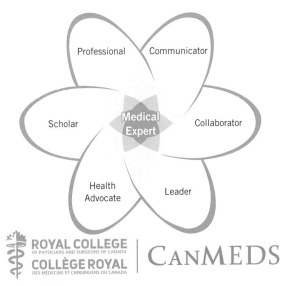

図 1-2-3 | CanMEDS Framework

（臨床医に求められるコンピテンシーを定義し，医学教育ならびに診療の礎となる枠組み
を提供している。臨床研修のマイルストーンを明示しており，あらゆる専門領域で用い
られている。医師以外の医療職の教育にも活用されている）

（The Royal College of Physicians and Surgeons of Canada：CanMEDS 2015. https://www.royal
college.ca/rcsite/canmeds/canmeds-framework-e　2021 年 3 月 3 日閲覧）

術的に貢献し優れた診療を提供する，②プロフェッショナル：高い倫理観に
基づき，自らの健康にも留意して個人や社会のウェルビーイングを支える，
③コミュニケーター：患者や家族と対話を通して効果的な関係を構築する，
④コラボレーター：多職種と協力し合って質の高い医療を提供する，⑤リー
ダー：患者診療にリーダーシップを発揮し医療体制の改善に貢献する，⑥ヘ
ルス・アドボケイト：患者や地域のニーズを理解し，発言・行動する，とい
う能力です。これらの 6 つの能力が備わって初めて，中心にある「医学の専
門家（Medical Expert）」の役割を果たせるとしています。

　この中で，ヘルス・アドボケイトとしての能力は，①個々の患者さんの健
康ニーズに沿って患者とともに取り組める，②診療する地域や担当患者団体
などのニーズを満たすべく，そうした方々とともに制度やしくみを変える取
り組みが行える，の 2 つがあるとしています（表 1-2-2）。病気の診断と治療
だけではなく，患者の健康に影響している社会的要因（SDH）を見出し，患
者が自身の健康を保つために状況をコントロールできるよう支援すること，
また，個人に留まらず同じような状況にある人たちの健康決定要因の改善に
向けてともに行動することを医師に求めています。本章の冒頭から述べてき
たように，健康には社会的にも良好な状況が不可欠です。環境因子が個人の
生活機能に直接・間接に影響し，さらに，オタワ憲章で挙げている「健康の
前提条件」が保障されなければ医療にできることはごく限られることを考え
ると，医師にヘルス・アドボケイトとしての役割が求められるのも理解でき
ます。自分の患者さん，特に，治療を中断しがちであったり，関係性を構築
しにくいと感じたりする患者さんの背景に SDH が隠れていないか，"The

表1-2-2 | CanMEDS 2015でヘルス・アドボケイトとして医師が有すべきコンピテンシー

Key competencies（鍵となるコンピテンシー）	Enabling competencies（役割を果たすために必要なコンピテンシー）
医師に求められる能力	
1. 診療場面やそれ以外の場で，患者とともに必要を声にすることで患者の健康に関するニーズに応えることができる	1.1 患者の健康や患者が必要とする医療や支援へのアクセスに影響する健康決定要因に取り組むために患者とともに働きかける
	1.2 健康的な行動を取りこむ機会を増やせるよう，患者とその家族とともに取り組む
	1.3 疾病予防やヘルス・プロモーション，定期健診を個々の患者の診療に取り入れる
2. 社会的に責任のもてるやり方で，組織や制度レベルの変化が起こるよう，コミュニティをつくる人々や地域住民とともに働きかけて，そうした方々のニーズに応えることができる	2.1 医療機関に通ってくる患者や共通の課題を抱えるコミュニティの方々とともに，影響を受けている健康決定要因を同定する
	2.2 継続的な医療の質向上プログラムにおいて疾病予防やヘルス・プロモーション，健康診査といった領域に取り組み，診療を改善する
	2.3 医療機関に通ってくる患者や共通の課題を抱えるコミュニティの方々の健康を改善する取り組みに貢献する

(The Royal College of Physicians and Surgeons of Canada : CanMEDS 2015, 2015, p.23 の表を筆者翻訳 .)

Solid Facts"や「レインボー・モデル」を基に考えてみてはどうでしょう。本人にはどうしようもない構造的な要因（SDH）が見えてくるかもしれません。そうしたSDHを医師が守備範囲外として放置してしまうと，患者の医療へのアクセスが制限され，受診抑制が起こり，せっかく診断できても治療につながらない事態に陥る可能性があります。

（3）アドボケイトとして日々の診療・ケアで取り組むSDH

　それでは，医療者はどのようにSDHに起因する患者の困りごとに気づくことができるでしょう。また，SDHに気づいたとして，医療者に何ができるでしょうか。心身の機能的・構造的異常を治療対象とする医学モデルでは，社会的な側面への働きかけ，特に，組織や制度レベルの変化につながる働きかけは，日常の医療からかけ離れているように思えるかもしれません。また，多くのSDHは医療機関の中だけでその解決を図ることはできず，患者が直面している困難を知っても何もできないと考えると無力感が生じます。むしろSDHなどに気づかなければよかったと思うようになるかもしれません。

　しかし，アドボカシーとは患者とともにあるということであり，患者のために犠牲を払うことではありません。1人の力で制度を変えようと頑張るのではなく，患者とともに，他の医療者や団体の力を借りて，しくみを変えるプロセスを分かち合っていくこと。それがヘルス・アドボケイトだと，Can-MEDSでは述べています[18]。「患者の健康ニーズに応える」ことが鍵となる

コンピテンシーとして記述されていますが，真のニーズは患者が決めるものです。解決を急がず，あなたはどうなりたいですか，私にどうしてほしいですかと患者に尋ねながら伴走します。患者の困りごとに耳を傾け，「たいへんな中，受診してくれたのですね」という一言は，困難を解決することはできなくても，困難に耐える力となるのではないでしょうか。

医療機関として取り組めることもあります。たとえば，偏見により社会的に排除され，生きづらさを抱える性的マイノリティの方々は，うつや自殺のリスクが高く，心血管疾患や糖尿病などの慢性疾患の発症率も高いといわれています。医療者に拒否されるのではないかといった不安から医療機関を受診できなかったり，同性パートナーが家族と認められずに臨終への立ち会いを断られたりすることも未だに起きています。性的指向・性自認（SOGI）の多様性を認めるというメッセージを発信し，LGBTQs（p.131参照）の方が受診しやすい環境を整えたり，同性パートナーを家族と位置づけたりするなどの配慮は，SOGIによって困難を抱える方々へのアドボカシーとなります。さらに，近年増加している外国人労働者にとっては，厳しい労働条件・勤務環境が病気やけがのリスクとなるだけでなく，言葉の壁や文化の違いが医療へのアクセスを困難にしています。日本語を母語としない方たちにも伝わりやすい「やさしい日本語」*を用いることで，医療機関への受診のしやすさが格段に変わります。

医療者はまた，患者さんの病気や社会のあり様が健康に影響したその結果に医療現場で遭遇します。すなわち社会の変化により生じたSDHの帰結を目撃する立場にあります。そのことを発信するのも大事なアドボカシーです。筆者は，医学生のときに講義で紹介された救命救急医の取り組みを印象深く覚えています。当時，小児の溺水事故が家庭内で起き救急搬送される例がよく見られており，それは風呂場で遊ぶ際に乗った風呂ふたの強度が弱く，簡単に浴槽内に転落していたのが原因であったため，学会で申し入れをしたところ規制が設けられたというものです。さらに，農薬の服毒自殺が後を絶たなかったとき，治療しても苦しみながら亡くなっていく患者を診療しながら，一口で致死量に達するのに問題があるとして，販売される農薬の濃度を一定以下に下げるよう働きかけて規制につながったという話も伺いました。アドボケイトは声なき声の代弁者ともいわれます。医療者は患者さんたちの声になれます。社会的要因への働きかけとして，カナダの作業療法士の興味深い取り組みが紹介された論文を読む機会がありましたので，コラムで紹介します（p.18）。

前述の中村哲先生は，講演でよく，「道で倒れている人がいたら手を差し伸べる——それは普通のことです」と言われていたそうです。自分の目の前にいる患者さんの困難，そして，その原因になっているSDHについて，私たち医療者1人ひとりが自分なりに「普通にできること」を続けることができたら，大きな違いが生まれるのではないでしょうか。本書第3章・4章でその実践を知ることができます。

＊
難しい言葉を言い換えるなど，相手に配慮したわかりやすい日本語。詳細は，医療×「やさしい日本語」研究会ウェブサイトを参照〈https://easy-japanese.info/〉（2021年3月3日閲覧）

ヘルス・アドボケイトとしての作業療法士

一般社団法人日本作業療法士協会による作業療法の定義には，クライアントが「できるようになりたいこと，できる必要があること，できることが期待されていること」に焦点を当て，「作業の利用，およびこれらを達成するための環境への働きかけ」を行う[*]，と書かれています。そこには「個別的な目的や価値」があるため，作業療法士はクライアントの身体的・社会的背景を詳しく聴き取り，その方の役割や習慣，生活様式などに注意を向け理解する必要があります。障害の原因は機能というより環境的バリアであり，障害は障害者にあるのではなく社会の側にあるという考え方から，作業療法士は社会的決定要因への働きかけの必要性を最も深く理解している医療職の1つではないでしょうか。

カナダの作業療法士であるハンメルは，障害そのものよりも，貧困による環境要因のほうがより作業を困難にすると述べています[**]。たとえば，アパートのエレベーターが壊れたときに，なかなか修理されない劣悪な住環境では，車いす生活者は一歩も外に出られなくなります。また，「貧困は，単に経済的困窮だけでなく，教育や雇用の機会，適切な住居や移動手段を制限することで社会的排除を招いており，健康と幸福，尊厳，生活の質につながる作業の選択肢や機会を奪っている」「差別や偏見も障害者の経済的自立を阻害し，社会的排除を生じさせている」，だからこそ，「作業療法士は"作業的公正性（occupational justice）"に敏感でなくてはならない」と言います。

同じく，カナダ・オンタリオ州の作業療法士であるガプティルとペリーは，安全な調理環境かどうか台所を評価するために患者宅を訪問した際に，冷蔵庫が空であったことに衝撃を受けたと報告しています[***]。そして，貧困が大きく社会問題化している今，作業療法士にできることとして次の項目を挙げています。
・自分が計画した治療方針が，クライアントの経済的な負担にならないか考える
・交通費など患者の経済的負担に配慮して外来予約を取る
・患者家族と面談する際に，家族の仕事に支障のない時間帯にする
・スキル評価だけでなく，そのスキルを用いる経済的余裕があるかも評価する
・職場の評価をする際に，物理的な環境だけでなく，社会保障制度への加入や有給休暇などの待遇面，最低賃金が守られているかなどもチェックする
・経済的に困窮している人が利用できる社会保障制度が，住まいのある自治体にあるか確認する
・利用できる制度があったらわかりやすく説明し，必要なら手続きを手伝う
・制度に問題があると感じたら，所属する作業療法士協会に持ち込む
・貧困が患者の健康や幸福を脅かしていることを行政担当者や政策立案者に伝える（地域における市・州・国レベルの選出議員に手紙を書く）

ハンメルは，「作業療法は"できるようにしていく"だけでは不十分で，できる機会も提供されなければ全く意味がない」と述べています。たとえば，車いすを操作できたとしても，車いす対応スロープがなかったり，舗装がされていなかったりしたら何の役にも立ちません。もし作業療法士が個人の機能障害にのみ注意を払い，医療という枠組みで治療を提供することに留まっていたら，クライアントは「できるようになりたいこと，できる必要があること，できることが期待されていること」に到達できません。作業療法士にはヘルス・アドボケイトとして社会的要因への働きかけが求められています。

[*]
日本作業療法士協会のウェブサイト〈https://www.jaot.or.jp/about/definition〉（2021年3月3日閲覧）

[**]
Hammell K. W.：If human health is impacted by occupational opportunities（and it is），what are we doing about poverty?, Occupational Therapy Now, 2015, 17.5, p.14-15.

[***]
Guptil C., Perry A.：Snapshots of occupational therapists as change agents：Poverty, Occupational Therapy Now, 2015, 17.5, p.16-17.

4. SDHに取り組める医療者の育成

（1）格差の進む日本社会：所得格差から健康格差へ

　“The Solid Facts”には，そのほとんどの項目で貧困との関連が健康を大きく損なっていることが述べられています。日本社会はバブル崩壊後，リーマンショックを経て経済が停滞し，所得格差がさらに広がりつつあったところに，コロナ禍の打撃を受けています。特に，2200万人近い非正規職員・従業員（2019年総務省統計・雇用者の38.3％）や一人親世帯など，厳しい生活を送っていた人々がさらに困窮しています。厚生労働省の統計では，2018年度における国民健康保険料の滞納は全加入世帯の15％に近い約269万世帯であり，正規の国民健康保険被保険者証不交付世帯はその1/3に上ります。小児医療費助成にも地域差があり，窓口負担が必要な自治体では，1回500円であっても受診をためらうほど経済的に苦しい親子もいます。

　また，2020年の総務省統計（推計値）では，50歳時未婚率は男性26.7％・女性17.5％であり，高齢者人口は28.7％でした。独居高齢者は年々増加しており，SDHの中でも社会や地域のネットワークの重要性が増してきています。コロナ禍において，女性と20歳未満の子どもの自殺率増加が問題となっており，2021年2月には政府は孤独・孤立対策担当大臣を指名しました。

　このように社会が大きく変わっていく中で，患者の健康に影響するような社会的決定要因の存在を見出し，患者が必要なサポートを得るためにアドボケイトの役割を果たせる医療者が必要です。「社会的処方」（p.39参照）の導入も検討される中，地域において患者が活用できる地域資源や，支援を得られる社会制度についての知識，周りに相談し協働できるというコンピテンシーも重要になってくるでしょう。ようやくの思いで医療機関を受診した患者に対して，受診の遅れや中断を「自己責任」と責めるのではなく，その方の生活や人生のたいへんさを想像して，支援できる医師。病院の入り口にも立てない方々が増える中で，医療の専門家として，地域コミュニティの中で相談を受け，アウトリーチできる医療者が求められます。

　こうした社会的ニーズに応えられる医師や医療者の育成は，教育機関の社会的責務（social accountability）です。どのように取り組めるでしょうか。

　以下に，医師の養成例について紹介します。

（2）研修医教育

　CanMEDS Frameworkを作成したカナダのRoyal College of Physicians and Surgeonsは，ヘルス・アドボケイトとしてのコンピテンシー（能力）修得に役立つ教育として次の提案をしています[19]。

　①患者が心を開いて困りごとを話せるような問いかけができるコミュニケーション・スキルのトレーニング（経済的に困窮していても，自らそのことを率先して打ち明ける人はほとんどいません。尋ねられてもまずは隠したいと思う事柄を，尊厳を傷つけずに質問するにはスキルが必要です）。

②診療場面でよく遭遇する患者ニーズのトップ3とそれに対する効果的
な対応法，役に立つ資源や選択肢についてリストアップしておく。た
とえば，無料低額診療事業の紹介や，限度額適用認定証申請の情報提
供など。

③指導医がアドボケイトとしての役割を果たしてみせ，指導医自身が感
じるジレンマや決断の理由を研修医に伝え・見せる（逆に"hidden curricu-
lum"というものがあります。たとえば，「この患者は自分勝手だ，治らなくても自
己責任だ」というような心ない発言は，負のメッセージとして学修者に大きな影響
を与えます）。

④地域や患者集団の働きかけを行う機会を研修プログラムの中に取り入
れる：たとえば，医療へのアクセスが制約される方々への健康相談など
医療の専門性をもって支援したり，健康教室・患者教育に役に立つ資料
を作成する研修など。

⑤電子カルテを活用して問題をシステムとしてとらえ，地域や患者集団
のアドボカシー・ニーズを見出す研修。

そのほか，日常の症例検討の際に，生活歴や仕事への影響など心理社会的
な側面にふれたり，ソーシャルワーカーをはじめとする多職種でカンファレ
ンスを行い，臨床医が見落としがちなSDHについて指摘してもらったりす
るのも効果的です。患者の生活に目を向ける看護師や，医療費の支払い業務
を担当する事務職員，患者相談を受けるメディカル・ソーシャルワーカー
（MSW）らとともに多職種で連携すれば，アドボケイトとしての役割を担い
やすくなるでしょう。

（3）医学部教育

医学生の卒業時の到達目標を示す「医学教育モデル・コア・カリキュラム」
では，2017年3月に公表された平成28年度改訂版で初めて，「社会構造（家
族, コミュニティ, 地域社会, 国際化）と健康・疾病との関係（健康の社会的決定要因：
SDH）を概説できる」という学修目標*が設定されました（表1-2-3）。SDHと
いう言葉は，まだ医学部教員にもなじみのあるものではありません。しかし，
それを学生が学ぶ機会は，既存のカリキュラムの中に多数存在しています。

たとえば，多くの医学部で取り組んでいる地域医療実習があります。単に
市中病院の臨床実習に送
り出すだけでは，生物医
学モデルに基づく疾患の
診断と治療を学んで終
わってしまう可能性があ
りますが，担当患者さん
にご自身の人生を語って
いただきSDHを見出し
たり，地域の課題として

＊
2017年10月公表の「看護学
教育モデル・コア・カリキュ
ラム」にも，SDHに関する学
修目標が盛り込まれている。

表1-2-3 | 「医学教育モデル・コア・カリキュラム（平成28
年度改訂版）」中のSDHに関する学修目標

B-1-6）社会・環境と健康

学修目標：
①（略）
②社会構造（家族, コミュニティ, 地域社会, 国際
化）と健康・疾病との関係（健康の社会的決定要
因（social determinant of health））を概説できる。

（医学教育モデル・コア・カリキュラム, 平成28年度改訂版, p.22
より抜粋.）

の SDH の聴き取りを住民の方に行ったりすることで，学生は患者を生活者の視点でとらえ，「地域」に目を向けることができます。同様に，近年増えている在宅医療実習でも，学修項目の枠組みとして SDH は有用です。

　通常の臨床講義の中で SDH にふれることもできます。たとえば，糖尿病の授業で β 細胞やインスリンの働き，合併症などについて講義する際，どのような患者が糖尿病に罹患しやすいかといった社会疫学のデータを紹介し，治療の妨げとなるものについて学生に考えさせるとアクティブ・ラーニングとなるでしょう。また，他学部の医療系学生とのグループ討議などの多職種間教育において，SDH は取り組みやすいテーマであり，立場の違いが学びを深めます。

　病棟実習でも，SDH の視点で現病歴を振り返り，生活社会歴を確認することを学生に求めたり，症例検討会に参加した MSW に患者が利用できる社会資源について紹介してもらったりすると，アドボケイトとしてのコンピテンシーの獲得につながる学修となります。また，さまざまな職種が参加してのカンファレンスは，多職種間連携について学ぶ貴重な機会です。一方，社会的に困難を抱えている患者さんは対人関係においても余裕がない場合があり，医療者に陰性感情が発生することがあります。それらをふまえて適切に対応し，その背景を考えることは，大切なプロフェッショナリズム教育です。こうした取り組みは，医学部だけでなく看護学部や他の医療系学部でも同様に有意義な学びとなると考えます。

　筆者自身が 2014 年から取り組んできて感じた SDH 教育の意義を，表1-2-4 にまとめてみました[20]。開始当初は，患者の背景(生い立ちや人生の軌跡)に思い至ることで，患者への共感的理解をもてるようになることがこの教育の目的ではないかと考えていました。しかし SDH を見出しても，それに対して何の解決も得られないとしたら，SDH に気づくことはむしろ苦痛です。患者の社会的状況は変えられないながらも，その中で患者が安心して医療を受けられるように，医療者としてあるいは医療機関としてできることがあることを認識する必要があります。そこで，ゼミではそうした SDH への働きかけを間近に見ることができる，周縁化されている方々を支援する団体の活動に参加する実習を中心に行っています。さらに，健康保険被保険者証がな

表1-2-4 | SDH教育の意義：学修者への期待

- ・患者の背景(生い立ちや人生の軌跡)に思い至る
- ・自己責任として責めるのではなく，生活や人生のたいへんさを想像して診療にあたれる
- ・患者の健康に影響する社会的要因を見出せる
- ・患者が必要なサポートを得られるように周りに相談できる
- ・どのような支援・資源が存在するかを伝えられる
- ・困難を抱える方たちに，自分の専門性を用いて働きかけることができる
- ・システムを変える発信・働きかけができる
- ・自らの意識を深く探り，社会的公正(social justice)の視点で考えられる

かったり，言葉の壁があったりして病院の入り口にも立てない方たちからお話を伺う活動もしています。実際，社会的な側面のある問題を病院の中だけで解決することは難しいですが，地域には患者の助けになる資源があり，社会制度の活用によって患者の状況が改善することを直接，間接に知る機会となっています。患者の側に立って，さまざまなリソースの活用を可能にするのも，ヘルス・アドボケイトとしての医療者の役割であり，現在推進されている地域包括ケアシステムの発展にもつながります。

　筆者らは，科学研究費助成事業・基盤研究（B）「格差社会のニーズに応える医学教育：『健康の社会的決定要因』教育プログラム開発」（課題番号：18H03030）において，SDH の理解に役立つパワーポイントなどの教材を作成し，教育実践事例の収集を行ってウェブサイト＊で提供しています。ご活用ください。

＊
https://sdhproject.info/（2021年3月3日閲覧）

（4）健康は権利──社会的公正を目指して

　カナダの家庭医であるシャーマらは，その論文 "Teaching the social determinants of health：a path to equity or a road to nowhere?（SDH の教育：公平性に進む道か行き止まりか?）"[21] の中で，たとえば，路上生活者に健康格差が存在すると教えるだけが SDH 教育ではないと述べています。地域の役割や，社会的な排除，社会的公正（social justice）など，より大きな視点で SDH について考えることができなくては，健康格差はなくならないと主張しています。確かに，路上生活者の医療相談を行っていても，住まいは人権であるという意識がなければ現状を変える行動には結びつきません。真に健康格差に取り組むには，疾病の原因の原因を社会の構造的な問題の枠組みでとらえること，さらに「健康の社会的決定要因（SDH）」への効果的な介入を考えることを可能にする教育が必要です。イギリスの医学部教育認定評価基準について明示した "Tomorrow's Doctors" では，健康格差について議論することができるというコンピテンシーを求めています。問題につながる社会の課題は，すぐに目に見える成果が表れないと議論を避けたくなりますが，SDH の枠組みを意識することが考えを深める助けとなります。

　WHO の健康の定義，「健康とは，病気ではないとか，弱っていないということではなく，肉体的にも，精神的にも，そして社会的にも，すべてが満たされた状態にあることをいいます」には続きがあります。「人種，宗教，政治信条や経済的・社会的条件によって差別されることなく，最高水準の健康に恵まれることは，あらゆる人々にとっての基本的人権のひとつです」「世界中すべての人々が健康であることは，平和と安全を達成するための基礎であり，その成否は，個人と国家の全面的な協力が得られるかどうかにかかっています」。この健康に生きる権利を「生存権」ともいいます。健康は権利です。ロンドン大学教授マイケル・マーモット卿は，WHO の SDH Report（『健康の社会的決定要因に関する委員会 最終報告書』）[12] の冒頭から，「社会的公正（social justice）が生死を分ける」と述べています。「健康における不公平は，権力や

財産，物質やサービスが地球規模で，あるいは国内で公平に分配されない結果生じている。そしてそれは自然に起きたことではなく，貧しい社会政策，公平ではない経済活動，悪い政治が一緒になってもたらされたものだ」と指摘しています。誰であっても，健康を得ることができる，その前提条件となる「平和であること，住まいがあり，教育を受けられ，食料を手にし，収入を得て安定した生態系の中で，持続可能な暮らしをすること」も，保障されなくては，健康は得られません。これらの項目は，すべて SDGs（持続可能な開発目標）に含まれています（図 1-2-4）。誰にとっても必要な目標で，あらゆる国が一丸となって 2030 年までの達成を目指しています。WHO は，これを図 1-2-5 として表現しました。ここまで読み進めてくださった皆さまには，この図が意図するところは明白でしょう。

5. おわりに

　　SDH に取り組んだ医師として日本で最も有名なのは，江戸時代に活躍した新出去定先生でしょう。といっても実在の人物ではありません。山本周五郎原作『赤ひげ診療譚』[22] に登場する，「赤ひげ」です。『赤ひげ診療譚』の一話に，貧困に追われ続けて疲れ果て，心中した一家のうち唯一助かった母親が，研修医の登につぶやく場面があります。「生きて苦労するのは見ていられても，死ぬことは放っておけないんでしょうか」「もしあたしたちが助かったとして，そのあとはどうなるんでしょう」。登は答えられず拳を握りしめるだけでした。この母親は，マイケル・マーモット卿の著書 "The Health Gap（『健康格差』）"[23] の 1 行目にある，"Why treat people and send them back to the conditions that made them sick?（せっかく治療した人々を，そもそも病気にした状況になぜ送り返すのか？）" という呼びかけとまさに同じ疑問を呈しています。

　　「病気の陰にはとてつもない不幸が隠れている」と赤ひげは言いました。その「不幸」こそ，WHO が「"不公正で避ける努力が必要なもの"であり"国内ならびに国の間の健康格差の原因となっている"」と述べている[12],[14]「健康の社会的決定要因（SDH）」でしょう。「貧困と無知さえなんとかできれば，病気の大半は起こらずに済む」。格差の広がる今日，自己責任論ではなく，病気の「原因の原因」（causes of causes）[12] である社会的要因を心にとどめた医療の提供，医療人の育成，個人やコミュニティへの働きかけ，アドボケイトとしての行動が私たちには求められています。私たちも，「病気の大半は社会的要因が大きく関係している」ことを学生や次世代の医療者に伝えていかなくてはなりません。

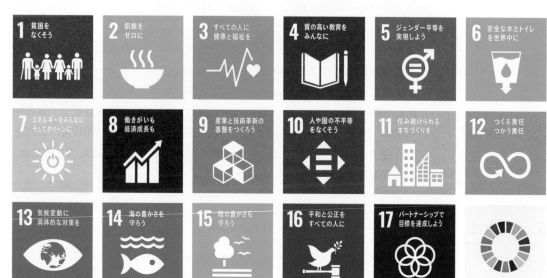

図 1-2-4 | SDGsの17の目標
（国際連合広報センターウェブサイトよりガイドラインに沿って転載　https://www.unic.or.jp/files/sdg_poster_ja.pdf　2021年3月3日閲覧）

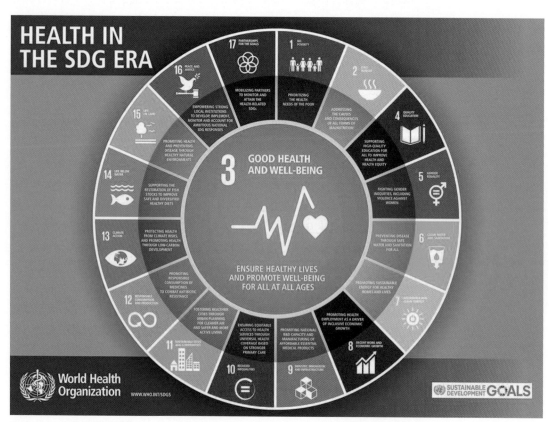

図 1-2-5 | SDG時代の健康
（WHOウェブサイトより許可を得て転載　https://www.who.int/health-topics/sustainable-development-goals#tab=tab_1　2021年3月3日閲覧）

引用文献

1 ）公益社団法人日本 WHO 協会：健康の定義.
  〈https://www.japan-WHO.or.jp/〉（2021 年 3 月 3 日閲覧）

2 ）森山和道：重度障害者が遠隔操作ロボットで接客するカフェ「DAWN ver.β」が期間限定オープン，日本機械学会誌, 2019, 122（1204）, p.40-41.

3 ）Huber M., Knottnerus J.A., Green L., Horst H. van der, Jadad A.R. et al.：How should we define health?, British Medical Journal, 2011, 343：d4163.
  DOI：10.1136/bmj.d4163

4 ）WHO：The Ottawa Charter for Health Promotion, The 1st International Conference on Health Promotion, Ottawa, 1986.
  〈https://www.who.int/teams/health-promotion/enhanced-wellbeing/first-global-conference〉（2021 年 3 月 3 日閲覧）

5 ）男女共同参画局ウェブサイト：「共同参画」2020 年 3・4 月号, トピックス 4.
  〈https://www.gender.go.jp/public/kyodosankaku/2019/202003/202003_07.html〉（2021 年 3 月 3 日閲覧）

6 ）中西絵里：LGBT の現状と課題―性的指向又は性自認に関する差別とその解消への動き, 立法と調査, 2017, 394, p.3-17.

7 ）法務省ウェブサイト：ヘイトスピーチに焦点を当てた啓発活動.
  〈http://www.moj.go.jp/JINKEN/jinken04_00108.html〉（2021 年 3 月 3 日閲覧）

8 ）UNHCR 日本ウェブサイト：数字で見る難民情勢（2019 年）.
  〈https://www.unhcr.org/jp/global_trends_2019〉（2021 年 3 月 3 日閲覧）

9 ）国際連合広報センターウェブサイト：プレスリリース 19-081-J, 2019 年 09 月 18 日.
  〈https://www.unic.or.jp/news_press/info/34768/〉（2021 年 3 月 3 日閲覧）

10）法務省：技能実習制度の運用に関するプロジェクトチーム 調査・検討結果報告書, 2019.
  〈http://www.moj.go.jp/isa/content/930004167.pdf〉（2021 年 3 月 3 日閲覧）

11）Whitehead, M.：The concepts and principles of equity and health. Copenhagen, Denmark：World Health Organization Regional Office for Europe, 1990. Contract No.：EUR/ICP/RPD 414 7734r ORIGINAL：EN-GLISH.

12）WHO Commission on Social Determinants of Health：Final Report, Closing the gap in a generation：Health equity through action on the social determinants of health, 2008（『一世代のうちに格差をなくそう～健康の社会的決定要因に対する取り組みを通じた健康の公平性』）.
  〈https://apps.who.int/iris/bitstream/handle/10665/43943/9789241563703_eng.pdf?sequence=1〉
  〈日本語訳 http://sdh.umin.jp/translated/2008_csdh.pdf〉（2021 年 3 月 3 日閲覧）

13）WHO Regional Office for Europe：Sixty years of WHO in Europe, 2010.
  〈https://www.euro.who.int/__data/assets/pdf_file/0004/98437/E93312.pdf〉（2021 年 3 月 3 日閲覧）

14）WHO（edited by Wilkinson R., Marmot M.）：Social determinants of health：the solid facts, 2003（『健康の社会的決定要因　確かな事実の探求　第二版』）.
  〈日本語訳 http://www.tmd.ac.jp/med/hlth/whocc/pdf/solidfacts2nd.pdf〉（2021 年 3 月 3 日閲覧）

15）Dahlgren G. and Whitehead M.：Policies and strategies to promote social equity in health. Background document to WHO- Strategy paper for Europe. September 1991.

16）近藤克則：健康格差社会への処方箋, 医学書院, 2017.

17）千嶋巌, 武田裕子, 近藤克則：COVID-19 パンデミックがもたらす健康格差, プライマリ・ケア, 2020, 5（4）, p.61-66.

18）The Royal College of Physicians and Surgeons of Canada：CanMEDS framework 2015.
  〈http://canmeds.royalcollege.ca/〉（2021 年 3 月 3 日閲覧）

19）Glover Takahashi S., Abbott C., Oswald A., Frank JR.（eds.）：CanMEDS teaching and assessment tools guide, Royal College of Physicians and Surgeons of Canada, 2015.

20）武田裕子, 建部一夫, 岡田隆夫：SDH を体験のなかで学び・伝える―順天堂大学医学部の研究室配属選択実習「基礎ゼミ」, 医学教育, 2019, 50（5）, p.435-443.
  DOI：https://doi.org/10.11307/mededjapan.50.5_435

21）Sharma et al.：Teaching the social determinants of health：：a path to equity or a road to nowhere?, Academic Medicine, 2018, 93（1）, p.25-30.
  DOI：10.1097/ACM.0000000000001689

22）山本周五郎：赤ひげ診療譚, 新潮文庫, 1964.

23）Marmot M.：The Health Gap：The Challenge of an Unequal World, Bloomsbury Publishing, 2015（マイケル・マーモット著, 栗林寛幸監訳, 野田浩夫訳者代表：健康格差　不平等な世界への挑戦, 日本評論社, 2017）.

第 **2** 章

日本における健康格差の現状と課題

日本老年学的評価研究等から見る
健康格差の現状と課題

　　第1章で健康格差をもたらす「健康の社会的決定要因（Social Determinants of Health：SDH）」について概観しました。本章では，日本における健康格差について，主に日本老年学的評価研究の結果から，現状と課題を考えてみましょう。

1. 日本老年学的評価研究（Japan Gerontological Evaluation Study：JAGES）とは

　　JAGES とは，2010 年に開始された（その前身は 1999 年から愛知県内の 2 市町で発足）健康長寿社会を目指した予防政策の科学的な基盤づくりを目的とした研究プロジェクトです[1]-[3]。これまでに，2010 年，2013 年，2016 年，2019 年と 3 年ごとに，市町村と共同して大規模調査を実施してきました[4]。直近の 2019 年調査では，全国 64 市町村が参加し約 25 万人の高齢者にご協力いただきました。2018-19 年度の 2 年間に 100 研究機関 155 人の研究者が共同研究し，主に「健康の社会的決定要因」に関する研究を進めています。

2. 健康格差とは何か

　　健康格差とは，「地域や社会経済状況の違いによる集団における健康状態の差」と定義されています[5]。地域間の健康格差とは，居住する小学校区や市町村，都道府県等の間で，住民の健康状態が異なることです。

（1）認知症リスクが約3倍市区町村間で異なる

　　図 2-1 は市区町村間の健康格差の一例です[6]。JAGES プロジェクトが 2010-2011 年に，65 歳以上の要介護認定を受けていない高齢者に対して 53 市区町村で調査したデータを用いて，手段的日常生活活動（以下，IADL）の低下に該当する割合を算出しました。IADL は，①「バスや電車を使って一人で外出できますか」，②「日用品の買い物ができますか」，③「自分で食事の用意ができますか」，④「請求書の支払いができますか」，⑤「銀行預金，郵便貯金の出し入れが自分でできますか」について，「はい」または「いいえ」の二者択一で，1 つでも「いいえ」に回答した者を「IADL 低下」に該当としました。この指標（「IADL 低下」）は認知症リスクであることが報告されています[7]。

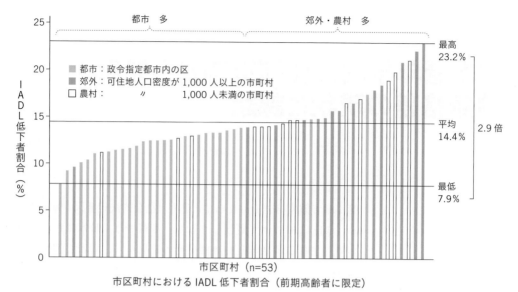

図2-1｜認知症リスク（IADL低下）の地域差

（加藤清人，近藤克則，他：手段的日常生活動作低下者割合の市町村間格差は存在するのか：JAGESプロジェクト．作業療法，
2015, 34（5），p.541-554．図はJAGES Press Release No：067-15-12より．）

IADL低下者割合が最も低い市区町村で7.9%に対し，最も高い市区町村で23.2%と約3倍もの地域差があります。また，都市（政令指定都市内の区），郊外（可住地人口密度が1000人以上の市町村），農村（可住地人口密度が1000人未満の市町村）に都市度で3つに分けてみると，農村でIADL低下者割合が高く，都市でIADL低下者割合が低いことがわかります。IADL低下は認知症リスクでもあるため，認知症リスクが3倍高い市町村があるともいえるのです。

（2）メンタルヘルスにも地域差がある

地域間の健康格差はIADL等の生活機能のみならず，メンタルヘルスにも見られることがわかっています。図2-2は，JAGESプロジェクトが2019年度に実施した「健康とくらしの調査」において，精神的健康状態を表す老年期うつ病評価尺度（Geriatric Depression Scale：GDS）[8]を用いて，5点以上のうつ傾向該当者割合を比べたグラフです。

調査に参加した64市町村間で，うつ傾向に該当する割合が最小15.6%に対し最大32.4%と約2倍の差がありました。WHO（世界保健機関）はうつを，公衆衛生上の重大な課題としており[9]，居住する地域によって2倍もの健康格差があることは，放っておくことのできない課題です。

（3）社会経済的状況の違いによる健康格差

次に，所得や教育歴，職業階層などの社会経済的状況（socioeconomic status：SES）の違いによる健康格差を見ていきましょう。SESが低い人たちには早期死亡や糖尿病有病率など不健康な状態が多いことが，国内外で報告されています[10]-[12]。たとえば，図2-3は所得と年齢別におけるうつ状態の割合に

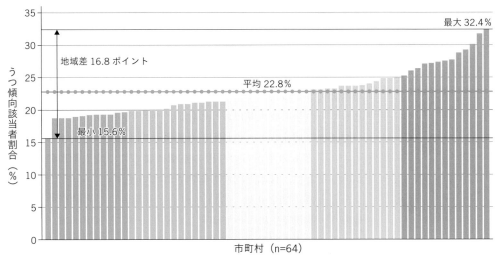

図2-2 ｜ うつ傾向（GDS 5点以上）割合の地域差（前期高齢者に限定）
（JAGES HEART 2020.）

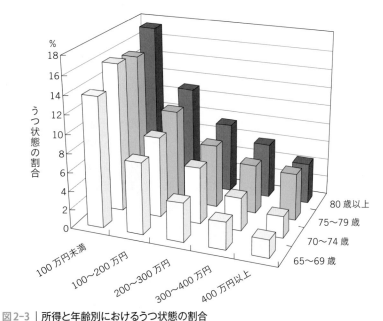

図2-3 ｜ 所得と年齢別におけるうつ状態の割合
（近藤克則編：検証「健康格差社会」 介護予防に向けた社会疫学的大規模調査, 医学書院, 2007, p.15.）

ついて示しています。年齢階層で分けて比較しても，所得が高い400万円／
年以上の集団と比較して，所得が100万円低くなるごとに，うつ状態の割合
が高くなることがわかります[1]。

　SESと健康との間には，勾配があり，SESがより高い集団ほど，より低い
集団に比べて健康状態がよい。つまり，低所得の集団よりも中所得の集団の
ほうが健康状態がよく，中所得の集団よりも高所得の集団のほうが健康状態
がよい場合が多いことが知られています[13]。これは，最低所得の貧困層だ
けが不健康ではないことを示しています。

3. なぜ，健康格差が生じるのか

（1）ライフコースの視点

　健康格差がなぜ生じるのかを考えるうえで，ライフコース疫学からの知見が重要です。ライフコース疫学とは，「胎児期，小児期，思春期，青年期，そしてその後の成人期における物理的また社会的な曝露についての，その後の健康や疾病リスクへの長期的な影響に関する研究」とKuhは定義しています[14]。子どもの頃からの要因の蓄積によって，成人期以降にも健康に影響があることは，日本国内でも報告されています。

　たとえば，図2-4は，Taniらが子ども期および高齢期のSES（所得）と新規のうつ症状発生について研究した結果です[15]。2010年にうつ症状のなかった1万458人を対象に，子ども期のSES（15歳当時の世間一般から見た主観的社会経済的状況）を調査して，平均2.6年間のうつ症状の発症との関連について分析しました。その結果，まず高齢期におけるSESが高い集団と比べて低い集団では，約1.32倍うつ症状が発生していました。その影響を差し引いても，子ども期のSESが高かった集団と比較して，低かった集団では約1.27倍うつ症状が発生しやすいことがわかりました。つまり50年以上前の子ども期のSESと，高齢期の所得の関連の大きさがほぼ同水準でした。この研究は，高齢期の健康ですら，子ども期の状況についても考慮する必要があることを示しています。

　また，Nishizawaらの研究で，子ども期のSESの状況（上・中・下の3分類）と，認知症発症リスクである物忘れの関連について研究しました[16]。その結果，子ども期のSESが「上」の集団と比較して「中」「下」の集団では，物忘れがあるリスクが，それぞれ1.10倍，1.29倍高いことがわかりました（図2-5）。

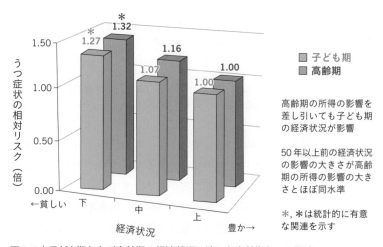

図2-4｜子ども期および高齢期の経済状況の違いと高齢期うつの関連
（Tani Y., Fujiwara T., Kondo N., Noma H., Sasaki Y., Kondo K.：Childhood Socioeconomic Status and Onset of Depression among Japanese Older Adults：The JAGES Prospective Cohort Study, American Journal of Geriatric Psychiatry, 2016, 24（9）, p. 717-726 より作図.）

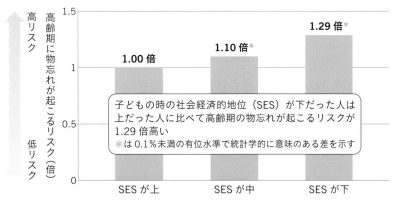

図2-5 | 子ども期のSESと高齢期の物忘れの関連

（Nishizawa T., Morita A., Fujiwara T., Kondo K.：Association between childhood socioeconomic status and subjective memory complaints among older adults：results from the Japan Gerontological Evaluation Study 2010, International Psychogeriatrics, 2019, 31（12），p.1699-1707 より作図.）

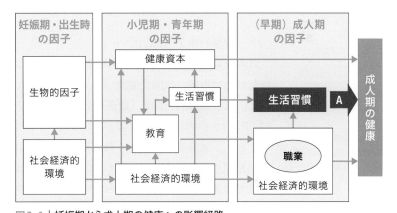

図2-6 | 妊娠期から成人期の健康への影響経路

（近藤克則：健康格差社会への処方箋, 医学書院, 2017, p.21.）

うつ症状の発生のみならず，認知症の発症についても子ども期のSESの状況が関連することが示されています。

（2）ライフコースの影響経路

　図2-6は，妊娠期から成人期の健康への影響経路を表しています[2]。これまで，主に成人期の生活習慣が成人期の健康に関連すると考えられていました。図2-6右の（早期）成人期の因子のうち生活習慣から矢印Aに当たる部分です。しかし，成人期の社会経済的環境要因（職業等）も，生活習慣を介して（または直接的に）成人期の健康に関連していることがわかってきました。

　さらに，ライフコースの視点で健康をとらえてみると，妊娠期・出生時の因子が，小児期・青年期の因子と関連し，その後，（早期）成人期因子を通じて，成人期の健康に関与していくことがわかってきています[17]-[19]。健康は生活習慣だけでなく，生まれる前の環境によっても影響を受けているのです。そ

のため健康格差対策には，ライフコースの影響をふまえた，子ども時代からの対策が必要であることがわかります。

4. 健康格差対策に向けた国内外の動き

ここまで，健康格差に関連する社会的決定要因研究を紹介してきました。最後に，健康格差の縮小に向けた国内外の動きについても見ていきましょう。

（1）WHOのSDH委員会報告書と総会決議

WHOは，「健康の社会的決定要因に関する委員会」を設置し，2008年に『一世代のうちに格差をなくそう〜健康の社会的決定要因に対する取り組みを通じた健康の公平性』[*]と題する報告書を出しました。それを受けて，2009年のWHO総会で「健康の社会的決定要因に取り組む活動を通じた健康の不公平性の低減」の決議を採択しました。健康格差の縮小に取り組むことが，加盟諸国に呼びかけられました。

（2）「健康日本21（第二次）」

日本でも，明らかになってきた健康格差に対して，2013年から始まった「21世紀における第二次国民健康づくり運動」（以下，「健康日本21（第二次）」）において，その基本的方向に「健康格差の縮小」が加えられました。『「健康日本21（第二次）」中間評価報告書』[**]が2018年9月に公表されましたが，それによると，健康格差の縮小の数値目標として掲げられた「健康寿命の都道府県間格差」は，男性では2010年の2.79年から2016年には2.00年に縮小，女性では2010年の2.95年から2016年の2.70年へと縮小し，目標が達成されつつあることが示されました[20]。

（3）健康格差対策として期待されるソーシャル・キャピタルの醸成

また，健康格差対策に関連する取り組みとして，ソーシャル・キャピタルの利活用について言及されています。ソーシャル・キャピタルとは，「ネットワークやグループの一員である結果として個人がアクセスできる資源」のことです[21]。ソーシャル・キャピタルが豊かな個人や地域ほど，健康状態がよいという健康保護効果について，システマティック・レビューが出版されるほどにエビデンスの蓄積が進んでいます[22]。2012年には，地域保健法に基づく「地域保健対策の推進に関する基本的な指針」にソーシャル・キャピタルの利活用が明記され，都道府県・市町村レベルでの対策の必要性が追記されました。また，『「健康日本21（第二次）」中間評価報告書』にも「全国会議や研修会等を通して，全国の保健所長や保健師等へ研究成果の普及に努めた」と記載され，住民組織などを含むソーシャル・キャピタルの醸成・活用が健康格差の縮小に寄与すると期待されています。

（4）健康格差対策の課題（地域課題の見える化および地域マネジメント）

　健康格差対策をさらに進めていくには，解決すべき課題もあります。それは，都道府県間格差だけでなく，市町村間格差やSES間格差の「見える化」や，地域や対策をマネジメントするしくみづくりです。国は，地域包括ケア「見える化」システム等を開発し，介護保険者（市町村）間等における地域間格差が見えるしくみの整備を進めていますが，まだ発展途上の段階です。特に健康格差対策となると，地域間格差だけでなくSESの違いによる集団間の格差指標や，健康格差対策に資すると考えられるソーシャル・キャピタルについてもさらに研究とマネジメントが必要です。

　また，近藤は，評価を強化することが必要であることを述べています[23]。プログラムの事前に行う健康影響予測評価や，事中・事後に行うプログラム評価およびその事例を蓄積するデータベース構築，また，多面的な評価とそのためのロジックモデルをつくること，さらにデータ収集・評価計画を立案していくことが健康格差対策の課題，と示しています。まさに，地域課題を見える化するためのプロセスであり，地域マネジメントを進めるために必要な視点だと考えられます。

5. おわりに

　本章では，日本における健康格差について，主に日本老年学的評価研究の調査データを用いて，その現状と課題を概観してきました。日本における健康格差には，地域間格差と社会的経済状況が異なる集団間の健康格差があり，それは身体的健康だけでなく，メンタルヘルスにも見られます。健康格差対策には，ライフコースの視点が重要であること，「健康日本21（第二次）」の中間評価で，都道府県間の健康寿命格差の縮小が見られたこと，そして，ソーシャル・キャピタルを促す地域づくりも期待されていることを紹介しました。今後さらに，健康格差対策を推進するためには，市町村間格差の「見える化」やSES間格差の縮小，さらにマネジメントの視点も必要になってきています。今後，日本における健康格差の縮小を目指して各分野が協働することで，少しでも解決に向かうことを期待します。

引用文献
1 ）近藤克則編：検証「健康格差社会」　介護予防に向けた社会疫学的大規模調査, 医学書院, 2007.
2 ）近藤克則：健康格差社会への処方箋, 医学書院, 2017.
3 ）Kondo K., Rosenberg M. & World Health Organization：Advancing universal health coverage through knowledge translation for healthy ageing：lessons learnt from the Japan Gerontological Evaluation Study, World Health Organization, Published online 2018.
　〈https://apps.who.int/iris/handle/10665/279010〉（2020 年 10 月 30 日閲覧）
4 ）宮國康弘, 佐々木由理, 他：地域診断支援システム開発のための多地域大規模疫学調査の概要, 新情報, 2017, 105, p.27 - 37.
5 ）厚生労働省：健康日本 21（第 2 次）の推進に関する参考資料, 平成 24 年 7 月.
　〈https://www.mhlw.go.jp/bunya/kenkou/dl/kenkounippon21_02.pdf〉（2020 年 10 月 30 日閲覧）
6 ）加藤清人, 近藤克則, 他：手段的日常生活活動低下者割合の市町村間格差は存在するのか：JAGES プロジェクト. 作業療法, 2015, 34（5）, p.541 - 554.
7 ）竹田徳則, 平井寛, 他：地域在住高齢者における認知症を伴う要介護認定の心理社会的危険因子

AGES プロジェクト 3 年間のコホート研究, 日本公衆衛生雑誌, 2010, 57 (12), p.1054-1065.

8) Sheikh J.I., Yesavage J.A.：Geriatric Depression Scale (GDS)：Recent evidence and development of a shorter version, Clinical Gerontologist：The Journal of Aging and Mental Health, 1986, 5 (1-2), p.165-173.
DOI：10.1300/J018v05n01_09

9) World Health Organization：Depression and Other Common Mental Disorders：Global Health Estimates, World Health Organization, 2017.
〈https://apps.who.int/iris/bitstream/handle/10665/254610/WHO-MSD-MER-2017.2-eng.pdf；〉(2020 年 10 月 30 日閲覧)

10) Smith G.D., Neaton J.D., Wentworth D., Stamler R., Stamler J.：Socioeconomic differentials in mortality risk among men screened for the Multiple Risk Factor Intervention Trial：I. White men, American Journal of Public Health, 1996, 86 (4), p.486-496.
DOI：10.2105/ajph.86.4.486

11) Nagamine Y., Kondo N., Yokobayashi K., et al.：Socioeconomic Disparity in the Prevalence of Objectively Evaluated Diabetes Among Older Japanese Adults：JAGES Cross-Sectional Data in 2010, Journal of Epidemiology, 2019, 29 (8), p.295-301.
DOI：10.2188/jea.JE2017020

12) Takasugi T., Tsuji T., Nagamine Y., Miyaguni Y., Kondo K.：Socio-economic status and dementia onset among older Japanese：A 6-year prospective cohort study from the Japan Gerontological Evaluation Study, International Journal of Geriatric Psychiatry, 2019, 34 (11), p.1642-1650.
DOI：10.1002/gps.5177

13) Adler N.E., Stewart J.：Health disparities across the lifespan：meaning, methods, and mechanisms, Annals New York Academy of Sciences, 2010, 1186, p.5-23.
DOI：10.1111/j.1749-6632.2009.05337.x

14) Kuh D., Ben-Shlomo Y., Lynch J., Hallqvist J., Power C.：Life course epidemiology, Journal of Epidemiology and Community Health, 2003, 57 (10), p.778-783.
DOI：10.1136/jech.57.10.778

15) Tani Y., Fujiwara T., Kondo N., Noma H., Sasaki Y., Kondo K.：Childhood Socioeconomic Status and Onset of Depression among Japanese Older Adults：The JAGES Prospective Cohort Study, American Journal of Geriatric Psychiatry, 2016, 24 (9), p.717-726.
DOI：10.1016/j.jagp.2016.06.001

16) Nishizawa T., Morita A., Fujiwara T., Kondo K.：Association between childhood socioeconomic status and subjective memory complaints among older adults：results from the Japan Gerontological Evaluation Study 2010, International Psychogeriatrics, 2019, 31 (12), p.1699-1707.
DOI：10.1017/S1041610219000814

17) Kachi Y., Fujiwara T., Yamaoka Y., Kato T.：Parental Socioeconomic Status and Weight Faltering in Infants in Japan, Frontiers in Pediatrics, 2018, 6, p.127.
DOI：10.3389/fped.2018.00127

18) Kuh D., Power C., Blane D., Bartley M.：Social pathways between childhood and adult health〈Kuh D. and Ben-Shlomo Y. (eds)：A life course approach to chronic disease epidemiology, 1997, Oxford University Press, p.169-198〉.

19) Lippert A.M., Evans C.R., Razak F., Subramanian S.V.：Associations of continuity and change in early neighborhood poverty with adult cardiometabolic biomarkers in the United States：results from the National Longitudinal Study of Adolescent to Adult Health, 1995-2008, American Journal of Epidemiology, 2017, 185 (9), p.765-776.
DOI：10.1093/aje/kww206

20) 辻一郎：健康寿命の延伸と健康格差の縮小─健康日本 21 (第二次) の中間評価とこれからの取り組み, 医学のあゆみ, 2019, 271 (10), p.1028-1033.

21) リサ・F・バークマン, イチロー・カワチ, 他編, 高尾総司, 藤原武男, 他監訳：社会疫学〈上〉, 大修館書店, 2017, p.340.

22) Xue X., Reed W.R., Menclova A.：Social capital and health：a meta-analysis, Journal of Health Economics, 2020, 72, 102317.
DOI：10.1016/j.jhealeco.2020.102317

23) 近藤克則：健康格差に対する日本の公衆衛生の取り組み─その到達点と今後の課題, 特集　次代の公衆衛生を展望する, 公衆衛生, 2020, 84 (6), p.368-374.
DOI：10.11477/mf.1401209403

健康格差に対する社会的処方の可能性と学会・団体の活動

健康格差に対する社会的処方の可能性

1. 社会的処方という概念

　近年，社会的処方という言葉が注目を集めています。読者の皆さんも，どこかで耳にされたことがあるかもしれません。

　「せっかく治療した人々を，そもそも病気にした状況になぜ送り返すのか？」[1]

　これは，かつて世界医師会長，WHO（世界保健機関）「健康の社会的決定要因に関する委員会」委員長を務めた，ロンドン大学教授マイケル・マーモット卿の近著，『健康格差』（"THE HEALTH GAP"）[2] の書き出しの一文です。この一文にはさまざまな感想があることでしょう。――「それがその人の生活環境なのだから仕方ない」「そのような患者さんによく出会う」「何とかしたいと常々感じていたが，どうしてよいかわからなかった」など。
　患者の健康に悪影響を及ぼした社会的要因がある環境に患者を帰すことは，果たして適切な支援なのでしょうか。たばこが原因で慢性疾患に罹患した患者に対する禁煙支援に努めるように，健康に悪影響を及ぼす社会的要因に対する解決策の 1 つとして注目されている概念があります。「社会的処方」です。

2. 社会的処方の定義と事例

　社会的処方の包括的な定義に関しては定まっていませんが，西岡ら[3] の医療機関を起点とする社会的処方の定義では，社会的処方とは「医療機関等を起点として，健康問題を引き起こしたり治療の妨げとなる可能性のある社会的課題を抱える患者に対して，その社会的課題を解決し得る非医療的な社会資源につなげ，ケアの機会を患者とともにつくる活動」とされています。後述するように社会的処方の実施者やその方法は必ずしも医療機関が起点とは限らないため，他の文献[4] で紹介している概念も含めると，社会的処方とは「健康の社会的決定要因を抱える住民に対して，保健・医療・介護・福祉・地域の他の機関・地域の住民などの連携のもと，本人のニーズに合致する社会

的課題を解決し得る社会資源につなげる支援をすること」で,「そのケアの機会を地域組織とともに創る活動」といえるでしょう。まずは社会的処方のイメージをつかむために,複数の具体的な事例を見てみましょう。

　　72歳の女性は,重症の糖尿病と認知症に罹患していた。生まれ育ったのは魚と米と酒の港町,夫と3人の娘,1人の孫との6人暮らしだった。夫は定年退職し,長女と次女は働きつめてほとんど帰宅しなかった。三女はひとり親で,母親と息子の面倒をみていた。寂れた団地に住み孤立していた。経済的にも厳しく,さらに,詐欺まがいの勧誘にお金を渡してしまっていた。そんな彼女の健康に影響を及ぼしうる社会的な要因としては,酒と米の食文化で生まれ育ったこと,社会での孤立や経済的な困窮,地域の治安などが考えられた。

　　このように生活する環境が健康に悪影響を及ぼしうる患者にも医療機関は社会制度を上手に利用し,地域と連携することで対応できることがある。この女性のかかりつけ医は,その地域に詳しい人々から情報収集した。たとえば,自治体の生活福祉課や保健師,地域包括支援センターや社会福祉協議会の担当者,民生委員や地域の自治会などである。医師は,そのような専門職が集まり地域の課題や気になるケースを議論する場である地域ケア個別会議にも出席し,彼女のこと・団地のことを話題に挙げた。それにより,ボランティアや自治会の機能が強化され,彼女が孤立しない仕組みができた。すると,詐欺まがいの勧誘もなくなり,医療費の減免と重ねて経済的には安定し,病状も落ち着いた。

　　ここで特筆すべきことは,医師は特に薬の処方を追加していない。医療的なケアだけでなく,さまざまな人々と連携して生活環境を整えた結果,病状が安定したのである[5]。

3. 社会的処方の実際

　　この事例のように,孤立や貧困など健康問題を引き起こしたり治療の妨げとなる可能性のある社会的課題,生活上の困難を抱える住民や患者に対して,保健・医療・介護・福祉,地域の警察や消防などの生活を支えるインフラ,ボランティアグループなどの地縁組織,そして住民とが十分に連携を取り合い,その社会的課題を解決し得る非医療的な社会資源につなげたり,生活のケアの機会を住民と地域組織とともにつくったりする活動は,社会的処方と呼称されています。ここで重要なことは,主語は常に患者,地域住民であることです。かかわる医療者としては,患者のニーズを自分を主語にして推し量るのではなく,可能な限り本人にとって最もよさそうな方向性を一緒に見出し,必要な社会資源につなぐことが大切です。また,社会的処方の処方者は決して医療従事者だけではありません。地域の生活を支える組織,生活に困難を抱える本人やその近隣住民など,その困りごとを抱えた人にかかわる人すべてが,社会的処方の実施者となることができます(図3-1-1)[6]。住民の健康や日々の生活に影響を与える社会的な背景要因に気づき,本人のニー

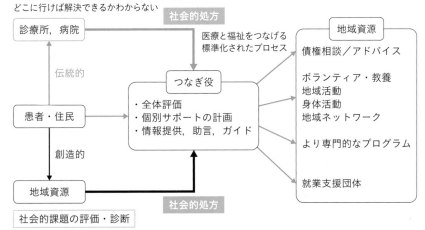

図 3-1-1 | 社会的処方の経路とその支援方法についての図
(Healthy London Partnership：Social prescribing：Steps towards implementing self-care—a focus on social prescribing, 2017, p.9 figure3 を筆者翻訳・一部改変.)

表 3-1-1 | 社会的処方の対象となった住民の背景要因

・精神疾患
・糖尿病や慢性閉塞性肺疾患等の慢性疾患
・孤立・孤独を経験している
・医療機関への頻回受診　　　　　　　　　　　など

(西岡大輔：第 3 章　文献調査を通じた社会的処方の概念整理と現状把握〈一般社団法人人とまちづくり研究所：高齢者の社会的リスクに関する基礎的調査研究事業(社会的処方研究会)報告書，一般社団法人人とまちづくり研究所，2020 年 3 月，p.35〉より作表.)

ズに合わせた社会資源等へとつなぎ，伴走的な支援を行うことで，住民のケアをよりよいものにできると期待されています。

　社会的処方については近年研究が進みつつあり，社会的処方の対象となった住民の背景要因には表 3-1-1 のようなものが挙げられています[3),4)]。

　たとえば保健師であれば，保健指導に来てくれない，もしくは来てもなかなかその指導を順守してくれないような精神疾患患者や慢性疾患患者を経験したことがあると思います。もしくは，健康診断や健康講座に来てくれない孤立した住民とかかわりをもつことや，一人親家庭へのアプローチに苦慮したケースもあるのではないでしょうか。看護師であれば，病院で話を聞いてもらっただけで安心して帰宅する外来患者や，医療機関を頻回に受診したり入院したりする患者に出会ったことがあるでしょう。患者宅への訪問看護の場面で，生活の困難さを目の当たりにするような機会もあるかもしれません。そのような住民や患者がどうしてそのような行為や状況に至ったのかについて，想像力を巡らせてみたことがある方もいるのではないでしょうか。

社会的処方では，生活の困りごとや社会的な課題を抱える人のニーズを全人的にアセスメントし，適切な支援（社会資源などを含む）につなげ，その人を伴走的に支援する役割を果たすのは，医療従事者ではありません。そのような役割を専門的に担うリンクワーカー（つなげる専門職）という職種が存在します。リンクワーカーは社会福祉の専門職（ソーシャルワーカー）が担当していることもあれば，指定された研修を受講した住民や医療専門職，住民の暮らしをよく知っている一般住民（飲食店や小売店の店主や，自治会やボランティア・グループの会員・班員など）が担っています。社会的処方を受ける住民は，リンクワーカーとの面談を通じて，必要な支援を提供します。ここでいう必要な支援は，住民のニーズに合わせた支援です。たとえば，社会的処方で提供されていた社会資源は，まちの芸術活動や身体活動の場など多岐にわたっていますが，必ずしも既存の資源を提供するとも限りません。地域に不足している資源について，新たにケアの機会をつくる取り組みも見られます。さらには，住民のニーズがないのに無理につなげるということをしないことも重要です。

　イギリスの研究で，社会的処方研究の先駆けとなった論文を紹介します。Popay ら[7],[8] は，社会的処方を受けた患者と社会的処方を実践した総合診療医（ジェネラル・プラクティショナー：general practitioner, GP）に対してインタビューと質問紙調査を実施しました。その結果，社会的処方の対象となった患者の社会的課題は，低所得・孤立・失業・介護によって生じた健康や生活上の問題・ドラッグ・アルコール関連問題など多岐にわたっていたことがわかりました。また，社会的処方の活動を通じて患者の幅広い社会的課題を把握できるようになったことで，それまで支援が行き届いていなかった患者を特定しやすくなったことについて，利点を報告していました。その結果，個々の支援を通じた健康格差の是正に向けた取り組みにかかわることができる可能性があると報告しています。皆さんも目の前の患者を通じて，健康格差の是正に取り組むことができるのです。

　では，このように，「健康の社会的決定要因」や健康格差に対する処方箋となり得る社会的処方について，まずは，諸外国の重要な活動状況を紹介していきます。

（1）イギリスにおける活動の状況

　イギリスでは，1970 年代から健康格差に関する研究が進んでいます。1998 年の「アチェソン報告」[9] において，重層的な「健康の社会的決定要因」が概念化されました。先述のマイケル・マーモット卿が委員長を務めた WHO「健康の社会的決定要因に関する委員会」最終報告書（2008）では，社会環境整備を通じた健康格差対策の推進が強調されました。

　イギリスでは 2006 年の保健省のレポートに「社会的処方」が明記され，患者の「健康の社会的決定要因」に対する支援の方法の 1 つとして運用されるようになりました。当時の考え方としては，糖尿病や肥満を有する患者への

支援を目的に総合診療医が地域にある運動サークルへの紹介を行う，「運動処方箋（exercise on prescription）」が主流でした。運動処方箋に関する成功事例が蓄積されてくると，イギリスの医療を運営する国民保健サービス（National Health Service：NHS）がそれに注目し，再び社会的処方を提唱しました。「健康の社会的決定要因」への対応に目を向け，患者の必要性に応じて，地域における多様な活動やボランティア・グループなどの地域資源へとつなぎ，患者がより主体的に自立した生活を送れるように支援するしくみとして，社会的処方が広がりを見せています。

2013年以降，イギリスにおける社会的処方は大きく展開していきます。2013年，それまでNHSの下部機関として各地で医療運営と地域医療構想の構築・運営を担っていたPrimary Care Trust（以下，PCT）が解体され，Clinical Commissioning Group（以下，CCG）*が新たに設立されました。特筆すべきは，CCGでは地域医療構想を検討する委員会に，互選で地域の病院や診療所の医師・看護師が入ることに加え，地域住民からも委員が選出されることになりました。つまり，トップダウンで地域医療構想を構築・運営していたPCT時代から，ボトムアップで地域のニーズを拾い上げ，運用する体制に変革を遂げました。

2014年，次の5年間のイギリスの医療政策の柱を示す「NHS Five Year Forward View」[10]にて，「患者主体の支援」「地域参加」「ボランティア・セクターとの協働」が謳われ，より個人・地域主体のサービスを目指すことが示されました。

2015年には，社会的処方の推進に向けて社会的処方ネットワーク（Social Prescribing Network）が設立されました。社会的処方ネットワークがイニシアチブをとり社会的処方の普及活動を進め，学術的な効果検証を促し，国内・国際学会も開催してきました。この時期の社会的処方は，各医療機関や地域NPOが主体となって助成金をとるなどして，各地域の心ある医療者や地域住民によって自主的に運営されてきました。社会的処方ネットワークは，さらに，医療従事者を志す学生を対象に，社会的処方を通じた「健康の社会的決定要因」に関する学びを深めるフィールドワークを実践しています。近年，社会的処方ネットワークの輪がイギリス内外に広がっており，イギリス版社会的処方がスペインやオランダなどの欧州諸国に伝えられ，広く実践されるようになってきています。

2019年，さらに次の5〜10年のイギリスの医療政策の方向性を示す「The NHS Long Term Plan」[11]の1つの柱として，Universal Personalized Careが示されました。その具体的な手段の1つとして，社会的処方が位置づけられ，公的な支払いを伴う制度になりました。方法としては，個人健康予算（Personal Health Budget）という日本の介護保険の限度額認定のような制度を適用しています。年齢にかかわらず要介護状態にある方，身体・精神障害のある方（抑うつなども含む），孤立・孤独の状態にある方，ウェルビーイングに影響する複雑な社会背景をもつ方が，この個人健康予算の利用者として認定されま

＊
CCGが委託するサービス：病院でのケア，リハビリテーションケア，緊急・救急治療，地域保健サービス，メンタルヘルスサービス，学習障害・自閉症患者へのサービス〈https://www.england.nhs.uk/commissioning/who-commissions-nhs-services/ccgs/〉（2020年10月30日閲覧）

す。イギリスの医療はすべて税金でまかなわれており，薬の料金以外は，外来，入院とも医療機関で支払う個人負担はありません。個人健康予算の認定者はこれに加え，自宅での介護や訪問看護をケアプランに沿って受けることができ，さらに，インフォーマルな地域での活動や趣味の会への参加などもプランに含め，サービスを利用することができるようになりました。

　社会的処方ネットワークが提唱する社会的処方の方法は複数あります（p.41の図参照）。「伝統的」な社会的処方として，患者・住民の社会的課題を診断した総合診療医等がその患者をリンクワーカーに紹介する経路があります。そのリンクワーカーは全人的な評価のもとに患者や住民の個々の支援方法を立案し，地域社会の資源へとつなぐしくみです。さらに，医療機関が起点とならない「創造的」な方法もあります。地域のインフラとなる関係機関が社会的な支援が必要な住民に出会った際に，リンクワーカーへと紹介する方法です。社会的処方によって，リンクワーカーが紹介・提供する非医療的なサービスは多岐にわたっており，従来どおりの地域社会に存在する運動や趣味のグループだけでなく，法律相談，就労支援事業といったものも含まれています。

（2）カナダにおける活動の状況

　カナダでは医療従事者が中心になり，患者の健康を害する「貧困を治療する」取り組みを進めている医療機関があります。オンタリオ州のギャリー・ブロック医師は，カナダの総合診療医で，目の前の患者に以下の問診をしています。

　「月末に（公共料金の）支払いが苦しくなる時はありますか？」*

＊
『貧困：プライマリケア提供者のための臨床ツール（オンタリオ州版）』より引用。（公共料金の）は筆者による補足〈https://www.hphnet.jp/whats-new/1145/〉（2020年10月30日閲覧）

　これは，経済的な困窮が，患者の健康に悪影響を及ぼすことについて数多くの医学的根拠（エビデンス）が集積していることをふまえ，目の前の患者が経済的な困窮に直面していないかどうかを医療従事者がスクリーニングしているのです。患者が貧困状態にあることがこの質問から疑われた場合には，税額控除の申請用紙を手渡します。カナダでは，日本と同様に所得に応じて税額が控除されたり非課税にされたりするだけでなく，所得が一定の水準以下である場合に給付を受けることができる制度があります。これを利用した「貧困を治療する」行為を，医療機関が中心になり，リンクワーカーのような職種や行政と連携して実践しています。イギリスでは，これは伝統的経路といえますが，公正・正義といった価値観を重視するカナダで発展した好事例でしょう。

4. 日本版社会的処方の現状

　では，社会的処方はイギリスなどの諸外国のみで実践されている特別な活

表3-1-2 | 日本における社会的処方といえる活動で学術誌に報告されているもの

著者・年	地域	対象	事例内容
伊藤, 2010.	東海市	野宿，孤立，経済困窮患者	健康・医療・生活相談活動 生活保護申請 求職活動支援 成年後見制度支援 リバースモーゲージ*
山中, 2011.	横浜市	ホームレス状態の人々	NPOとの連携，自立支援や衣食住の提供
塚, 2013.	福岡市	独居高齢者	マンションの班会
西山, 2013.	福岡市	独居高齢者	孤独死予防のための暮らしの保健室 マンションの班会の紹介
舟越, 2013.	福岡市	在宅療養患者，認知症高齢者	地域の班会での交流 リハビリテーション
福庭, 2015.	さいたま市	母子家庭	子育て支援プロジェクト 子育てネットワークサークルへの紹介
福庭, 2017.	さいたま市	経済困窮患者	生活保護申請 無料低額診療事業による医療費支援 フードバンク

＊　リバースモーゲージ：高齢者などが居住する土地および建物を担保にしてその不動産の評価額の限度で定期的な借入金の給付を受け，所有者の死亡時に担保不動産の売却によって借入金の一括返済を図るもの。
(西岡大輔，近藤尚己：社会的処方の事例と効果に関する文献レビュー——日本における患者の社会的課題への対応方法の可能性と課題，医療と社会，2020，29（4），p.535 より一部改変.)

＊
西智弘編著：社会的処方＝
SOCIAL PRESCRIBING 孤立
という病を地域のつながりで
治す方法，学芸出版社，2020.

＊＊
〈https://www.orangecross.or.
jp/project/socialprescribing/
index.php〉（2020年10月30
日閲覧）

動なのでしょうか。実はそうではありません。日本でも社会的処方といえる活動が多く報告されています。西岡ら[3]によると，社会的処方という言葉を使用していないものの，日本国内で「健康の社会的決定要因」に対応するような医療機関の活動が報告されています（表3-1-2）。さらに近年では，「社会的処方」という言葉を用いた活動も増えてきています。たとえば，西智弘医師は社会的処方研究所という組織を立ち上げ，地域と連携して孤独な地域住民につながりを処方するなどの実践事例を紹介し，書籍*にまとめ，「社会的処方を文化に」しようと活動しています。一般財団法人オレンジクロスでは，日本版「社会的処方」のあり方検討事業（仮題）を進め，有識者を集めた委員会を開催し，日本での社会的処方の推進に向けた可能性や課題を検討し，白書や報告書**としてまとめています。さらに，宇都宮市医師会は，医師会として地域の患者の社会的ニーズに対応できる医療機関の取り組みを目指し，患者の社会的ニーズを把握するようなツールの開発，宇都宮市内の地域社会資源のマッピング，不足している社会資源の開発，などを進めています[4]。これらの活動は「下野新聞」に連載されており，宇都宮市内でその機運が高まっています（p.76参照）。

　このように，国内でも保健・医療・介護・福祉，その他の地域の社会資源がネットワークを形成し，シームレスにケアを提供する取り組みが少しずつですが増えてきています。そのような支援のあり方が住民の健康な生活に恩恵を与えることが期待され，厚生労働省がモデル事業として社会的処方の意

義や方法について検討するなどの動きがあります。今後の日本での社会的処方の動向に，ぜひ注目していただきたいところです。

　しかし，社会的処方をうまく実施できる地域もあれば，そうでない地域もあるでしょう。日本全国の普及は一筋縄ではいかないものと考えられています。社会的処方の普及のためには，地域における組織連携を進め，また社会的困難を抱える人の受け皿あるいはケアの資源となる組織活動やサービスを強化することが各地に求められます。また，誰に社会的処方を実践するのかを明らかにすることも重要だと考えられます。社会的処方は，地域に患者の社会的ニーズに対応できる資源が十分に存在しているときにのみ効果的であり，対応策が存在しない「健康の社会的決定要因」等を住民・患者にスクリーニングすることは非倫理的であることも知っておく必要があります。

　また，頑健な方法での効果の検証も重要です。諸外国を含めても，社会的処方が住民の健康に効果があるというエビデンスはまだまだ確立されていません。日本では，そのようなエビデンスを創生し，科学的に社会的処方を推進するための研究が求められている段階にあります。そのため，厚生労働省のモデル事業を基にその効果を評価したうえで，日本のシステムに適した日本版社会的処方の具体的な方法や実践のために必要なツールの開発，効果の評価，そしてより詳細な活動事例の収集などを加速することが期待されています。

5. 地域資源へのつなぎ方

　社会的処方でいう"つなぐ"とは，3つの意味をもっています。1つ目は，文字どおり，地域社会にあるさまざまなフォーマルサービス（制度的背景をもつサービス），インフォーマルサービス（NPOや地域住民などが自発的に行う活動）に「つなぐ」ことを指します。2つ目は，つないだ後も継続的にご本人の状況を確認，相談し，折々のご本人の様子に合わせてサービスを不断に見直す「伴走」が含まれます。最後に，既存のサービスでは解決し得ない場合，ご本人とともに地域の中に必要なサービスを新たに「創り出す」こともあります。p.42でもふれましたが，これを行う人のことを，総じてリンクワーカーと呼んでいます。

　一例として，リンクワーカーに必要な資質は，表3-1-3[12]のように整理されています。

　しかし，必ずしも1人のリンクワーカーがこれらすべてを満たし，1人で行う必要はありません。さまざまな組織や地域で働いている人たちが連携することでその役割を果たすことができます。具体的にイメージするため，いくつかのリンクワークのパターンを紹介します。海外の事例として，①フルーム（Frome），②ブロムリーバイボウ（Bromley by Bow）。日本の事例として，③三重県名張市，④東京都新宿区を取り上げます。

表3-1-3 | リンクワーカーに必要な資質（コンピテンシー）

1. アセスメントスキル（Right skills & attributes）
2. コミュニケーションスキル（Good communicator）
3. 傾聴力（Good listener）
4. 本人とともに決定できる（Joint decisions with patient）
5. すぐに信頼関係を構築できる（Quickly establish trust）
6. 適切な言葉選びと活用ができる（Lay language）
7. 共感力がある（Empathy）
8. 非臨床家である（Non-clinical）
9. 地域コミュニティを的確に反映できる（Mirror local community）
10. コミュニティサービスに関する深い知識をもち，不断にアップデートできる（Up-to-date and in-depth knowledge of community services）
11. 動機づけと能力開発ができる（Ability to motivate and empower）
12. 行動変容を引き出す（Skills to elicit behavior change）

（Healthy London Partnership：Social prescribing：Steps towards implementing self-care—a focus on social prescribing, 2017, p.10 Figure 4 のリンクワーカー部分を筆者翻訳.）

①フルーム：地域の中核診療所発の2段階のリンクワーク

　イギリスの南西部に位置する人口2万6203名のまちです。2018年にイギリスの「サンデー・タイムズ」の「最も住みたいまち」ランキングで，イギリスの南西地区の1位に選ばれたまちでもあります。その背景には，まちの診療所を中心として，コミュニティコネクターとヘルスコネクターという2段階のリンクワーカーによる安心のまちづくりがあるといわれています。

　コミュニティコネクターは，カフェやパブ，ゲストハウスなど，まちのおじさんやおばさん，お兄さんやお姉さんです。彼らがまちの人と話す中で，手を差し伸べる必要を感じたら，ヘルスコネクターにつなぎます。コミュニティコネクターになるには，まちの診療所でヘルスコネクターから無料のトレーニングを受け，認定されます。2019年時点で約800人が登録されています。ヘルスコネクターは，診療所に所属している看護師やコミュニティデベロップメントを専門とする人たちです。コミュニティコネクターから紹介を受けた人を，診療所内で行われている身体を動かす活動や金銭面の相談，地域の大工活動や患者会などにつなぎます。

　診療所を入り口として訪れた方にも，疾患を生み出してしまった社会背景の根本解決につながるサービスにつないでいきます。たとえば，診療所の診察室の中で，医師が外傷の問診をした際，それがドメスティック・バイオレンス（DV）によるものとわかれば，同じ建物の中にいる住居支援セクターにつなぎ，即日シェルターを提供します。フルームで行われる社会的処方の対象者は住民すべてであり，孤立した高齢者や糖尿病のホームレス状態の人々，違法薬物使用者やDV被害者など，さまざまな人を救うしくみづくりが行われています。

②ブロムリーバイボウ：地域の教会，集会所発

　ブロムリーバイボウは，ロンドンの人口27万3000人の区の中にある1

万4000人ほどが住む地域です。ロンドンの中でも労働者が多く住み，所得格差，健康格差が多いまちです。この地域には，8つのGP診療所があり，すべてが社会的処方を行っています。リンクワーカーの中心になっているのは，医療機関ではなく，教会が併設した地域の集会所で始まった慈善活動です。1986年からこの地域の教会が集会所を開放し，地域住民のさまざまな困りごとを聞き，必要と思われる機能を次々と地域の人とともに創り上げてきました。子育て世代や障害を抱えた人のいる家庭への支援，住宅支援，お金の相談，地域の人がおしゃべりできる場所などさまざまな場所をつくってきましたが，がん患者の医療的ケアを必要とする人に対応できないという課題意識から，活動に理解のある医師を誘致し，診療所を併設することにしました。スタートが医療ではなく，地域住民のニーズであるため，リンクワーカーが縦横無尽に地域を動き，医療から地域・福祉につなぐ場合も，その逆も非常にスムースな関係性ができあがっています。現在，診療所医師はイギリス全土の社会的処方の方向性を議論する委員会に参加し，リンクワーカーを養成する研修やコンピテンシーの作成など，イギリス全土に発信する立場になっています。

③三重県名張市：保健師による2段階のリンクワーク

＊
〈http://www.city.nabari.lg.jp/s031/090/020/201502052259.html〉（2021年3月3日閲覧）

　三重県名張市は人口約7.8万人（2020年時点）のまちです。ここには，子どもから高齢者まで，さまざまな保健福祉に関する身近な相談窓口として，市内15カ所に「まちの保健室」が設置されています＊。保健室には，保健師や看護師，介護福祉士など複数の専門職が従事し，住民の介護や子育て，権利擁護，介護保険の認定調査などさまざまな相談に乗っています。必要に応じて訪問相談も行います。また，自ら健康教室の開催や，地域自治会内のまちづくり委員会の支援，サロン運営など地域の社会参加の場の創出も行っています。各地域の保健室で出てきた課題を随時共有し，それぞれの課題に対して助言を行い，伴走するエリアディレクターと呼ばれる保健師もおり，市役所の必要な部署と課題を共有しながら，行政がまるごと伴走をする関係性が構築されています。今後は，医療機関からのつなぎが課題とされています。

④東京都新宿区「暮らしの保健室」：地域の訪問看護ステーション発のリンクワーク

＊＊
〈http://www.cares-hakujuji.com/services/kurashi〉（2020年10月30日閲覧）

　人口34.6万人（2020年時点）の新宿区の中にある，人口10万人の地区で活動していた訪問看護ステーションが，健康状態が悪化してからではなくもう少し早い段階からかかわれないかという課題意識から，高齢化率約50％の団地の中に「暮らしの保健室」をつくりました＊＊。医療や介護，健康の問題に限らず，地域包括支援センターなどとも連携し，さまざまな課題に直面する地域住民を支える窓口として機能しています。この活動を原点にして，現在埼玉県幸手市，神奈川県藤沢市など，各地で類似の活動が展開され始めています。

＊

　上記の例に限らず，地域包括ケアや地域共生社会の文脈で，全国どこでも，

表3-1-4 ｜ 日本においてリンクワーカーの機能を果たし得る職種・組織の例

職種・組織名	概要
医療ソーシャルワーカー（MSW）	医療機関の職員の中で「ソーシャル（社会的）」という名前を冠する職種であり，まさに社会的処方のリンク機能を期待されているということもできる。ただし，医療機関に所属し入退院に関する調整を担っていることが多いため，地域の保健医療介護福祉サービスとのつながりは強くもっている一方，それ以外の地域資源については詳しい知見を有しない場合もある。
看護職	日本全国に160万人以上の現職者（おおよそ国民の100人に1人）を擁する，最多数の医療職種である。入院病棟はもちろん，外来部門，地域連携部門，地域包括支援センター，訪問看護ステーション，保健センター等々さまざまな組織に配置されているため，同職種間の連携の強みを活かして社会的処方のリンク機能を担うことが期待される。ただし，医療ソーシャルワーカー同様に多くは医療機関に所属するため，地域資源についての詳しい知識をもたないことも多い。
地域包括支援センター	介護保険の地域支援事業のもと，一般的には日常生活圏域（人口1～数万人程度）に1カ所程度設置されている拠点。地域包括ケアに関する総合的な相談窓口であり，介護予防から虐待まで幅広く対応する。介護給付サービス以外の地域資源に関する情報も豊富に有していることが多い。保健師，社会福祉士，主任介護支援専門員の3職種が配置されている。市町村直営や受託している法人の特徴とも関連するが，医療機関とは異なり，一定の地域資源に関する情報が集まっていることも多い。
介護支援専門員	通称「ケアマネジャー」。介護保険において要介護高齢者のケアマネジメントを担当し，全人的なアセスメントに基づいて介護給付サービス等を総合的に調整することとされている。
生活支援コーディネーター（地域支え合い推進員）	介護保険の地域支援事業の1つである生活支援体制整備事業のもと，一般的には第1層＝市町村全域，第2層＝日常生活圏域（人口1～数万人程度）の単位で配置されている。住民の支え合いや介護予防に資するような活動・団体を支援する役割を担うことから，紹介先となる地域の組織・グループについての情報を多く有している可能性が高い。地域包括支援センター等に配置された専門職が生活支援コーディネーターとなる場合と，地縁組織等に所属する地域住民が自ら生活支援コーディネーターとなる場合がある。
認知症地域支援推進員	介護保険の地域支援事業の1つである認知症総合支援事業のもと，生活支援コーディネーターと同様に，地域ごとに配置されている。認知症に関する地域のネットワークづくり等の役割を担うことから，認知症のある方のもつ社会的課題に対する支援や，認知症に関するさまざまな活動・団体を支援する役割が期待される。
地域生活支援拠点	障害児者の地域での生活を支援するため，市町村が整備することとされている拠点で，①相談，②緊急時の受け入れ・対応，③体験の機会・場，④専門的人材の確保・養成，⑤地域の体制づくりの5つの機能を備えるものとされている。
相談支援専門員	介護支援専門員と同様，通称「ケアマネジャー」。障害児者のケアマネジメントを担当し，障害者総合支援法に基づく障害福祉サービス等を総合的に調整することとされている。
子育て世代包括支援センター・地域子育て支援拠点・利用者支援専門員	妊娠期から子育て期にわたるまでのさまざまなニーズに対して総合的な相談支援や交流促進等の個別支援・地域支援機能を果たす子育て世代包括支援センターや地域子育て支援拠点，主にそれらの機関に所属して個別支援を担う利用者支援専門員は，主に子育て世帯がもつ社会的課題に対するリンク機能を果たすことが期待される。
相談支援包括化推進員	厚生労働省「多機関の協働による包括的支援体制構築事業」のもと，さまざまな相談支援機関に配置され，複数の法制度にまたがる多様な課題を抱える個人や世帯等に関する課題把握や連絡調整等を担う。
市町村保健師	市町村に勤務する保健師の活動体制として地区担当制をとっている場合には，それぞれの法制度の枠を超えて担当地区の課題を把握し，個人・世帯・機関に対する相談支援や連絡調整の機能を担うことが期待される。ただし，市町村によっては保健師の活動体制が法令ごとの業務分担制となっており，保健師が担当地区をもたない場合もある。
市町村社会福祉協議会	地域福祉の推進を目的とする団体であり，当該市町村において社会福祉に関する活動を行う団体・グループ・個人とさまざまな接点をもつ。活動領域は，子育て，高齢者，障害，ボランティアなど多様である。
民生・児童委員	昭和23年制定の民生委員法等に基づいて厚生労働大臣が委嘱する。非常勤の地方公務員に該当し，援助を要する住民に対する支援や社会福祉に関する活動を行う団体等と密に連携しながら活動する。市町村社会福祉協議会とのかかわりも深い。
その他	以上のほか，町会・自治会のような地縁組織，地域でさまざまな活動を行うNPOなども，社会的処方のリンク機能を担い得る。さらには，内閣府は，地域で暮らす人々が中心となってさまざまな地域課題を協議・解決に導いていく「小さな拠点・地域運営組織」*づくりに言及しており，地域の実情に即した形でさまざまな課題解決機能を果たすことが期待される。

＊ 内閣府：小さな拠点情報サイト　https://www.cao.go.jp/regional_management/index.html
（一般財団法人オレンジクロス編：社会的処方白書，一般財団法人オレンジクロス，2021, p.30-31 より一部改変.）

介護，障害などそれぞれのつなぎ役が存在しています。最後に，既存の日本のシステムの中で，リンクワーカーの機能を果たし得る，もしくはすでに果たしている職種や組織について整理した表を紹介します（表3-1-4）[13]。地域によって各々機能に差はあるものの，頭の片隅においておくことで，自分がかかわるまちのリンクワーカー機能が向上するかもしれません。

6. 社会的処方の視点をもつには

　それでは，看護職・医療職が生活上の社会的な困難を抱える住民や患者に出会ったときに社会的処方によるケアへとつなげるためには，どのような視点をもつとよいでしょうか。以下で解説する3点を意識して，普段から住民や患者に向き合ってみてはいかがでしょうか。

（1）医学モデルではなく，社会モデルの視点をもつ
――困りごとを抱える人の「困りごと」ではなく「生活」に注目

　ある困りごとを抱えた人の「困りごと」に注目するのではなく，その人の「生活」を全人的に評価することが重要です。特に医師や看護師は，その仕事や教育の特性から，患者や住民の困りごとの原因をその人に帰するような考え方をしがちです。これは，保健医療の指導において非常に重要なことです。そのように「困りごと」を個人の問題としてとらえ，その個人に努力や訓練をすすめるような個別的な治療や指導による援助を行うモデルを「医学モデル（医療モデル）」といいます。

　一方，その困りごとは主に社会環境によってつくられた問題であるとして，地域や社会に対する働きかけを通じて援助を行うモデルを「社会モデル（生活モデル）」といいます。福祉の分野では，社会モデルの重要性がかねてから指摘されており，看護職が社会モデルの視点をもつことの重要性は，公益社団法人日本看護協会による，『2025年に向けた看護の挑戦　看護の将来ビジョン～いのち・暮らし・尊厳をまもり支える看護～』でも強調されています。

　看護職・医療職が患者や住民の日常生活における障壁を見つけた場合に，原因を個人に求めるのか，社会環境に求めるのか，双方のモデルを念頭に考えられると，その視点はもっと広くなるでしょう。そして，それはきっと私たちが目の前の患者を支援するうえでの強力な武器になることでしょう。

（2）その人のニーズを把握するためのソーシャルワークの原則を知る
――支援が必要な人は，実は自分のニーズを自覚していない

　意外なことに，困りごとを抱えた患者や住民は，必ずしも自分のニーズを認識していません。むしろ，ニーズを認識していないことがほとんどです（ニーズを自覚している人は，その解決方法を自身で見出すことができるため，支援を必要としないので，皆さんの目の前で困りごとを抱える姿を見せることはないでしょう）。

そのため看護職・医療職には，目の前の患者や住民の発言や感情を汲み取り，その人を理解することに加えて，目の前の患者や住民が自分自身のニーズに気づいていくことができるような対人援助が重要です。その援助関係をよい関係として構築するための原則として，ソーシャルワークの分野でよく知られている「バイステックの7原則」[14)]を紹介します。医学モデルで目の前の患者や住民を見てしまうと，無意識にこの原則を侵してしまっていることが自覚できれば，一歩進んだ支援ができることでしょう。

　バイステックは，効果的な対人援助を行ううえでの支援者の態度や姿勢に関する7つの原則を示しました。それは，①個別化の原則，②意図的な感情表出の原則，③統制された情緒的関与の原則，④受容の原則，⑤非審判的態度の原則，⑥自己決定の原則，⑦秘密保持の原則です。それぞれに簡単な解説を加えてみます。

①個別化の原則：患者や住民を個人としてとらえる

　患者や住民は，その人固有の独自の生活上の困難や課題を抱えています。必ずしも，ある属性をもっているから同じというわけではありません。つまり，目の前のその人，1人ひとりに合わせた支援や関係性の構築が重要なのです。しかし，医療機関や役所の業務の中で以下のような言葉が聞かれることはまれではありません。「認知（認知症）」のAさん，「身体・知的（障害）」のBさん，「精神（障害・疾患）」のCさん，「生保（生活保護）」のDさん……など。これらの発言は，目の前のその人を，その人がもつ属性によって無意識に一括りにしており，個別のその人に目を向けていない発言であることに気をつけましょう。

②意図的な感情表出の原則：患者や住民の感情表現を大切にする

　健康で豊かな生活には，その人の情緒や感情に調和がとれていることが重要です。私たちに相談をもちかける患者や住民は，自身の課題や困難について不安があります。自身のマイナスともとらえられ得る課題による不安を私たちに相談している段階で，相当の勇気を振り絞っているのです。エネルギーを使い切った患者や住民は，自身の感情を（本当は表現したいのに）うまく表現できません。だからこそ，私たちには，目の前のその人が感情をうまく表現できるように促し支援することが求められ，ふとした感情の吐露（表情など，非言語的な感情の吐露もありますね）を見逃さずに，感情を意図的に吐き出せるように支援する必要があります。すると，その人にとって，自身の感情やニーズ・問題を再認識することができ，解決に向かう原動力となるのです。

③統制された情緒的関与の原則：支援者は自分の感情を自覚して吟味する

　目の前の人の感情を聴くだけがコミュニケーションではありません。私たちは目の前の人の支援者となり得る存在として，自身がもつ感情や価値観に自覚的である必要があります。私たちがとても忙しいときに複雑な事例を相談された場合には，イライラしたり，焦燥感を感じたり，いわゆる陰性感情を感じたりするでしょう。一方で，自分が苦労したのと同じような境遇を経験している場合には，「可哀想，何とかしたい」と同情的な感情が芽生える

こともあるでしょう。しかし，その感情や価値観は目の前の人の個別の課題とは全くかかわりがありません。その感情に惑わされることは，冷静さを欠いた支援につながりやすくなります。そのため，支援者となる私たちは，自分自身の感情を冷静に認知し，どのような価値観をもっているのか自覚（自己覚知）し，行動することが必要になるのです。

④受容の原則：患者や住民の存在や発言を受け止める

目の前の人は，生まれながらに尊厳をもっており，価値のある存在です。しかし，自身の困難や課題を私たちに相談する人は，過去・現在・そして未来にその困難による失敗や弱み，福祉への依存などによる差別や軽蔑を経験することがあり，人としての尊厳や価値が傷つけられやすい存在であることを知りましょう。そのため，支援者は，その人の困難な立場や状況を理解することに努め，ありのままのその人を受け止める，受容の態度が重要です。次の非審判的態度とセットで心に留めておきたい内容です。

⑤非審判的態度の原則：患者や住民を一方的な価値判断で非難しない

支援者は目の前の患者や住民をありのままに受け止めることが重要です。しかし，私たちは，目の前の人の存在や発言・行動に善悪の価値判断をし，裁いてしまいがちです。特に保健医療の従事者は，目の前の人が孤立したり貧困な状態に陥ったりしているのは自己責任で，その人の行いが悪いのだ，だから指導して修正しなければ……と習慣的に審判してしまうことがあります（医学モデル）。多くの場合，目の前の人は，過去にも少なからず人から非難され，審判されてきた経験があり，自分自身を閉じ込めてしまうのです。そのため，「この人は私を裁いたりしない人」だと認識してもらい，その人の本当の感情を表出できる関係性の構築が重要なのです。

⑥自己決定の原則：患者や住民の自己決定を促し，尊重する

目の前の人の人生は，その人のもので，私たちのものではありません。人は皆，自身の人生について選択・決定したいニーズがあります（ないという人は自分自身のニーズに気づいていないだけかもしれません）。私たちは，無意識的に私たちの価値観や正義感を目の前の人に押しつけているときがあります。「もう大往生だから，急変時は蘇生処置や延命治療は行いませんよね？」といった具合に誘導してしまうことなどもそうです。もちろん，認知症患者や重度の知的障害等で自己決定が難しい方がいることも事実です。しかし，人間としての感情，サインを懸命に読み取る努力は必要です。自己決定の原則は，ややもすれば「押しつけ」または「見放し」につながることもあります。本当にその決定を目の前の人が望んでいて（真のニーズがあって），実現可能なのかを見極めることも重要です。

⑦秘密保持の原則：秘密を保持して信頼関係を醸成する

この原則は，言うまでもないことです。目の前の人が，私たちに相談した内容は，ほかの人に相談したくないような事柄かもしれません（たいていの場合は，人は自分の秘密や弱み，困難を人に知られたくはないものです）。その内容を業務を超えて漏洩することは，個人情報保護の観点からだけでなく，その人と

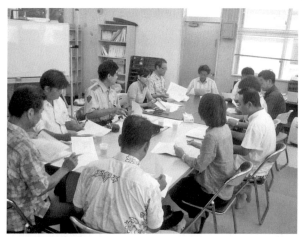

写真 3-1-1 | 地域ケア会議の様子
（筆者［長嶺］が勤務していた沖縄県粟国村にて）

私たちとの信頼関係構築の観点からも控えるべきです。私たちは，相談した内容をすぐにほかの人に言ってしまう人を信頼できるでしょうか。患者や住民と支援者の関係でも同じことが言えるのです。

（3）地域におけるネットワーキングが重要
──まちの多くの支援者と顔の見える関係になる

　まちの多くの支援者と顔の見える関係性を構築するために，看護職・医療職は何をすればよいでしょうか。最も重要なことは，保健所や病院・診療所の外に出て地域で実践されている活動について情報収集してみることです。読者の皆さんは，たとえば，高齢者ケア施設や高齢者の通いの場・障害者支援施設や作業場・社会福祉協議会でのボランティア活動，地区自治会の活動，福祉事務所のケースワーカーの活動，保育施設の見学やボランティア活動などを，経験したことがあるでしょうか。地域の連携がうまくいくコツは「お互いの仕事内容や得意分野・苦手分野をよく理解する」ことで，「知った気でいる」ことは効果的な連携を阻害するだけであり，禁物です。保健・医療・介護・福祉の分野の専門職の多くは，お互いの連携が重要なことは理解していることでしょう。しかし，その間に障壁があることもまた実感するのではないでしょうか。相互理解の場としては，地域やその住民がもつ健康問題や社会的な課題を共有し話し合う地域ケア会議などの場も存在しています（写真 3-1-1）。機会があれば，そのような場に参加してお互いに学び合い，地域のネットワークづくりを行ってみましょう。ぜひ，保健や医療を地域住民の生活支援のネットワークの中に入れてもらう気持ちで，お互いに学び合いましょう。

　保健師として働くと，医療機関や福祉施設の中は見えにくくなってしまいます。看護師として働くと，医療機関や勤務施設の外のことは見えにくくなります。地域の社会的処方といえるような活動に参加することで，地域での

多職種連携をより深められるようになり，保健指導の技術や看護の技術を高める好ましい学びの場にできるかもしれません。

　とはいえ，看護職・医療職は「対他の人」であることも知られています。つまり，住民や患者のことを想い，その支援に尽力するあまり，バーンアウトしやすい職業の１つです。読者の皆さんには，無理のない範囲で，目の前の住民や患者の病気や困りごとだけでなく，生活背景や社会環境のことに想いを馳せていただきたいと願います。

引用文献

1) サー・マイケル・マーモット講演, 日本医師会訳：世界医師会（WMA）会長就任演説, WMA モスクワ総会, 2015 年 10 月 16 日, p.4.
　〈http://dl.med.or.jp/dl-med/wma/Sir-Michael-Marmot-Inaugural-Speech.pdf〉（2020 年 10 月 30 日閲覧）
2) マイケル・マーモット著, 栗林寛幸監訳, 野田浩夫訳者代表：健康格差　不平等な世界への挑戦, 日本評論社, 2017.
3) 西岡大輔, 近藤尚己：社会的処方の事例と効果に関する文献レビュー──日本における患者の社会的課題への対応方法の可能性と課題, 医療と社会, 2020, 29（4）, p.535.
　DOI：10.4091/iken.2020.002
4) 一般社団法人人とまちづくり研究所：高齢者の社会的リスクに関する基礎的調査研究事業（社会的処方研究会）報告書, 一般社団法人人とまちづくり研究所, 2020 年 3 月.
　〈https://hitomachi-lab.com/pdf/pdf03.pdf〉（2020 年 10 月 30 日閲覧）
5) 前掲書 4）, p.2.
6) Healthy London Partnership：Social prescribing：Steps towards implementing self-care──a focus on social prescribing, 2017, p.9.
　〈https://www.healthylondon.org/resource/steps-towards-implementing-self-care/〉（2020 年 10 月 30 日閲覧）
7) Popay J., Kowarzik U., Mallinson S., Mackian S., Barker J.：Social problems, primary care and pathways to help and support：addressing health inequalities at the individual level. Part II：lay perspectives, Journal of Epidemiology and Community Health, 2007, 61（11）, p.972-977.
　DOI：10.1136/jech.2007.061945
8) Popay J., Kowarzik U., Mallinson S., Mackian S., Barker J.：Social problems, primary care and pathways to help and support：addressing health inequalities at the individual level. Part I：the GP perspective, Journal of Epidemiology and Community Health, 2007, 61（11）, p.966-971.
　DOI：10.1136/jech.2007.061937
9) Acheson D.：Independent inquiry into inequalities in health report, The Stationery Office, 1998.
　〈https://www.gov.uk/government/publications/independent-inquiry-into-inequalities-in-health-report〉（2020 年 10 月 30 日閲覧）
10) NHS：NHS Five Year Forward View, 2014.
　〈https://www.england.nhs.uk/wp-content/uploads/2014/10/5yfv-web.pdf〉（2020 年 10 月 30 日閲覧）
11) NHS：The NHS Long Term Plan, 2019.
　〈https://www.longtermplan.nhs.uk/wp-content/uploads/2019/08/nhs-long-term-plan-version-1.2.pdf〉（2020 年 10 月 30 日閲覧）
12) 前掲書 6）, p.10.
13) 一般財団法人オレンジクロス編：社会的処方白書, 一般財団法人オレンジクロス, 2021, p.30-31.
　〈https://www.orangecross.or.jp/project/socialprescribing/pdf/socialprescribing_2020_01.pdf〉（2020 年 3 月 10 日閲覧）
14) F. P. バイステック著, 尾崎新, 福田俊子, 他訳：ケースワークの原則, 新訳改訂版, 誠信書房, 2006.

参考文献

・公益社団法人日本看護協会：2025 年に向けた看護の挑戦　看護の将来ビジョン〜いのち・暮らし・尊厳をまもり支える看護〜, 公益社団法人日本看護協会, 2015.
・松本俊彦編：「助けて」が言えない　SOS を出さない人に支援者は何ができるか, 日本評論社, 2019.
・武田建, 津田耕一：ソーシャルワークとは何か　バイステックの 7 原則と社会福祉援助技術, 誠信書房, 2016.

[2-A]
健康格差に対する学会・団体の活動
一般社団法人日本プライマリ・ケア連合学会の活動

1. はじめに

　　　　　　日本プライマリ・ケア連合学会（Japan Primary Care Association：以下，JPCA）は，「健康格差に対する見解と行動指針」を発表しました。もっぱらプライマリ・ケアについての学びと研究の場である一学会が，なぜこのような宣言を出す必要があったのか，宣言までのプロセス，そして，私自身が考えている医療者のこれからのあり様についてもふれてみます。

2. 三重宣言2018

　　　　　　2018 年 6 月に開催された第 9 回日本プライマリ・ケア連合学会学術大会（於：三重県津市）において，私たちは「健康格差に対する見解と行動指針」を三重宣言 2018 として発表しました。以下に示します。

健康格差に対する見解と行動指針

　　　　　　　　　　　　　　　　　　日本プライマリ・ケア連合学会

1) あらゆる人びとが健やかな生活を送れるように社会的な要因への働きかけを行い，健康格差の解消に取り組みます。
2) 社会的要因により健康を脅かされている個人，集団，地域を認識し，それぞれのニーズに応える活動を支援します。
3) 社会的要因に配慮できるプライマリ・ケア従事者を養成し，実践を通して互いに学び合う環境を整えます。
4) 健康格差を生じる要因を明らかにし効果的なアプローチを見出す研究を推進します。
5) あらゆる人びとが，それぞれに必要なケアを得られる権利を擁護するためのアドボカシー活動を進めます。
6) 上記 1-5 を達成するために，患者・家族および関係者や関係機関（専門職，医療や福祉の専門機関，地域住民，支援ネットワーク，NPO，行政，政策立案者など）とパートナーシップを構築します。

---

3. 三重宣言に至る経過

　私たちは2014年に，「ヘルスケア・社会的弱者委員会」を発足させました。そして，JPCA内における2年の熟成期間の後，2016年6月のJPCA社員総会の同意を得て，新たに「健康の社会的決定要因検討委員会」を立ち上げました。唐突に始まったものではなく，それまで会員がそれぞれのフィールドで独自に行ってきた活動が自然に学会全体として認知された，と考えてください。

　本委員会の目的を以下に示します。

> **健康の社会的決定要因検討委員会の目的**
> ・健康の社会的決定要因に関する現状と対策法について学会からの公式な情報提供を行う
> ・健康の社会的決定要因に関する地域コミュニティの評価と課題への対応を支援する
> ・健康の社会的決定要因に関する諸問題に対する本学会の行動指針を決定する

　残念ながら，わが国の医療界における健康格差や健康の社会的決定要因（以下，SDH）への取り組みは，これまで一部の有志に限られてきました。それは，プライマリ・ケアの現場で私たちが見聞きし，体感してきた社会の実相と比べ，おおよそ低調なものとなっています。臨床においては日進月歩の医療の技術革新により，学ぶものが多く，自分自身を日々更新していく必要があります。アカデミアにおいても，功を焦る，いわば競争の中にあり，社会の中での医療のあり様を俯瞰的に見て立ち止まって考える余裕もなかったのでしょう。もちろん，その中でも声を出し続けた少数者が存在したことも事実です。

　幸い，JPCA会員が共有している，患者や家族の今を形成しているコンテクストから得られる現場感覚に支えられ，「健康の社会的決定要因検討委員会」は承認されました。造詣のある武田裕子委員長，近藤尚己副委員長のもとに委員会が始まり，なお継続されています。

　開始から4年間をかけて議論し，三重宣言2018を可能にしたのですが，これは，「この問題を"プライマリ・ケア"を学会名に掲げるわれわれがやらないでどうするのだ」という，プライマリ・ケアの現場にいる会員が大切にする職業的な使命と自負，まさにアドボカシーの結実なのです。

　健康格差の解消，SDHが大切であると，正論や正義を振りかざすことは，そう難しいことではありません。言語化することも同じです。問題は「だからどう行動するか」であり，そのために私たちは行動指針に強くこだわり続けました。

4. わが国におけるプライマリ・ヘルスケア，プライマリ・ケア

　JPCA が医療の基盤として建築物の土台のように最も大切だと考え，専門的教育や国際的な連帯の必要性を信じてきたプライマリ・ヘルスケア，プライマリ・ケア（primary health care/primary care：以下，PHC/PC）は，わが国においては，戦後のアメリカ型の専門分化した医療と商業化の強い影響もあり，世界的な潮流に比較して，その大切さが相対的に置き去りにされてきました。医療界における，特に医師や看護師の教育における PHC/PC の軽視は，結果として「そもそもそれは何なのか，医療者は社会にどう向き合い，どう発信・行動すべきか」の深い議論を不足させ，制度的にも住民の目線からの構築でなく，高度医療から見下ろした形の医療ヒエラルキーを形づくるに至りました。このことが，日本のプライマリ・ケア教育の後進性を招いています。例を挙げるならば，プライマリ・ケアの現実の主戦力である「かかりつけ医」に対する専門的教育の担保は十分だとはいえません。それは，団塊の世代である私の怠慢でもありました。

　ここにきて，ようやく PHC/PC という言葉がわが国においても浸透してきました。そこには志ある先達の 40 年以上にわたる地道な活動があったことに敬意を表します。

　JPCA の先達は，アルマ・アタ宣言が採択され，また Institute of Medicine（当時，後に改組）[*] による PHC/PC の定義が発表された 1978 年に，現在の JPCA の前身の 1 つである日本プライマリ・ケア学会を創設しました。

　アルマ・アタ宣言は，WHO（世界保健機関）と UNICEF（国連児童基金）の主導で 1978 年に旧ソ連邦カザフ共和国のアルマ・アタ（現カザフスタン共和国アルマトゥ）で開催された会議によって PHC の重要性を公式に打ち出したものです。

　しかし，「2000 年までに，すべての人に健康を」という宣言は，未だ目標到達には程遠く，世界人口の半数はそうではありません。この実態を憂慮し，特に開発途上国，低所得国からの政治的な強い声もあり，2018 年にカザフスタン共和国アスタナで開催されたプライマリ・ヘルスケアに関する国際会議で，新たにアスタナ宣言として採択されました。国家間の力学に翻弄される国際会議の常で，2 つの宣言も例外ではなく，国際政治の正負の影響が多々あるものの，基本理念には「すべての人に健康を」が貫かれている，そのことは高く評価すべきでしょう。

　開発された国ではほぼ同じですが，わが国においても PHC について，開発途上国への保健医療協力として理解されてきた節があります。

　しかしながら，すでに開発された国々において内在する深刻な格差，PHC に関係する課題が徐々に顕在化するにつれ，むしろ問題の本質は，一見豊かな私たちの身近にこそ存在することが理解され始めました。すでにアルマ・アタ宣言から 40 年間以上が経過してはいるのですが。例外のない課題として認識されつつあります。

[*]
全米医学アカデミー（National Academy of Medicine）の前身

*
accessibility, comprehensive-
ness, coordination, continuity,
accountabilityの頭文字から
ACCCAの理念とも呼ばれる。

さて，アメリカの Institute of Medicine による PHC/PC の定義は，近接性，包括性，協調性，継続性，責任性という5つのキーワード*で示されています。未完成ではあるものの，わが国における地域包括ケアシステムも，基本的にはこれらの5つを満たす方向性を示しています。

PHC/PC については，葛西[1] による総説があるので，ご一読ください。

なじみのない方々に，PHC と PC の2つの言葉について簡単に説明しておきます。きわめて乱暴に表現するならば，PHC は医療にかかわらず健康課題を広い視野でとらえたもので，PC はより医療に特化したものと考える向きが多いのですが，それでよいでしょう。ただ，医療はすでに，高齢化，社会格差，医療財源，ユニバーサル・カバレッジの構築などから，診断と治療，医療と看護という単純な構図では時代対応ができなくなっており，この2つの言葉も近似的な方向となっています。

現代において，医療のみを独立させて語ることはすでに時代遅れなのかもしれません。医療は社会要素の大きなものではあるが，部分にすぎない。むしろ医療至上主義的な考え方によって医療以外の課題の包括的な解決の論議を遅れさせ，ひいては医療界そのものの視野を狭くし，意識の乖離という点で自死に至らせる危険性をはらんでいる，と考えています。PC の現場にいる者と，そうでない者との社会に対する感受性の差は，高度医療から見下ろした形の医療システムにおける「体感して得た人間性の量」の差ともいえるでしょう。分子レベル，遺伝子レベルの医療の発展はこれからも期待されるからこそ，PC に携わる者の体感の重要性があるのです。

5. 格差とは何か

そもそも格差とは何でしょうか。格差が使われる代表的な言葉には，格差社会，経済格差，所得格差，賃金格差，情報格差，健康格差，医療格差，教育格差，世代間格差などがあります。また，格差には絶対的格差と相対的格差があります。絶対的格差については説明するまでもなく，絶対的貧困による飢餓，絶対的貧困による乳児死亡などの例が挙げられます。絶対的貧困に対する援助は間違いなく重要ですが，開発された国における課題は，実は相対的格差にあります。むしろ世界的には，相対的格差が大きな問題となっています。

相対的な格差が影響を与える例として，リチャード・ウィルキンソン（イギリスの経済学者・公衆衛生学者）とケイト・ピケット（イギリスの疫学者）による“The Inner Level”[2] では，たとえば所得格差が高まるほど健康にかかわる社会問題が悪化することを述べています。同時に，所得格差がストレスの増大とメンタルヘルスに与える影響について，「格差は私たちを不安にさせる」と書いています。つまり，当該のコミュニティ内での「比較」，あるいは「比較してしまうこと」が問題なのです。精神疾患はむしろ先進国で増加しているとの報告もあり，居住場所での相対的貧困もまた強く健康に影響します。

所得格差があると，隣人には可能な高額な治療や薬をあきらめなくてはならず，通院費用なども含めた医療へのアクセス困難は，疾病そのもの以外にメンタルヘルスに大きく影響します。「貧困の本質は物質的な貧しさにあらず」「貧困の経験で最も屈辱的なことは人より劣っていることが一目でわかる事実」と本書では書かれています。そして，"avoid 'social exclusion'"[3] が，つまり，物質的貧困よりも「社会的排除の対象となり得るかどうか」が重要であると指摘しています。

このように，健康格差について語るときには，現代社会の格差とは何かについて理解しておかねばなりません。

6. 格差対応のパラダイムシフト

わが国においても，格差は顕在化しつつあります。格差には多様性があり，わが国においても多様な格差が存在し，それが健康に影響を及ぼしていることを明確にしておきたいのです。

低開発国における耕作地造成の支援が，資本の論理の構築につながり，やがて，その地域における所得格差を拡大し，その地域における相対的格差を助長するという事実は，支援に携わった者ならば経験することだと思いますが，これらを従来型の所得の再配分で解決することには限界があります。格差への支援や介入の方法論のパラダイムシフトが必要だ，と考えています。貧困という複雑な背景を有する課題は，緊急避難的な支援は当然として，包括的で持続性のある支援，しかも個別性を必要とします。PC に強い影響を与える格差は，医療者と患者あるいは住民，疾病の診断と治療という単純な構図では解決できない。つまり医療者のみでは解決できないのです。

私たちは，今そこにある医療的課題に的確に対応すべきですが，それを招く背景への視点と複雑性への認識をもち，何よりもアドボケイトとしての医療界を超えた発信の継続が，よりよき医療制度につながると信じています。

医療においては，長く続いてきた専門家意識が，他者と自分との関係性を固定化しがちです。"Beyond Outrage"[4] を著したロバート・ライシュが，こう言っています。「課題という繭玉の中に引きこもるのはやめよう。進歩派にありがちなのは，特定の課題にこだわって『彼らの』闘いにしてしまい，他のことは考えないことだ」

医療界という未だ閉鎖された世界で健康格差を語るときに，私たちは，繭玉になってはならないのです。

7. SDGsムーブメント

SDGs，すなわち，2015 年 9 月に国連サミットにおいて採択された，Sustainable Development Goals（持続可能な開発目標）は，加盟国が 2016 年から 2030 年の間に達成するべき目標を示しています。表 3-2A-1 に示す 17 の目

表3-2A-1 ｜ SDGsの17の目標

> 1. 貧困をなくそう
> 2. 飢餓をゼロに
> 3. すべての人に健康と福祉を
> 4. 質の高い教育をみんなに
> 5. ジェンダー平等を実現しよう
> 6. 安全な水とトイレを世界中に
> 7. エネルギーをみんなにそしてクリーンに
> 8. 働きがいも経済成長も
> 9. 産業と技術革新の基盤をつくろう
> 10. 人や国の不平等をなくそう
> 11. 住み続けられるまちづくりを
> 12. つくる責任つかう責任
> 13. 気候変動に具体的な対策を
> 14. 海の豊かさを守ろう
> 15. 陸の豊かさも守ろう
> 16. 平和と公正をすべての人に
> 17. パートナーシップで目標を達成しよう

（国際連合広報センター資料より．）

標であり，それに対応する169の具体的なターゲットにより構成されています。

　これら17の目標の中にはPC/PHCと密接に関係するものがありますが，広義にとらえるとすべてが，診療の場の近くでひっそりと，しかし厳然と存在する私たちが気づかない医療的課題と無関係ではないことを意識すべきです。現代の医療者の仕事は，分化した医療の専門性と同様に，ともすればデータあるいは技術中心になります。しかしながら，その行動規範は，広く社会的な視野のもとで決定されることが大切だと考えます。古典的な医療者対患者の関係性でとらえないでください。さらに近未来のAI時代には，価値に基づく医療の判断がより重要となり，人間としての医療者の役割はより大きくなります。自分自身がどのような価値をもち医療を担っているのかが，つまり私たち個々の人間性の集合体としての医療システムが問われるに違いありません。

　『我々の世界を変革する：持続可能な開発のための2030アジェンダ』*では，その前文に「誰一人取り残さない（no one will be left behind）」社会の実現が掲げられていますが，私は，「より大きな自由における普遍的な平和の強化（to strengthen universal peace in larger freedom）」により，誰もがその人らしく生きられる選択肢が増えるというメッセージのほうが大切だと思っています。

　2016年の国際通貨基金（IMF）・世界銀行年次総会では，所得の再配分を通じて持続的な経済成長による持続可能な社会を目指さなければならないと，「包摂的成長（inclusive growth）」というキーワードが目立ちました。一方で国際的には，過度なグローバル経済に逆行するための場当たり的なポピュリズムがいくつかの国で政治力をもち始めていることも事実であり，懸念されます。"Inclusive"，つまり排他的でない社会は後退しています。

　SDGsが示すように社会課題は個別に解決することが困難になってきてお

＊
〈https://www.mofa.go.jp/mofaj/gaiko/oda/sdgs/pdf/000101402.pdf〉（2020年10月30日閲覧）

り，まさに医療もそうであるため，どのような長期的なヴィジョンの中で，個々の医療課題・健康課題の解を出すか，医療者の責任は重いのです。

8. 医療は社会の部分である

　医療は社会にとって最も大切なものですが，社会全体の中では部分にしかすぎません。部分の解決には全体課題の解決が必要であり，そのために私たちが実感する臨床現場の声を意思決定の場に届け，制度等へ結実させなければなりません。部分ではあるが間違いなく必須の医療を，自分自身を含む社会の中でどのような位置づけで理解し，医療の専門職としてどう行動し，どう発信すべきかが問われているのです。

　世界は猛烈な速度で変容しており，環境や食料，水の問題は地球全体の持続可能性をも不安定にしつつあります。残念ながらグローバル化は，それが有する負の側面においても加速度を増しています。まさに政治的な課題ですが，イデオロギーを理論的な柱として解決しようとすると，おそらく困難でしょう。私たちの専門職としての経験による矜持や価値を誰のための力とするか，にかかっているのではないでしょうか。

9. まとめ

　健康格差について語るとき，宇沢弘文にふれなくてはなりません。宇沢について，今さら述べるまでもないでしょうが，「社会的共通資本」[5]という概念の提唱者です。市場経済制度は確かに発展を遂げ，私たちを豊かにしました。しかし，制度上の問題や矛盾が一方で露呈しています。宇沢は医療も社会的共通資本であるとしていますが，だから自己改革をしないでもよいと言っているのではありません。社会的共通資本であるからこその，当事者としての矜持と未来への責任を説いているのです。書籍『社会的共通資本』は，ぜひ一読を願います。宇沢先生が遺言として残されたことは，むしろ医療界に特権はないということだと，私は信じています。

　日々の生活の中での事象として私たちが日々出合う"common diseases"の背景は，簡単なものではありません。臓器を超えた複雑系の結果です。それを見抜く眼力には，社会と未来への責任をともに背負っているという共有意識が必要です。見えづらい隠れた課題に対する眼力を，いわば放置すればすぐ錆びる刃物を，職業という砥石によって他者とともに日々みがき鍛えていくのです。

　怠慢な私たちの世代が解決し得なかった諸問題に，果敢に立ち向かっている若者が医療界にも多くいることを，幸いにも私は知っています。少なくとも，私たちは彼らの未来構築への障害となってはなりません。医療の団体も次世代との意見交換を行い，内部的な変革を急がねばならないのです。

＊

最後に「朝の詩」という一編の詩を紹介します。昔，九州にある中規模市の庁舎の玄関に飾ってあったものですが，高層庁舎に建て替えるために取り壊されて今はありません。

> **朝の詩**
>
> われらは愛する
> 実直なふるさと
> われらはほこる
> ゆたかな土地
> 未来を信じて
> 遠山なみを語ろう
> 大地を信じて
> 早苗をはこぼう
> 汗のよろこびと
> みどりの風を歌え
> 垂穂ゆらぐ
> 野の栄光をゆめに

　私たちは，次世代にどのような社会を手渡そうとしているのでしょうか。医療は，今のままでよいのでしょうか。この詩は，私たちが忘れた，長い歴史に培われた共同体意識を思い出させてくれるのです。

引用文献
1）葛西龍樹：プライマリ・ヘルス・ケアとプライマリ・ケア─家庭医・総合診療医の視点，国際保健医療，2018, 33（2），p.79-92.
2）Wilkinson R., Picket K.：The Inner Level, Penguin Books Ltd, 2018（川島睦保訳：格差は心を壊す，東洋経済新報社，2020）.
3）前掲書2），p.148（Penguin, 2019, 電子書籍版）.
4）Reich R.B.：Beyond Outrage, Vintage Books, 2012（雨宮寛，今井章子訳：格差と民主主義，東洋経済新報社，2014）.
5）宇沢弘文：社会的共通資本，岩波新書，岩波書店，2000.

健康格差に対する学会・団体の活動
子どもの貧困への小児科医などの取り組み
―― 「貧困と子どもの健康研究会」を中心に

1. はじめに

　私は長野県の民間病院に勤務する小児科医ですが，子どもの貧困問題に取り組み，一般社団法人日本外来小児科学会「子どもの貧困問題検討会」代表世話人・「貧困と子どもの健康研究会」実行委員長などを務めています。小児医療の現場や小児科関係の学会で「子どもの貧困」が語られることは，2009年頃まではほとんどありませんでした。しかし，今では小児医療の課題の1つとして普通に扱われるようになりました。この間どんな取り組みが行われ，どう変わったのか，私が把握している範囲で振り返ってみたいと思います。私たちの取り組みは，私と武内一さん（元耳原総合病院小児科医・現佛教大学）が中心になって始め，その後，佐藤洋一さん（和歌山市・生協こども診療所），山口英里さん（福岡・千鳥橋病院小児科），さらに，蜂谷明子さん（岐阜県恵那市・蜂谷小児科），武田裕子さん（順天堂大学医学部医学教育），山口有紗さん（国立成育医療研究センター），酒井慧さん（松本協立病院小児科）などが加わり，その他にも多くの方々の協力で進めてきました。これまでの取り組みの到達点は「医療機関が行う子どもの貧困支援」（p.118）をお読みください。

2. 2010年日本外来小児科学会でのワークショップ

　小児科関係の学会での子どもの貧困をテーマとした企画は，2010年日本外来小児科学会年次集会で私と武内一さんが行ったワークショップ（以下，WS）「子どもの貧困を考える」が最初だと思います。外来小児科学会の年次集会はWSを中心に運営され，これは会員が手上げをして実行委員会で認められれば開催できます。2011年に第2回を開催しました。この頃の私たちの問題意識は「子どもの貧困はなぜ見えにくいか，どうすれば見えるようになるか」という点でしたが，2回のWSとそれぞれの実践を通して，この点は明らかになったと感じました。2012年には同年次集会で「セッション：小児医療現場での子どもの貧困」というシンポジウムを行い，その成果を共有することができました。

　また2011年の日本外来小児科学会年次集会では，武内さんが実行委員になっていたこともあり，メイン企画の1つとしてシンポジウム「子どもの貧

表3-2B-1 ┃ 日本外来小児科学会・日本小児科学会・日本小児科医会での子どもの貧困関連企画

開催年	年次集会・学術集会等の内容・演者（所属は当時）
2011年	日本外来小児科学会「アドボカシーセミナー：子どもの貧困に向き合う〜気づきから行動へ！〜」 　座長：武内一　シンポジスト：湯澤直美（立教大学），峯本耕治（長野総合法律事務所・大阪弁護士会），佐藤拓代（大阪府立母子保健総合医療センター）
2012年	日本外来小児科学会「セッション：小児医療現場での子どもの貧困」 　座長：武内一，和田浩　シンポジスト：佐藤洋一，山口英里，佐藤拓代，三浦香（耳原総合病院看護師），蜂谷明子，本城美智恵（下田メディカルセンター小児科）
2013年	日本外来小児科学会「シンポジウム：子どもの虐待と貧困をめぐって〜子ども・家庭の危機と私たち〜」 　座長：渕上継雄（子ども・福祉総合研究所），松本壽通（松本小児科医院）　シンポジスト：小西祐馬（長崎大学），八坂知美（済生会福岡総合病院），小坂昌司（小坂法律事務所），藤林武史（福岡市こども総合相談センター），渕上継雄
2014年	日本小児科医会「子どもの心」研修会　講演「貧困と子どもたち，そして小児科医は」　和田浩 日本外来小児科学会　講演「貧困と子どもたち―私たちにできることは」　和田浩
2016年	日本小児科学会特別講演「日本の子どもの貧困とそれによる健康への影響，小児科医はそれに対して何をなすべきか？」　五十嵐隆（国立成育医療研究センター）
2017年	日本小児科医会総会フォーラム「シンポジウム：心と体を育む環境」において「貧困が子どもの健康に及ぼす影響〜私たちには何ができるか〜」　和田浩
2018年	日本外来小児科学会春季カンファレンス「シンポジウム：子ども支援・子育て支援」において「貧困問題から見た親子への支援のあり方」　和田浩 日本小児科学会「Symposium：Social Determinants of Adolescent and Child Health」 　座長：五十嵐隆，Timothy Jelleyman（Paediatric Society of New Zealand）　演者：Hideki Hashimoto（University of Tokyo School of Public Health），Aman Pulungan（Asia Pacific Pediatric Association），Zhengyan Zhao（Chinese Pediatric Society），Chan Godfrey Chi-Fung（University of Hong Kong） 日本小児科医会総会フォーラム「シンポジウム：子どもの貧困〜小児医療の現場でどう気づくか，どう支援するか」 　座長：和田浩　シンポジスト：山野良一（沖縄大学），武内一，宮田章子（東京都・さいわいこどもクリニック），原木真名（千葉県・まなこどもクリニック）

困に向き合う」が開催され，これ以後，日本外来小児科学会・日本小児科学会・日本小児科医会で毎年のように子どもの貧困関連の企画がもたれるようになりました（表3-2B-1）。子どもの貧困そのものをテーマにしたシンポジウムもあれば，虐待や子育て支援などのシンポジウムで，貧困の視点からそのテーマを考えるという形もありました。中でも画期的だったのは，2016年の日本小児科学会学術集会での五十嵐隆会長（当時）の特別講演です。五十嵐さんは以前から日本の小児科医の取り組むべき課題の1つに貧困を挙げていましたが，貧困に焦点を当てた講演はこれが初めてであり，貧困問題は小児科医が取り組むべき課題であることを強く印象づけました。さらに2018年の日本小児科学会学術集会では，国際シンポジウム「Social Determinants of Adolescent and Child Health」が開催されました。小児科関係の学会でSDHをテーマに掲げた企画は，これが初めてであったと思います。

3. 調査・研究活動

　　貧困が子どもの健康にどう影響するかについては，諸外国では多くの医学論文が出ていますが，日本では非常に少なく[1]，2012年には阿部彩さん[2]が厚生労働省の大規模調査のデータを分析した論文を発表しましたが，医師によるものはほとんどありませんでした。私たちは2013年から，日本小児

科学会などで貧困に関する演題発表を行ってきました (表 3-2B-2)。さらに武内さんが中心になって，2014 年度に全日本民主医療機関連合会に加盟する医療機関をフィールドとした調査を，入院・外来・新生児に関して行いました。これは佛教大学の「脱貧困プロジェクト」の取り組みの一環で，結果を日本小児科学会などで発表し，外来と新生児に関しては論文として学会誌[3],[4] に掲載されました。小児科関係の学会誌に貧困についての原著論文が掲載されたのは，これが初めてだと思います (外来に関しては「論策」としての掲載)。この頃から，自治体での調査報告なども出され[5]，日本でも貧困が子どもの健康に影響していることが客観的データとして示されるようになってきました。日本小児科学会では 2018 年以降,「貧困」を掲げた一般演題のセッションがもたれるようになりました。

4. 貧困と子どもの健康研究会

外来小児科学会での WS は，「セッション：小児医療現場での子どもの貧困」を担当した 2012 年以外は毎年継続して開催してきましたが，主催者としては悩みがありました。自分たちは貧困への取り組みを重ねる中でさらに突っ込んでディスカッションしたいテーマがいろいろ出てきたのですが，

表3-2B-2 | 日本小児科学会年次集会の貧困関連一般演題

開催年	演題・演者（所属は当時）
2013 年	「病院出生児の社会背景を考える」 山口英里 「無保険の外国人の子供たちへの医療提供：無料低額診療制度と外国人こども医療互助会」 高村彰夫 (川崎協同病院小児科) 「医療現場でどう子どもの貧困に向き合うか―事例を通じて考える」 武内一 「生活保護受給により定期通院が可能になった喘息母子」 和田浩 「水痘ワクチンとムンプスワクチンの接種費用に関する保護者アンケート調査」 佐藤洋一
2015 年	「外来診療での子育て世代実情調査 予備調査結果について」 佐藤洋一 「新生児の社会経済的背景について―多施設共同研究の中間報告―」 武内一 「入院する児の家庭背景調査～貧困背景が子どもの健康に及ぼす影響の中間報告～」 和田浩
2016 年	「多施設共同研究からみた子どもの貧困の特徴について」 佐藤洋一 「多施設共同研究からみた子どもの貧困―その背景を貧困の深さから考察する―」 武内一 「貧困対策として，子どもの医療費窓口無料化が必要である」 和田浩
2017 年	「世帯収入に基づく小中学生の健康―外来診療での多施設共同研究より―」 佐藤洋一 「多職種での『気になる親子カンファレンス』から見える貧困」 和田浩
2018 年	「貧困家庭への診療所からのアウトリーチの経験」 中田耕次 (高松市・へいわこどもクリニック) 「地域とのつながりで広がる学習支援室『こもれび』の取り組み」 日野明日香 (みどり病院小児科) 「子どもの貧困と医療福祉政策，日本・スウェーデン・イギリス・韓国の比較から」 武内一 「貧困層の子どもは多くの困難を抱えている」 和田浩 「経済的困難と育児状況―健やか親子 21 の最終評価から」 山縣然太郎 (山梨大学大学院社会医学) 「小児科診療所でのアウトリーチの経験―子どもの社会的困難を把握するために」 佐藤洋一
2019 年	「経済状態が 1 歳 6 か月児の子育てに与える影響―健やか親子 21 の最終評価から―」 山縣然太郎 「世帯の経済状態における保護者の思いの違い～外来診療での多施設共同調査より～」 佐藤洋一 「貧困が児童生徒の生活環境・体格に与える影響―東大阪市アンケート実態調査」 高屋淳二 (河内総合病院小児科) 「貧困を抱えた世帯へのアウトリーチ」 和田浩 「医療機関と地域行政の連携強化による特定妊婦支援の成果」 増田卓哉 (芳賀赤十字病院小児科) 「気になる家族に対する Social Vital Sign を使ったアプローチ」 武石大輔 (城北病院小児科)

WS参加者は多くが初参加で，学びたい点は「どうしたら見えるようになるか」なのです。そこで，WSはこうした参加者のニーズに応えることを目的とし，名称も「子どもの貧困に気づき支援するために」としました。そして，それとは別に突っ込んだ討論を行う機会をもつようにしようと考え，2015年に「貧困と子どもの健康シンポジウム」を開催しました（同実行委員会主催）。このときは2014年の佛教大学総合研究所「脱貧困プロジェクト」調査から何が読み取れるのかを，阿部彩さん・山野良一さんにも加わっていただいて，討論しました（表3-2B-3）。

翌年の第2回では「小児科学は子どもの貧困にどう取り組むか」というテーマで，五十嵐隆さん・近藤克則さん・筆者の3人でシンポジウムを行いました。また，一般演題も計5題発表され，これ以後，メインのシンポジウム＋一般演題・指定報告という形が定着し，2018年度からは名称を「貧困と子どもの健康研究会」に変更しました。

日本外来小児科学会では，2016年に社会活動部会のもとに「子どもの貧困問題検討会」を設置し，私が代表世話人となり，研究会はこの「検討会」と同実行委員会などの共催の形になりました。私たちの貧困の取り組みを学会活動の一環として位置づけ，予算もつけるということで本当にありがたいことでした。そして研究会の二次抄録が学会誌「外来小児科」に掲載されるようになり，広く共有できるようになりました。

第3回「学校における貧困と子どもの健康」[6]，第4回「スウェーデンから学ぶ」[7]，第5回「小児科医が取り組む子ども食堂の可能性」[8]と，いろいろな角度から考えてきました。第4回はスウェーデン・ウメオ大学アネリ・イヴァルソン教授を講師に招き，小さな研究会が急に国際的になったのですが，イヴァルソン教授は，武内さんが留学した際の指導教授でそのつてで来日される際に，研究会でも講演いただいたものでした。毎回百数十人が参加していますが，参加者の内訳は，たとえば第3回では190名中，医師26，歯科医師1，学生34，一般119，マスコミ10でした。一般のうち医療系とその他が半々程度です。

この研究会の企画にあたって，心がけていることがいくつかあります。1つは医師以外の多職種・他分野・一般市民・学生を含めて一緒に考える研究会にしたいということです。そのため演者も事務職員・健康運動指導士・ソーシャルワーカー・保健師・養護教諭・心理士などさまざまな方にお願いしてきました。また，第2回以後毎回学生の発表があり，これは武田裕子さんのもとでフィールドワークを行った学生の発表が中心ですが，これに感銘を受けたという感想が毎回多く寄せられます。研修医や若手小児科医にも発表していただくようにしてきました。「今どきの若い人は貧困問題などに関心をもたないのでは」というイメージをもつ方が多いようですが，決してそんなことはありません。発表の場を提供することで，さらに取り組みを広げていただければと思っています。

内容的には，データを示すことと具体的な事例の提示を両輪として考えて

表3-2B-3 ｜ 貧困と子どもの健康研究会（第3回までは「貧困と子どもの健康シンポジウム」）

年・開催地	演題・演者（所属は当時）
第1回 2015 京都	講演「日本の子どもの貧困をどう考えたらよいか」 山野良一（千葉明徳短大） 講演「貧困が子どもの健康に及ぼす影響」 阿部彩（首都大学東京） 調査報告「入院」 武内一，調査報告「新生児」 山口英里，調査報告「外来」 佐藤洋一
第2回 2016 東京	シンポジウム：小児科学は子どもの貧困にどう取り組むか 「子どもの健康と貧困：小児科医は何ができるか？」 五十嵐隆（国立成育医療研究センター） 「貧困はどのようにして健康に影響するか」 近藤克則（千葉大学予防医学センター） 「現場でどう気づき支援するか」 和田浩 一般演題： 「医学生が健康の社会的決定要因を学ぶ理由」 石原俊太郎，渋谷誠（順天堂大学医学部3年生） 「健康の社会的決定要因の学びが起こした変化」 武藤優樹，吉田昂平（順天堂大学医学部4年生） 「米国小児科学会の提言を読む」 酒井慧（松本協立病院小児科） 「小児科医として，つなぐ―診察室の『ちょっと気になる』こどもと家族―」 山口有紗 「世帯収入に基づく子どもの生活実態―佛教大学脱貧困プロジェクト医療機関調査より〜」 佐藤洋一
第3回 2017 東京	シンポジウム：学校における貧困と子どもの健康 「保健室から見える子どもの貧困の実態」 鈴木康子（小学校養護教諭） 「子どもの自己肯定感を育む養護教諭の役割」 秋山千佳（ルポライター） 「開業小児科医師からみた子どもの貧困」 蜂谷明子 「学校という場を通して見える子どもの貧困問題〜スクールソーシャルワーク活動から気づいたことを中心に〜」 　金澤ますみ（桃山学院大学） 一般演題： 「こどもの貧困を学んで〜社会をみる目をどう養うか〜」 田中利昌（順天堂大学医学部4年生） 「"外国につながりのある子どもたち"への支援活動で学んだ健康格差の社会的要因（SDH） 　坪谷ひなの（順天堂大学医学部3年生） 「SDHを学んでからの2年間：臨床実習で生じた思いの振り返り」 　吉田昂平，武藤優樹（順天堂大学医学部5年生） 「多職種カンファレンスから見える子どもの貧困」 小池汐里（長野県・健和会病院事務） 「月末に支払いに困ることはありませんか？〜Dr. Gary Blochの実践に学ぶ〜」 光武鮎（長野中央病院研修医） 「子ども食堂における『からだ遊びタイム』を通した健康教育の取り組み」 　丸山由紀（新潟市・早川小児科クリニック健康運動指導士），篠田浩子（新潟大学） 「小児科医が住民とともに取り組む"みんにゃ食堂"〜地域の支援と交流の拠点をめざして〜」 　金子淳子（山口県宇部市・金子小児科）
第4回 2018 名古屋	講演と討論：スウェーデンから学ぶ 「日本の子どもの貧困の現状」 山野良一（沖縄大学） 「"すべての子ども"にとってのよき人生のスタート 〜スウェーデンの取り組み〜」 　アネリ・イヴァルソン（スウェーデン・ウメオ大学） 指定報告： 「日本プライマリ・ケア連合学会『健康格差に対する見解と行動指針』」 武田裕子 「なぜ母親は娘を手にかけたのか・銚子市母子心中事件調査報告」 　田中武士（みえ医療福祉生協・ソーシャルワーカー） 一般演題： 「信州大学生の貧困の実態調査から考えたこと」 伊東元親（信州大学医学部3年生） 「入院小児の保護者の困りごとから予測する子どもの貧困」 照井稔宏（福島市・わたり病院研修医） 「市中病院でみる貧困を含めた困難さを抱える子どもの把握と支援」 内山知佳（松戸市立総合医療センター小児科） 「保育園から見える貧困と健康」 春本明子（大阪府・保育園保健師） 「地域とのつながりで広がる学習支援室『こもれび』の取り組み」 日野明日香（岐阜市・みどり病院小児科） 「貧困家庭への診療所からのアウトリーチの経験」 中田耕次 「学校での健康相談の取り組みで出会った子どもの貧困」 佐藤洋一
第5回 2019 東京	シンポジウム：小児科医が取り組む子ども食堂の可能性 「クリニックが直営する子ども食堂の課題」 中田耕次 「"みんにゃ食堂"からこどもソーシャルワークへ〜小児科医の挑戦〜」 金子淳子 「当院で行っているプチ子ども食堂の報告」西村龍夫 （大阪府・にしむら小児科） 講演： 「自己責任論とどう向き合うか」 柳原透（拓殖大学） 「貧困と子どもの発達」 菅原ますみ（お茶の水女子大学） 一般演題： 「社会的困難を抱える方々との出会いから得た学び」 長岡明咲，二見奏音，山本梨沙（順天堂大学医学部3年生） 「ホームレス状態にならざるをえなかった人たちの子ども時代」 　久保田健司（東京・ゆうりんクリニック・世界の医療団，公認心理師） 「医療機関と地域行政が連携強化した特定妊婦支援の成果」 増田卓哉（栃木県・芳賀赤十字病院小児科） 「生活保護受給世帯の子どもの健康状態に関連する要因に関する研究」 西岡大輔（東京大学大学院）

きました。私たちは数字を知ることでわかった気になってしまうことがあります。「子どもの相対的貧困率13.5％」という数字を知っているだけでなく、「今日受診したあの子は貧困かもしれない」と思い浮かべられることが必要です。具体的な事例を提示することで、「そんな子ならうちの患者にもいる」と思い当たることが大事だと考えました。また、子ども食堂・学習支援・アウトリーチなどの活動報告も行っていただきました。

「貧困と子どもの健康」を巡っては、さまざまな取り組みが広がっており、深めたいテーマも多数あります。小さな研究会ですが、今後も開催していきたいと考えています。

5. 小児科関連雑誌での特集など

小児科関連の雑誌でも、貧困問題は普通に取り上げられるようになってきました（表3-2B-4）。先駆けとなったのは「チャイルドヘルス」での連載「子どもの貧困」（企画：山野良一）で、2015年3月から2016年5月まで15回にわたって、さまざまな現場からの報告がされました。また2017年頃からは、さまざまな雑誌で、何らかのテーマで特集を組む際の切り口の1つに「貧困」を挙げることが普通に行われるようになり、真正面から貧困を特集する（「健康格差対策」「医療と地域をつなげる貧困対策」──月刊誌「治療」）、総説を掲載する（月刊誌「小児科臨床」）といったことも行われるようになりました。

表3-2B-4｜小児科関連雑誌での特集など

掲載年	雑誌名・特集テーマ	小児科関連のタイトル・著者
2014	外来小児科「アドボカシーをすすめよう」	「子どもの貧困」　和田浩
2015 2016	チャイルドヘルス	連載「子どもの貧困」(1)～(15)
2017	治療「健康格差対策」	「子どもの貧困と健康」　藤原武男（東京医科歯科大学大学院）
	小児内科「子どもと家族のメンタルヘルス」	「子どもの貧困」　和田浩
	治療「複雑困難事例集」	「イラっとするとき、患者は何か困難を抱えている」　和田浩
	小児内科「子どもの生活習慣病」	「子どもの貧困と生活習慣病」　佐藤洋一
	小児科臨床	「総説　子どもの貧困─小児科医はどうかかわればよいか」　和田浩
2018	治療「思春期を診よう」	「思春期のSDH」　和田浩
2019	小児内科「バイオサイコソーシャルモデルで行う小児科診療」	「貧困─子どもの貧困へのかかわりを含めて」　佐藤洋一
	治療「医療と地域をつなげる貧困対策」	「貧困と小児」　武内一
	小児科臨床「虐待から子どもを守るために」	「学校ソーシャルワークの視点から見た貧困とネグレクト」　金澤ますみ
	小児科「健やか親子21と成育基本法」	「子どもの貧困と虐待」　和田浩
	チャイルドサイエンス「子どもの貧困」	「医療機関が行う子どもの貧困支援」　和田浩
	外来小児科「外来小児科のエクステンション」	「子ども食堂を起点とした『子どもの貧困』支援事業」　金子淳子
	外来小児科	「ナラティブレポート　小児科診療所でのアウトリーチの経験」　佐藤洋一
2020	小児内科「小児科クリニックの醍醐味と課題」	「クリニックでできるアドボカシー活動─子育て支援：貧困対策、障害者支援」　蜂谷明子

6. まとめ

　10年ほどの間に「貧困と子どもの健康」を巡る状況は大きく変化しました。それは，子どもだけではなく全世代に貧困が広がり，社会的要因が健康に大きな影響を与えることが明らかになってきたことも関係しています。

　「貧困と医療者」の関係は，「虐待と医療者」によく似ていると感じます。小児科学会などで虐待が取り上げられ始めた頃，私の第一印象は「忙しいのに，そんなことまでしなくてはいけないのか」というものでした。多くの小児科医も似たようなものだっただろうと思います。しかし，今，「虐待なんて小児科医が関知することではない」という人はいないでしょう。そういうことが得意ではないとしても，少なくとも気づいたらしかるべきところにつなげるべきだという認識はもっています。貧困もまた同じように，今はまだ取り組む人がそう多くはないとしても，医療者のかかわるべきテーマであるという認識に変わりつつあると思います。

　貧困が子どもの健康に大きな影響を及ぼしていることが，共通認識になりつつありますが，まだまだわかっていないことが多く，今後いっそうの調査研究が必要です。さらに，アメリカ小児科学会[9]のように小児科医の立場から提言をしていくといったことも必要であると考えられます。

　なお，「子どもの貧困と医療を考えるメーリングリスト」での情報交換を行っていますので，ご希望の方は和田*までお申し込みください。また，「なくそう！　子どもの貧困」全国ネットワークのメーリングリストは，さらに広い範囲での情報交換が行われていますので，併せてご利用ください。こちらの申し込みは直接公式ウェブサイト**から行ってください。

*
zan07102@nifty.com

**
〈http://end-childpoverty.jp/〉
（2020年10月30日閲覧）

引用文献

1 ）Takeuchi H.：Child Poverty Addressed in Medical Articles Written in Japanese：Available on Medical Databases，佛教大学総合研究所共同研究成果報告論文集，2017，第5号，p.169-171.
2 ）阿部彩：子どもの健康格差の要因―過去の健康悪化の回復力に違いはあるか―，医療と社会，2012，22（3），p.255-269.
3 ）佐藤洋一，山口英里，他：貧困世帯で暮らす小中学生の健康状態と家庭の特徴，日本小児科学会雑誌，2016，120（11），p.1664-1670.
4 ）山口英里，佐藤洋一，他：出生前からの子どもの貧困：周産期の世帯調査から見える貧困世帯の妊産婦・新生児の特徴と生活の状況，外来小児科，2017，20（2），p.129-138.
5 ）足立区：平成28年度報告書「第2回子どもの健康・生活実態調査」，平成29年3月.
　〈https://www.city.adachi.tokyo.jp/kokoro/fukushi-kenko/kenko/kodomo-kenko-chosa.html〉（2020年10月30日閲覧）
6 ）和田浩：子どもの貧困を考える（1）第3回「貧困と子どもの健康シンポジウム」，外来小児科，2018，21（1），p.96-101.
7 ）和田浩：子どもの貧困を考える（2）第4回「貧困と子どもの健康研究会」，外来小児科，2019，22（1），p.71-76.
8 ）和田浩：子どもの貧困を考える（3）第5回「貧困と子どもの健康研究会」，外来小児科，2020，23（1），p.107-112.
9 ）American Academy of Pediatrics Council on Community Pediatrics：Poverty and Child Health in the United States，Pediatrics，2016，137（4）：e20160339.
　〈http://pediatrics.aappublications.org/content/early/2016/03/07/peds.2016-0339〉（2020年10月30日閲覧）

[2-C]

健康格差に対する学会・団体の活動
一般社団法人宇都宮市医師会「社会支援部」の活動
——プライマリ・ケアの理論と実践

1. 「社会支援部」設立の経緯

　一般社団法人宇都宮市医師会「社会支援部」は，2019年6月に片山辰郎医師会長の3期目の開始とともに新設されました。こうした活動を行うセクションが医師会内におかれたことは，全国的にも珍しいと思います。

　「社会支援部」の新設には，前年の2018年7月22日に，近藤克則千葉大学教授による「健康格差社会への処方箋」の講演会（主催：栃木県保健医療生活協同組合，他，後援：宇都宮市医師会）が，宇都宮市で開催されたことが大きなきっかけとなりました。これまでも，地域には多職種連携の勉強会等を通じて「健康格差」や「健康の社会的決定要因（以下，SDH）」に関心のある医師は少なからずいましたが，こうした取り組みに職能団体である宇都宮市医師会が関与したのは，この講演会が初めてでした。

　また，この背景には，イギリスのマイケル・マーモット医師が2015年10月に行った「世界医師会長就任演説」やWHOの報告書『健康の社会的決定要因　確かな事実の探求』の存在があり，併せて，一般財団法人オレンジクロスの「日本版『社会的処方』のあり方検討事業委員会」による英国視察や事例と効果に関する系統的レビュー[1),2)]，日本プライマリ・ケア連合学会による「健康格差に対する見解と行動指針」[3)]の策定等の活動も関係しています。

　さらに，地域における interprofessional work（IPW：多職種連携）／ interprofessional education（IPE：多職種連携教育）もこれを後押ししました。2018年3月7日開催の「第15回宇都宮市医師会在宅医療勉強会」では，北岡吉民医師（生協ふたば診療所所長）が「無料低額診療」と「SDH」について講演を行い，同年7月8日開催の「在宅緩和ケアとちぎ夏合宿」でも，千嶋巌医師と関口真紀医師によって「SDH」に関する講演が行われました。

　その後の2018年11月には，先述の講演会「健康格差社会への処方箋」を聴講した宇都宮市議会議員の働きかけにより，宇都宮市および宇都宮市議会を対象に再び近藤克則教授が講演を行い，講演終了後には宇都宮市副市長と片山医師会長を交えての意見交換が行われました。

　そして，2019年2月には「SDHを検討する会」が地域の医師たちにより発足し，翌3月の会合には片山医師会長が参加して，参加者と意見交換を行いました。

こうした一連の流れが，片山医師会長の3期目のテーマである「（医師会が）世間のために何ができるのか」という問いかけと結びつくこととなり，「社会的処方」や「SDH」に関する活動を「医師会の中での1つの仕事として行っていくべき」として，2019年6月26日開催の宇都宮市医師会役員会において「社会支援部」の新設と村井邦彦（筆者）を担当理事とすることが提案・承認されました。「社会支援部」のメンバーは，片山辰郎（宇都宮市医師会長），遠藤秀樹（宇都宮市医師会理事（学校保健担当）），関口真紀（栃木保健医療生活協同組合理事長），羽金和彦（宇都宮市保健所長），千嶋巌（日本プライマリ・ケア連合学会SDH検討委員会協力委員（事例収集担当）），村井邦彦（宇都宮市医師会理事（在宅医療・社会支援担当），宇都宮市地域包括ケア推進会議議長，宇都宮市地域包括支援センター運営協議会議長）です。

2.「社会支援部」の活動理念

＊
〈http://www.uma.or.jp/syakai
shien_info.html〉（2020年10
月30日閲覧）

「社会支援部」の設立にあたって，片山医師会長は「会長挨拶」＊の中で次の3つのポイントを挙げました。①昨今の性急かつ強引な医療費抑制政策に疑問をもったこと，②2000年代初頭に行われた構造改革によって，国民間での格差が拡大し，経済的格差や教育不足，社会での孤立といった要因が，病気の危険因子を生み出す元となっていること，③こうした格差の解消や患者と地域とをつなぐ「社会的処方」が，副作用の少ない医療費抑制や国民の幸福度を高めることにつながること。さらに，それらに加えて「病気と予防医学の上流にある，社会の状況にアプローチする」「個人の資質のみに（健康格差の）原因を帰することは誤りである」「長野県佐久地域における戦後の保健活動を参考に，全世代への取り組みを目指したい」「特に子供たちへの健康教育，心の問題の解消を重視したい」「未来において『健康都市宇都宮』の確固たる地位を築きたい」といった言葉が述べられています。

3.「社会支援部」の活動方針

「社会支援部」は，原則として毎月1回部会を開催し，第1回部会（2019年7月17日）において，①社会資源に関するデータベースの構築，②医療機関におけるSDHへの気づきのツール作成，③子供たちへの健康教育，④社会的処方とSDHの概念に関する普及・啓発，⑤生活支援に関する新たな連携の5つを主な活動とすることとしました。

4.「社会支援部」による「社会的処方」の定義

「社会的処方」の実践と普及を活動の柱と位置づけるにあたって，その定義について議論しました。
たとえば，イギリスの国民保健サービス（National Health Service：NHS）の戦

略をリードする組織である社会的処方ネットワーク（Social Prescribing Network）では，社会的処方を「社会的・情緒的・実用的なニーズを持つ人々が，時にボランタリー・コミュニティセクターによって提供されるサービスを使いながら，自らの健康とウェルビーイングの改善につながる解決策を自ら見出すことを助けるため，家庭医や直接ケアに携わる保健医療専門職が，患者をリンクワーカー（link worker）に紹介できるようにする手段である。患者はリンクワーカーとの面談を通じて，可能性を知り，個々に合う解決策をデザインする。すなわち自らの『社会的処方』をともに創り出していく」[4]と定義づけています。

「社会支援部」では，医師会活動としての「社会的処方」を，狭義には「医療現場における気づきを発端に，リンクワーカーのような社会資源につなぐ機能をもつ人や団体に紹介し，地域の社会資源を活用することによって健康とウェルビーイングを改善することを目的とする手段」とし，広義には「医療機関における気づきや連携を必要としないが，社会資源を健康とウェルビーイングの改善のために活用すること」と定義しました。そして，宇都宮市医師会がこれらに取り組むにあたっては，狭義の「社会的処方」を中心に据えたうえで，社会資源マップや啓発活動を通じての広義の「社会的処方」の展開・促進も期待することとしました。

5. 基礎的調査の実施

宇都宮市医師会員を対象に，「健康格差」と「社会的処方」に関するアンケート調査を実施しました。70名（11.3％）からの回答があり，うち「何らかの支援の窓口につなげる必要を感じた患者がいる」との回答は46名（65％）で，そのニーズとしては，虐待や暴力，不登校，認知症や精神疾患，経済問題，食事や服薬の管理等が挙げられました。一方で，「地域の社会資源に紹介したことがある」との回答は17名（24％）に留まったことから，「こうした気づきを，いかにして社会資源につなげるか」が課題として浮かび上がりました。なお，「社会的処方」は回答者の約6割が「知っている（聞いたことがある）」と回答し，「健康格差」は約9割が「知っている（聞いたことがある）」と回答しました。

6.「社会支援部」の活動

（1）「社会資源データベース」の構築

宇都宮市医師会員へのアンケート調査の結果を受けて，宇都宮市における「社会資源」の見える化を図ることとしました。具体的には，2018〜2019年度に「栃木県地域医療介護総合確保基金」による「在宅医療連携拠点整備促進事業」で製作した「宇都宮市地域包括資源検索サイト（開設：宇都宮市，管理・運営：宇都宮市医師会）」*を活用することとしました。同サイトは，宇都宮市内

*
https://www.u-carenet.jp/

の医療・介護施設の情報をデータベース化し，ウェブ上で公開しているもので，「在宅医療・介護地域資源マップ」では，さまざまな条件やキーワードで検索ができるほか，マップによる位置表示も可能となっています。このプラットフォームを活用し，地域の「社会資源」も同様にデータベース化するため，2019年10月17日に，宇都宮市長へ「宇都宮市地域包括資源検索サイトにおける『社会資源』のデータベース化」についての協力要望を行いました。

今後は，すでに宇都宮市や関係団体で公開されている公的サービスや，NPO，ボランティア団体が提供するインフォーマルサービス，地域のサロン，体操教室等の情報を収載するとともに，NPO等の活動を取りまとめている中間支援組織「まちぴあ」の支援を受けながら，「社会資源データベース」の構築を図ることとしています。

（2）「SDHに関する問診票・見える化シート」の作成

「社会的処方」の実践に向けた取り組みとして，診療（相談）の現場で「社会的要因」に気づくことを目的とした「SDHに関する問診票・見える化シート」の作成について検討しました。これは，問診やアセスメントを行う際に使用し，患者（相談者）自身の主観的評価を基に4段階でチェックをするものです。内容の検討段階において，①相手に負担や不安感を与えないよう設問項目と内容を絞り込む，②回答は，濃淡をつけた3〜4段階に設定する，③回答はレーダーチャートによって見える化を図る等の意見が出され，最終的に5パターンの問診票と見える化シートを作成しました。

3パターンある「生活に関する問診票」は，日頃の診療や相談現場での問診・アセスメントを補完するもので，患者や相談者に紙ベースで回答してもらい，その結果をウェブ上の見える化シート（SDHに関する問診シート）に入力することで，その強弱をレーダーチャートで確認できます（図3-2C-1）。

また，その後の変化を経時的に測るものとして「生活・健康感に関する問診票」を2パターン作成しました。これは，生活指導や社会資源へのつなぎ（社会的処方）等を行った後の効果・変化を確認・評価することを目的としていて，同じく要因別の主観的な満足度をウェブ上の見える化シート（生活・健康感シート）に入力することで，その強弱をレーダーチャートで見える化をしています。

この「SDHに関する問診シート（ver.1〜ver.3）」と「生活・健康感シート（ver.1〜ver.2）」は，ウェブサイト*にて公開しており，誰でも自由に利用することができます。

今後，「SDHに関する問診シート」と「生活・健康感シート」を幅広く周知するとともに，利用者からの意見や要望をふまえながら内容の検討・修正を行っていく予定です。また，医師会員の施設での利用状況を基に，その効果についても検証する予定です。今回の患者（相談者）の主観的評価に加えて，医療者による客観的評価項目についても今後の検討課題です。

システムとしては，「SDHに関する問診シート」と「社会資源データベース」

*
〈https://www.uma.or.jp/sdh/〉
（2020年10月30日閲覧）

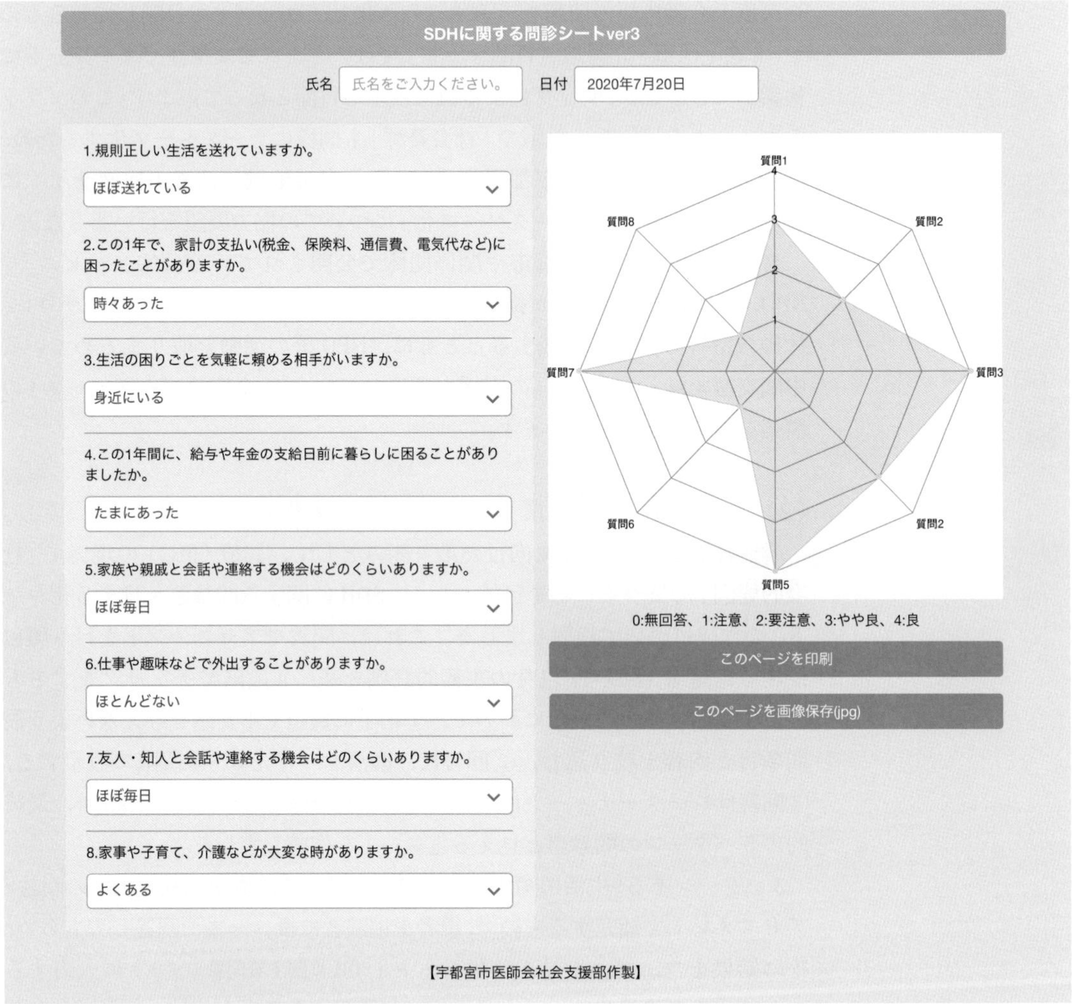

図3-2C-1｜SDHに関する問診シート
（宇都宮市医師会）

をリンクさせ，「SDHに関する問診シート」で強く抽出された課題に対応する社会資源の自動検索やリスト化しての表示等，「気づき」を社会資源につなぎやすくするための取り組みについても検討しています。

さらに，宇都宮市医師会で作成している「診療情報提供書」に，「生活上の課題（生活環境，経済状況，家族関係など）」を記載する欄を新たに設けました（図3-2C-2）。「SDHに関する問診シート」と併用することで，これまでの医療機関間だけでなく，地域の関係多職種との連携ツールとしても活用されることを期待しています。

（3）学校における「健康教育」

「健康格差」の解消に向けた取り組みとして，幼少・若年期からの生活習慣や教育が重要との観点から，宇都宮市内の小・中学校の生徒を対象とした「健康に関する出前講座」について検討しました。折しも，「がん対策推進基本

診　療　情　報　提　供　書

紹介先医療機関等
担当医（担当者）　　　　　　　（科）　　　　　　　殿

年　　　月　　　日

紹介元医療機関（所在地）　　　　　　（　　　　）
電話番号　　　　　　（　　　　）

医師氏名　　　　　　　　印

患者氏名：	性　別：　男　・　女
生年月日：　　　年　　月　　日（　　歳）	職業：
住　　所：	ＴＥＬ：

| 傷　　病　　名 |
| 紹　介　目　的 |
| 既往歴・家族歴 |
| 症状経過・検査結果 |
| 治療経過 |
| 現在の処方 |
| 生活上の課題（生活環境、経済状況、家族関係など） |
| 備　　考 |

1．必要がある場合は、続紙に記載して添付すること。
2．必要がある場合は、画像フィルム、検査記録、ＳＤＨ問診シート等を添付すること。

図3-2C-2 ｜ 診療情報提供書
（宇都宮市医師会）

　計画」を基に教育現場において「がん教育」を行うことが検討されていたことから，2019年度は市立中学校1校をモデル校に設定し，中学1年生を対象に「がん」と「がん予防」をテーマに，「いのちの大切さ」にもふれた50分の講座を行いました。また，帰宅後に家族に講話の内容を報告してもらい，今後の健康について話し合う機会を設けました。対象生徒に行ったアンケート調査によると，単に「がん」に対する理解が深まっただけでなく，食事や運動，喫煙，飲酒といった生活習慣の重要性に気づいたとの意見が多数あり，教育現場における健康教育に一定の手応えを感じることができました。
　2020年度以降は，より多くの学校で同様の講座を開催し，幼少・若年期

からの健康意識の向上を図ることとしています。そして将来的には，千葉県
松戸市で行っている「松戸まちっこプロジェクト」＊等を参考に，「がん」以
外にも，「SDH」や「死生観」，「Advance Care Planning（ACP：人生会議）」等も
取り入れたいと考えています。

（4）「社会的処方」と「SDH」に関する普及・啓発

栃木県社会福祉協議会，栃木県社会福祉法人による「地域における公益的
な取組」推進協議会＊＊との共催で，多職種向けの講演会を2020年5月に企
画しました（開催延期）。

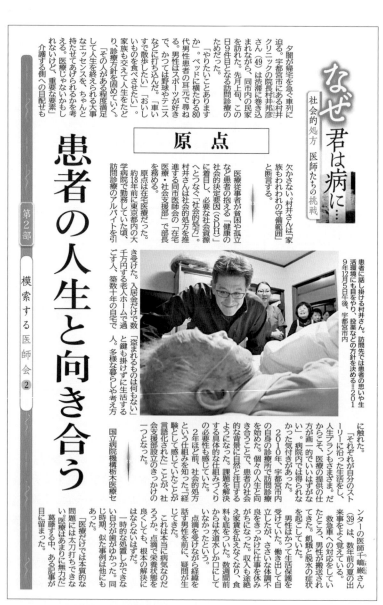

図3-2C-3 ｜ 「下野新聞」特集連載記事
（下野新聞　2020年1月3日掲載）

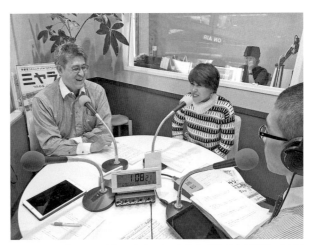

写真 3-2C-1 | ミヤラジ「行列ができる!! 街かど相談室」放送スタジオ
（左が筆者）

　また，地元紙「下野新聞（2020年4月現在発行部数約29万部）」において，以下の特集連載記事が掲載され，第1部は「そこにある病理」としてSDHに関する事例，第2部は「模索する医師会」として宇都宮市医師会の活動，第3部は「兆し」として地域の取り組みが紹介されました（図3-2C-3）。

＊
〈https://www.shimotsuke.co.jp/
feature/social-prescription/〉
（2020年10月30日閲覧）

＊＊
〈https://www.min-iren.gr.jp/?p
=39739〉（2020年10月30日
閲覧）

・「なぜ君は病に…〜社会的処方　医師たちの挑戦〜」[*]
　さらに，社会支援部員による講演や啓発活動をさまざまな機会で行ったほか，全日本民医連の月刊誌「いつでも元気」（2020年2月号）にも以下の関連記事が掲載されました。
・「医師会が健康格差に挑戦」[**]
　そして，地元のコミュニティFM「ミヤラジ（77.3 MHz）」において，在宅医療や介護，福祉，生活支援等をテーマとした市民向け情報番組「行列ができる!! 街かど相談室（毎週木曜日13時〜13時30分）」を放送（提供：宇都宮市）しており，その中でも「社会的処方」や「社会資源の活用」について情報提供を行っています（写真3-2C-1）。

（5）「生活支援」に関する新たな連携

　従来の医療・介護連携に加えて，その他の異業種との連携について検討しました。具体的には，超高齢社会の進展と認知症高齢者の増加等により，医療や介護現場で，高齢者の財産管理や住まいの契約事項等への対応に苦慮している事例が多くみられることから，弁護士や司法書士，社会福祉士（三士業）の各職能団体と協働で，「成年後見制度」を活用した対策と「高齢者の居住の安定確保」等についての新たな地域連携のしくみについて検討しています。
　そして，すでに宇都宮市全域で展開されているブロック制による医療・介護連携支援体制をベースに，新たに三士業（弁護士，司法書士，社会福祉士）を加えた連携体制の構築に向けて動いています。

（6）「社会的処方」の実践と日本版「リンクワーカー」

　わが国の医療保険制度や地域包括ケアシステムの中での「社会的処方」と「リンクワーカー」機能の構築・実践について，課題や進め方等を検討する事業を開始しました。地域包括支援センター等によるソーシャルワークを基にした「リンクワーカー」機能をはじめ，地域での「社会的処方」の実践に向けた体制の整備，医療費や介護給付費の削減といった経済的効果等についても検討する予定です。

7. おわりに

　「なぜ保守的な医師会が『社会支援部』をつくったのか」というご質問をいただくようになりました。しかしながら，私たち社会支援部員には「すでにそうすべき時が来ているので当然」という感覚があります。また，社会的格差や健康格差が気になる時代の要請というべきでしょうか。日本医師会の綱領にもあるとおり，医師会は「国民の生涯にわたる健康で文化的な明るい生活（positive health, well-being）」を支援すべき立場にあります。

　また，SDH が概念化されてさらなる有効な対策が統計学的に示せるようになったことや，ビッグデータを活用した自治体レベルでの保健福祉施策が技術的な視野にあることなど，公衆衛生的な技術革新もまた，この答えの１つであると考えています。

引用文献
１）一般財団法人オレンジクロス編：日本版「社会的処方」のあり方検討事業委員会報告書，2019 年 8 月.
　　〈https://www.orangecross.or.jp/project/socialprescribing/〉（2020 年 10 月 30 日閲覧）
２）澤憲明，堀田聰子：英国における社会的処方〈横林健一・イチロー・カワチ編著：社会疫学と総合診療，ジェネラリスト教育コンソーシアム，vol.10，尾島医学教育研究所，2017，p.138-144〉.
　　〈http://www.orangecross.or.jp/project/socialprescribing/pdf/socialprescribing_1st_02.pdf〉（2020 年 10 月 30 日閲覧）
３）一般社団法人日本プライマリ・ケア連合学会：健康格差に対する見解と行動指針，2018.
　　〈https://www.primary-care.or.jp/sdh/〉（2020 年 10 月 30 日閲覧）
４）前掲書 2），p.139.

[2-D]

健康格差に対する学会・団体の活動
日本HPHネットワークの活動
The activities of the Japan Network of Health Promoting Hospitals & Health Services（J-HPH）

1. はじめに

（1）ヘルスプロモーションと国際HPHネットワーク

国際 HPH ネットワーク（The International Network of Health Promoting Hospitals & Health Services）は，WHO 欧州事務局が医療機関におけるヘルスプロモーション活動を推進するために 1990 年に構築した国際的なヘルスサービスのネットワークです。

HPH の結成は，WHO が 1986 年に提案したヘルスプロモーションに関するオタワ憲章に起源があります[1]。オタワ憲章以前の健康政策は個人の健康習慣を変えることに関心がもたれていました。しかし，その後，社会階層が低い人ほど飲酒・喫煙・肥満・運動不足といった生活習慣に問題を抱える人が多く，個人の努力では修正困難な社会経済環境への対策も不可欠であるという認識が共有されるようになり，オタワ憲章が提案されました。そこでは，健康のための前提条件として，平和，住まい，教育，食物，収入，安定した生態系，持続可能な資源，社会正義と公平正であることが明記されました。2005 年にバンコク憲章としてヘルスプロモーションの定義は発展的に改訂され，「人々が自らの健康とその決定要因をコントロールし，改善することができるようにするプロセス」と定義され，個人への介入だけではなく社会経済環境への介入が健康水準の改善のために必須のアプローチと位置づけられました。

WHO はヘルスプロモーション政策を推進するにあたり，医療機関の役割が重要であると考えていました。しかし，医療機関は当然ですが治療を中心に担う機関なので，ヘルスプロモーションも実践する機関へと方向転換を求めるのは容易ではありませんでした。そこで，ヘルスプロモーションを実践する医療機関のモデル事業として開始されたのが HPH です。現在では，世界で 6000 余りの施設が加入する国際ネットワークに成長しています。なお，現在ではネットワークも成長し WHO との直接的な関係はなくなっていますが，緊密な連携をとりながら機関運営が行われています。

（2）日本HPHネットワークの結成

日本では，歴史的にも農村での全住民を対象にした健康管理や地域住民の

健康づくり活動など優れたヘルスプロモーションの実践が各地の医療機関で取り組まれていました。こうした実践を積み重ねてきた医療機関を中心に，2015年に日本HPHネットワークが国際ネットワークの日本支部として結成されました。2020年現在，115施設が加入し，国際ネットワークの中で台湾に次いで２番目に大きな国・地域ネットワークになっています。

　ネットワークの目的は，「患者・職員・地域住民の健康水準の向上をめざし，住民や地域社会・企業・NPO・自治体等とともに健康なまちづくり，幸福（Well-being）・公平（Fairness）・公正（Equity）な社会の実現に貢献することをめざす（健康水準の向上と幸福・公平・公正な社会）」と定めました。

　この目的の実現のため，「健康の社会的決定要因（Social Determinants of Health：以下，SDH）」に注目し，ヘルスサービスとして健康格差の解消に寄与し公正な社会の実現に貢献するために啓発活動や，現場で活用できるツール開発を行っています。

2. カンファレンスなどの企画を通したSDHに関する啓発・教育活動

　日本HPHネットワークでは，11月頃開催のカンファレンスと３月頃開催のスプリングセミナーの年２回の企画を開催しています。これらは，基調講演とワークショップ，ポスターセッションから構成されますが，企画を通じてSDHに関する啓発・教育活動および良好事例の相互交流を行っています。

（1）基調講演での啓発・教育活動

　基調講演では，海外からの講師も招きSDHとヘルスプロモーションに関する啓発を行っています。毎回の講演では，SDHに関する最新のエビデンス，医療現場でのSDHへの介入と支援の方法，公正という視点で求められる医療の質のあり方，社会政策にもかかわるアドボカシー等をテーマに取り上げ，SDHに関して多彩な視点で学べる企画としています（表3-2D-1）。企画を通じて，SDHの改善に医師会を挙げて熱心に取り組んでいるカナダの家庭医との交流も広げています。

（2）ワークショップでの啓発活動

　双方向性の学びを深めるためにワークショップも開催しています。開催したワークショップは，「日本版貧困治療ワークショップ」「地域分析と健康まちづくりワークショップ」「やさしい日本語ワークショップ」「医療介護に必要なLGBTに関する知識を学び，明日に活かす」「高齢者にやさしい医療のための基礎研修コース」などです。

　地域分析のワークショップは，行政の健康情報などを活用して客観的に地域の健康課題を把握する企画です。このワークショップの参加者が学びを活かして，ある地域では行政機関，医療機関，医師会，介護施設に声をかけて地域の課題を探るワークショップを開催するなど具体的な成果にもつながっ

表3-2D-1 | J-HPHカンファレンス・スプリングセミナーのメインテーマ，基調講演内容

年	名　称	メインテーマ	基調講演（所属は当時）
2016年3月	第1回 J-HPHスプリングセミナー	―	「日本ネットワークへの期待，世界のネットワークの活動紹介」 ハンヌ・ターネセン氏（国際HPHネットワークCEO・WHOコラボレーティングセンター：以下，C-C所長）
2016年	第1回 J-HPHカンファレンス	「超高齢社会と健康格差社会の中でのヘルスプロモーション活動」	「拡大する健康格差とその克服のために期待されるヘルスサービスの役割」 近藤克則氏（千葉大学 予防医学センター教授/国立長寿医療研究センター老年学評価研究部長）
2017年	第2回 J-HPHスプリングセミナー	―	「診察室で貧困を評価し支援する，カナダでの実践」 ギャリー・ブロック氏（カナダ・トロント大学准教授）
2017年	第2回 J-HPHカンファレンス	「ヘルスプロモーションのこれからの課題とHPHの役割～地球規模で考え，地域で課題に取り組む～」	「21世紀のヘルスプロモーション・医療・HPH」 ドン・ナットビーム氏（シドニー大学公衆衛生学教授・WHOコンサルタント）
2018年	第3回 J-HPHスプリングセミナー	―	「国際HPHネットワークの可能性とJ-HPHへの期待」 ハンヌ・ターネセン氏（国際HPHネットワークCEO・WHO C-C所長）
2018年	第3回 J-HPHカンファレンス	「人権としての健康とヘルスプロモーション～アルマ・アタ宣言40周年にあたって～」	「カナダにおける健康の社会的決定要因の改善のための実践～臨床からアドボカシーまで～」 アンドリュー・ピント氏（カナダ・トロント大学准教授）
2019年	第4回 J-HPHスプリングセミナー	―	「台湾における先進的なHPH活動と高齢者にやさしい病院づくりの経験」 チョウ・シュウティ氏（国立陽明大学公衆衛生研究所准教授）
2019年	第4回 J-HPHカンファレンス	「公正な医療の質とヘルスプロモーション」	「公正な医療とヘルスプロモーション～カナダの実践から学ぶ～」 ジョシュア・テッパー氏（ノースヨーク総合病院院長）
2020年	第5回カンファレンス（Webセミナー予定）	「COVID-19蔓延期におけるヘルスプロモーションの課題と対応（案）」	―

＊
p.17参照

ています。外国人，性的少数者が医療から疎外される現状を克服するため，在留外国人とのコミュニケーション手段としての「やさしい日本語」＊の普及のためのワークショップ，LGBTQs当事者の声を聞き医療現場に活かしていくワークショップも開催しています。

（3）ポスターセッションによる研究発表

　研究と良好事例の発表の2種類のセッションで構成しています。HPHは，世界的にエビデンスを重視したヘルスプロモーション活動が特徴です。最近では，アカデミアとの共同研究も広がり，研究発表の質も向上しています。良好事例の発表では，高齢者の孤立予防，地域での健康づくり，貧困患者への支援など多彩な研究が報告されています。

（4）重視している2つの課題

　企画の立案にあたっては，「患者の貧困の解決支援」と「公正な医療の質」という課題を特に重視しています。前者に関しては，健康格差の最大の原因

は貧困であり，医療現場でも解決のための支援が必要とされています[2]。しかし，診療の中で貧困に取り組む重要性を感じていても，経済的な支援の経験がないと難しいのが実情です。そこで，カナダで家庭医が貧困状態にある患者の支援のために利用している「The Poverty Intervention Tool（以下，貧困介入ツール）」の紹介をし，日本の医療現場で貧困支援が広がるように情報提供をしています[3]。このツールは，貧困を高血圧と同じように治療すべき病気と考え作成されたものです。簡易な質問項目により貧困状態にある患者をスクリーニングし，社会資源を活用して所得を増やすことで患者の貧困状態を治療しようとするものです。貧困を病気と考えて問診し治療する枠組みが，従来の医学の診断治療の枠組みと同じように構成されている点で日本の医療従事者にもなじみやすいと考えられました。後述するように日本HPHネットワークでは日本版のツールを作成し，日本の制度を活用した支援の普及をしているところです。

公正な医療の質に関してもSDHとの関係で注目しています。日本では，医療の質は安全，効果，効率，患者中心性などで評価されます。しかし，世界標準では，これらに「公正」という概念が加わります。効果的で安全な医療であっても，患者がおかれた社会経済的な差異で医療のアウトカムに格差が生じては，理想的な質の高い医療といえないと考えられています。この端的な例が，アメリカ合衆国におけるCOVID-19による死亡率が人種間で大きな格差があることです。同国の医療が，医療の質という点で大きな欠点があることを示しています。

日本HPHネットワークとして医療の質に着目するのは，個々の医療従事者の高い倫理性に依拠したSDHの改善だけでは限界があると考えるからです。病院という組織としてSDHに取り組む基盤があることで，SDH改善の実践はすべての医療機関で普及していくと考えられます。すでに，カナダでは医療の質の評価対象に公正さを組み込むことが試みられています。一例を挙げると，大腸がん検診の受診率の人種間の格差を公正さの指標として測定している施設があります。2019年のJ-HPHカンファレンスでは，カナダ・ノースヨーク総合病院のジョシュア・テッパー先生に同国オンタリオ州における公正な医療の質の普及の経験を講演していただき，日本における「公正な医療の質」という概念の普及に取り組み始めたところです。今後，公正な医療の質の指標を開発し，日本における公正な医療の普及に貢献したいと考えています。

3.「医療・介護スタッフのための経済的支援ツール」の開発と普及

カナダで作成された先述の貧困介入ツールを参考に，日本HPHネットワークで研究班をつくり，全日本民主医療機関連合会ソーシャルワーカー委員会（以下，民医連SW委員会）の協力を得て「医療・介護スタッフのための経済的支援ツール」を作成しました。

ステップ 1

▶ 経済状態を尋ねる質問をしてください

以下の質問の中で尋ねやすい質問をしてください。

ただし、経済状態に関する問診は、単独では困窮した人をスクリーニングする感度が低いことを理解してください。できるだけ多くの情報を活用して、困窮した患者・利用者さんを見逃さないようにしてください。

質　問	回　答	感度(%)	特異度(%)
趣味やささやかなぜいたくを楽しむための経済的な余裕はありますか。	余裕がない	41.3	81.9
現在の暮らしの状況は経済的に見てどのように思われますか。	苦しい	39.7	82.8
この1年間で、医療費の支払いに不安を感じたことはありますか。	不安があった	30.7	78.9
この1年間に、給与や年金の支給日前に、暮らしに困ることがありましたか。	困った	30.2	78.2
この1年間で、あなたや家族が経済的な理由で、病院や歯科に受診するのを控えた経験はありますか。	はい	22.2	87.2

＊感度と特異度は等価所得132万円以下に対するものです。

ステップ 2

▶ 貧困の健康リスクを理解し、
▶ 患者さんに伝えてください

▶右図参照

貧困は多くの疾患のリスクを増大させます。

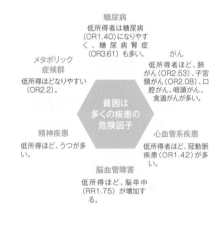

糖尿病
低所得者は糖尿病(OR1.40)になりやすく、糖尿病腎症(OR3.61)も多い。

がん
低所得者ほど、肺がん(OR2.53)、子宮頸がん(OR2.08)、口腔がん、咽頭がん、食道がんが多い。

メタボリック症候群
低所得ほどなりやすい(OR2.2)。

貧困は多くの疾患の危険因子

精神疾患
低所得ほど、うつが多い。

心血管系疾患
低所得者ほど、冠動脈疾患(OR1.42)が多い。

脳血管障害
低所得ほど、脳卒中(RR1.75)が増加する。

＊文献は割愛

ステップ 3

▶ 社会資源を活用した
▶ 支援をしてください

図3-2D-1 |「経済的支援ツール」の構成
(日本HPHネットワーク：医療・介護スタッフのための経済的支援ツール[2019年版], 2019, p.2 より抜粋.)

(1) ツールの内容

ツールは，カナダ版と同様に3つのステップ(経済状態の問診，エビデンス紹介，社会資源の処方)から構成されています(図3-2D-1)。

ステップ1の経済状態の問診は，カナダ版のように1つの質問項目とする予定でした。しかし，研究班がツール開発のために行った研究では貧困状態にある人をスクリーニングできる感度が高い単独の質問項目はありませんでした。そこで，検討した項目の中で感度が30-40%と相対的には高かったものを紹介し，現場で活用しやすい質問を選んで問診に利用してもらう方法としています。

ステップ2では，糖尿病，精神疾患などの疾患に関して貧困が病気の原因であるエビデンスを整理して紹介しています。貧困が病気の原因であり，貧困の改善が必要なことを患者さんに説明する際に活用してほしいと思います。

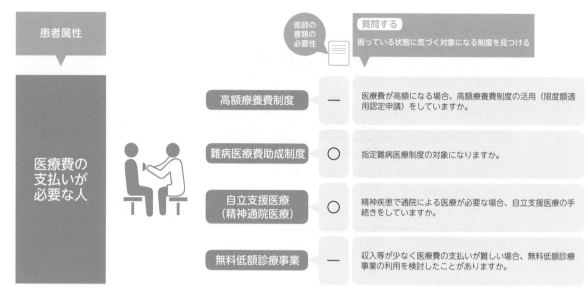

図3-2D-2｜社会資源の活用方法
（日本HPHネットワーク：医療・介護スタッフのための経済的支援ツール［2019年版］, 2019, p.6-7より抜粋.）

ステップ3では，現場で活用できる社会資源を患者の属性ごとに整理してリスト化しています。「質問する」「情報を提供する」「支援しつなげる」という3つのプロセスで，活用可能な社会資源が選択できるように構成しています（図3-2D-2）。ツールには，医師の書類の必要性の項目も加えています。難病や障害については医師の気づきがないと制度活用につながらないことがあります。そうした点で，この項目には特に医師に着目してほしいと期待しています。

（2）事例集

ツールの理解を深めるために民医連SW委員会が作成したのが学習用の症例事例集です（図3-2D-3）。事例と対応例（事例に対して活用できる社会保障制度の紹介と解説）から構成され，13の事例の演習を通してツールで紹介した社会保障制度を深く理解できるように作成されています。

ツールと症例事例集の活用はたいへん有効だと感じる経験をしました。それは，在宅で担当している娘と同居の超高齢者についてです。生活保護で要介護5の状態ですが，経済的に苦しくて夏のエアコンの電気料金の負担もたいへんであることを聞いていました。気になって身体障害者手帳の有無を確認すると所持していないことがわかり，身体障害者手帳取得のための診断書を作成し，身体障害者手帳1級を取得することができました。その結果，生活保護の障害者加算を受けることになり，困窮した生活の若干の改善と夏場でも電気料金を心配せずに安心してエアコンをつけて熱中症を予防する条件を確保することが可能になりました。このように，本来は活用できる社会資源が利用されていない貧困事例は少なくないと感じています。ぜひ，ツールと症例事例集を活用して，現場でできる支援を広げていただきたいと思います。

制度の概要とメリットを伝える

窓口や申請の際の留意点を伝え、制度にアクセスできるように働きかける

医療費の負担が大きくならないように、年齢や所得に応じて、1カ月の上限額が設定される高額療養費制度があります。また、高額療養費の限度額適用認定証等を提示することによって、外来・入院ともに窓口の一部負担金を上限額までにとどめることが可能です。

加入している医療保険窓口での手続きが必要です。

指定難病のうち、重症度分類等に照らして病状の程度が一定程度以上の場合に、医療費の助成が受けられます。高度な治療を長期に必要とする場合に上限額がさらに低くなったり、重症度分類に該当しない軽症の方でも、高額な医療の継続が必要であれば医療費の助成の対象になる場合もあります。

住所管轄地の保健所等での申請手続きが必要です。医療受給者証の期限は原則1年間のため、更新の手続きが必要となります。

精神疾患で通院による医療が継続的に必要な場合、医療費（薬剤費などを含む）の自己負担分を公費負担する制度で、自己負担分は原則1割になります（生活保護の方は自己負担なし）。また、疾病や医療保険上の世帯の所得などの状況に応じて、1カ月あたりの自己負担額に上限が設けられています。

住所地の自治体に申請手続きが必要です。医療受給者証期限は原則1年間のため、更新の手続きが必要となります。

低所得者などの生計困難者に対して、無料低額診療事業の届け出を行った医療機関が無料または低額な料金によって診療を行う事業です。適応基準や適応期間等はそれぞれの医療機関によって異なります。

無料低額診療事業を実施している医療機関を知りたい場合は、お住まいの自治体や社会福祉協議会にお問い合わせください。

事例2 自営業者が病気になった場合の負担軽減

概要

　Aさん（52歳 男性）は，部品を作る工場を営んでいる。専業主婦の妻との二人暮らしで子供はいない。妻は病弱であり，体に負担がかからない範囲で自営の経理を手伝っていた。ある日，Aさんは食事中に倒れ，病院に救急搬送され入院となった。診断は脳梗塞。右上下肢の麻痺が出現し，その日から工場は休業状態となった。収入が途絶えることで，入院費だけでなく，国民健康保険料の支払いの目途が立たなくなり，今後の生活費に不安を抱えていた。

事例2 事例 対応例

制度活用の一例

　Aさんが入院したことで，Aさんの妻は，市役所に高額療養費の限度額適用認定証の申請を行った。また，国民健康保険課に国民健康保険料（国保料）の支払いについて相談し，昨年中の所得と比較し今年の所得見込みが減少する見通しから，預貯金，資産状況についても説明し，国保料の減免の申請を行った。後日，国保料減免決定の通知が届き，国保料の負担軽減を図られることになった。
　その後リハビリを続けたものの障害は重く残存し，発症より3か月経過した時点で障害固定と判断され，主治医に身体障害者手帳診断書（肢体不自由用）の記載を依頼し，身体障害者手帳の申請を進めることになった。その結果，右上下肢機能全廃として，身体障害者手帳1級を取得することができた。その後，市役所に重度障害者医療費受給者証の申請を行ったところ，医療費の助成の対象となり，一部負担金が軽減されることとなった。
　また，身体障害者手帳1級の取得により，障害の区分が特別障害者となったことから，確定申告の時期には所得税および住民税の障害者控除の手続き（所得税の場合40万円，住民税の場合30万円）を行った。

事例のポイント

　自営業者の場合，病気により働くことができなくなると，収入が途絶え生活苦に直結する可能性がある。国保料は前年所得に応じた負担になることから，経済的負担はより大きく感じることとなる。国保料の軽減制度は，国の所得基準を下回る場合に適応される法定減額と，自治体の減免取扱い要綱によって定められている申請減免がある。この事例で適応された申請減免は，災害や事業の休廃止などの場合に適応されることが多いが，自治体の要綱の要件も大きく差異があるため，詳細は自治体に確認することをお勧めする。
　また，身体障害者手帳の等級によっては，自治体による医療費助成の対象となるため，対象等級や所得制限の有無を確認し，医療費軽減として有効に活用していくことが望ましい。そして，課税世帯の場合は，確定申告での障害者控除の手続きを行うことで，翌年度の保険料や税金の軽減を図り，実質的な負担軽減につながることにもなる。

図3-2D-3 | 学習用「症例事例集」の1事例
（全日本民医連SW委員会：医療・介護スタッフのための経済的支援ツール　症例事例集，2019，p.3-4 より抜粋.）

＊
〈https://www.hphnet.jp/whats-new/5185/〉（2020年10月30日閲覧）

ツールと事例集は，日本HPHネットワークのウェブサイト＊から無料で入手できるようにしているのでご活用ください。

4. まとめ

日本HPHネットワークは，公正な社会の実現に貢献するため，ヘルスサービスとして健康格差の解消に有用な情報の提供やツールの開発を進めています。現在，COVID-19のパンデミックのために健康格差の拡大が日本でも指摘されています。このため，健康格差の解消のための現場でできる支援，地域の人たちや関係団体との協力，そして社会への働きかけ（アドボカシー）を今まで以上に促進させていきたいと考えています。当ネットワークが主催するカンファレンス等への参加とツールの活用を通して，現場でのSDHの改善に役立てていただくことを期待しています。

引用文献
1）WHO：The Ottawa Charter for Health Promotion.
〈https://www.who.int/healthpromotion/conferences/previous/ottawa/en/〉（2020年10月30日閲覧）
2）日本医師会公衆衛生委員会：公衆衛生委員会答申，令和2年6月.
〈http://dl.med.or.jp/dl-med/teireikaiken/20200624_3.pdf〉（2020年10月30日閲覧）
3）The College of Family Physicians of Canada：Poverty：A Clinical Tool for Primary Care Providers（ON）.
〈https://portal.cfpc.ca/resourcesdocs/uploadedFiles/CPD/Poverty_flow-Tool-Final-2016v4-Ontario.pdf〉（2020年10月30日閲覧）

第 **4** 章

SDHの視点を取り入れた
医療・地域活動の実践

病院が取り組む地域住民の健康増進
──地域調査・交流活動を通して

山本一視
公益社団法人福岡医療団千鳥橋病院 院長

1. 千鳥橋病院の紹介

　1965 年に，「失業と貧困，健康破壊に苦しむ地域の人たちを救いたい」と集まった医師や看護師たち 6 人で福岡民主診療所をつくったのが，千鳥橋病院の始まりです。全日本民主医療機関連合会に所属する住民立の病院で，350 床のケアミックス型です。無差別平等の医療，個人の尊厳を守る医療を掲げて活動しています。地域を健康にする病院を志向する議論の中で，2008 年に WHO が進める健康増進活動を行う Health promoting hospitals & health services（以下，HPH）ネットワーク（p.79 参照）に日本で初めて参加し，HPH として患者，職員，地域住民の健康増進に取り組んでいます。

2. 活動に取り組む背景

　診療圏には部落差別で苦しめられてきた人々や在日コリアンの人々など社会経済的困難を抱えて暮らす人も多く，外来通院患者さんの 20 ％が生活保護を受けており，さらに，生活保護は受けていないが経済的に困窮している患者さんが毎月新規に約 40 人，当院の無料低額診療制度*を利用しています。その中での私たちの医療活動では，たとえば，入院時の問診表には生活での困りごとの有無（経済格差），いざというときに頼れる人の有無（社会的孤立）についての質問事項があり，そこからアドボケイト（権利擁護）を開始するしくみになっています。また，外来診療の中で気になる中断患者がいれば「とりあえず行きます隊」という緊急訪問部隊が出動するしくみがあり，そこで自宅で重度の栄養障害で動けなくなっていた人が発見され救急診療につながるなど，他の医療機関から見れば，なかなかユニークな取り組みを行っているのかもしれません。そういう背景もあって，「健康の社会的決定要因（以下，SDH）」という言葉は，本稿で紹介する地域診断フィールドワークのキックオフ集会で紹介されるなど，2007 年頃から病院の中で取り上げられてきました。

　SDH に「出会って」からずいぶん年月を経た現在に至っても，とても十分

*
無料低額診療事業は，社会福祉法第 2 条第 3 項第 9 号の規定に基づき，生計困難者が経済的な理由によって必要な医療を受ける機会を制限されることのないよう，無料または低額な料金で診療を行う事業。厚生労働省は，「低所得者」「要保護者」「ホームレス状態の人」「DV 被害者」「人身取引被害者」などの生計困難者が無料低額診療の対象と説明している。

な取り組みとなっているとはいえませんが，SDH を学びつつ取り組んでいるいくつかの試みを以下で紹介いたします。

3. 活動の紹介

（1）地域診断フィールドワーク（地域レポート）

　地域診断フィールドワーク（以下，地域診断 FW）は，2006 年から始められました。文字どおり，病院の立地する地域を観察し，健康問題に結びつくテーマを探し，調査を行う取り組みです。新入職員が多職種で6〜8人程度のチームをつくり，数カ月かけて調査を行います。キックオフ集会で，地域とは何かを，パートナーとしての地域モデル*などを使って学びますので，調査のテーマは自然に SDH に関連したものが多くなっていきます（表4-1-1）。

　各グループには，援助担当者として3名程度の先輩職員が加わります。援助担当者は，地域診断 FW の目的，地域調査の一般論，ファシリテーションについての学習や，中途では進捗状況の交流とお互いのグループの助言などを行います。調査の主役はあくまで新入職員で，初対面のチーム結成時から，①調査テーマと仮説の設定，②実地調査，③分析とまとめ，の3つのステップを実践していきます。2017 年まではおおよそ4月〜6月の3カ月間をかけて取り組み，平日の午後と土曜日の午前に研修として作業日を5回程度確

＊
参考文献　エリザベス T. アンダーソン他編：コミュニティ アズ パートナー　地域看護学の理論と実際：金井克子他監訳，医学書院，2002.（第2版として2007年版あり）

表4-1-1 ｜ SDHに関連の深い地域診断フィールドワークの例

調査発表のタイトル	年度
高齢化に伴う老々介護	2007
タクシードライバーの今	2007
小学生の食事調査	2008
コンビニ店長の実態	2008
教職員のストレス事情	2008
空港周辺の騒音と住民の生活	2008
歯磨きからわかる健康管理	2009
育児支援活動の実態	2010
ホームレスの方は医療を受けられる制度を知っているのか？	2010
ホームレスの方の食事と栄養	2010
ホームレスの方の生活保護利用に対する認知度・考え方	2011
地域高齢者とレクレーション活動	2012
夜勤中の看護師の食生活の実態	2012
自転車事故に関する実態調査	2012
災害時の避難場所の認知度	2012
千鳥橋病院周辺の道路環境	2014
千代町周辺の地域交流の実態について	2016
ケータイ電話と子どもの健康について	2016
待機児童を抱える保護者のストレスについて	2016
地域の人の防災に対する意識	2016
千鳥橋病院周辺の生活と銭湯	2017

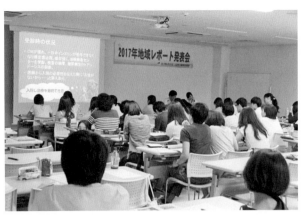
写真4-1-1｜地域診断フィールドワーク（地域レポート）発表会の様子

表4-1-2｜2018年度地域診断フィールドワークの主なスケジュール

2018年度日程		
5月	キックオフ集会	動機づけ
6月～8月	千代の概況 フィールドワークに関する講義 SDH学習会 テーマ決めに向けた議論	①テーマ設定に向けた議論
9月	テーマ決め・調査計画	①仮説を立て，調査計画を行う
10～11月	抄録提出・調査・発表準備	②調査の実践
		③調査データの集計・分析
12月	予演会	
1月	地域診断フィールドワーク発表会	

保し，6月に100名以上の先輩職員が参加する発表会が行われてきました（写真4-1-1）。2018年からは新入職員に現場のリアルな体験も経ながらテーマを探してもらおうと，期間を1月までの8カ月間に延長し，またSDHを基本的な要素とするようにしました。2018年度のスケジュールを表4-1-2に示します。

　ステップ①では，地域を知ることとSDHを学ぶことを位置づけて，グループワークと並行して外部講師を招いての学習会も行いました。ステップ②では，調査に先立って市内の大学から講師を招いて社会調査の学習も行っています。ステップ③の段階では調査結果をふまえて，「医療者として私たちにできることは何か」を検討してもらうようにしています。

　この取り組みは，もともとは医師の初期研修において，地域社会のとらえ方を身につける，地域指向性を高める，多職種連携教育として協働作業を経験することなどを目的に企画されました。いざ準備に入ると，看護職をはじめとした多職種の非常に熱心な参加が得られ，援助担当者の適切なかかわりもあり，まさにSDHを探求する中身になっていました。調査では「タクシー運転手への調査で自転車のままタクシーに近づいたらドアを開けてもらえなかった」「コンビニ店長さんへの調査では『本当に病院職員なの？』と疑われ

表4-1-3 ｜ 2018年度地域診断フィールドワークの調査テーマ一覧

グループ名	調査テーマ
1G	ホームレスの方の健康状態について
2G	外国人妊婦が千鳥橋病院を選んだ背景
3G	なぜ外国人が博多区に多いのか？
4G	非正規雇用の健康診断受診に関して
5G	独居高齢者の栄養状態に関して
6G	千代に住んでいる高齢者の社会参加に関して
7G	外国人の医療機関受診に関して

た」など新人の体当たり調査らしい悪戦苦闘もあり，一方で「自治会の役員さんの話では，震災の二次避難場所は千鳥橋病院に決めているそうです」などの驚きの発見があったり，ホームレスの方々の食事内容を粘り強く調査して衝撃的なカロリー不足を明らかにしたり，地元の小学生の親への調査結果より病院の小児科の夕方外来時間を変更したりなど，数々の貴重な成果を挙げてきました。そして2018年からはさらに明確にSDHに光を当てて実施されています。表4-1-3に2018年度の各グループの調査テーマを示します。

　取り組みの成果は，学習者に行ったアンケート調査でも「患者さんの困っていることを認識できた」「患者さんが何に困っているのか，それに対して医療者として考え寄り添えるようになった」「患者さんの生活背景を考えることができるようになった」といった目の前の患者に向けた視点の変化として表れています。さらに援助担当者のアンケートからは「SDHについてさらに深く知ることができた」「起こった事象だけを見るのではなく，問題の背景を考える視点が身についた」「援助担当者ではあるが，自分自身もSDHについて学習し，再認識できた」などの学びが，より明瞭でした。

（2）大型マンションとの協働──「地域の保健室」
　ここで「地域の保健室」という名の取り組み事例を紹介します。

エピソード事例

　「地域の保健室」は2012年に，当院から歩いて10分程度のところにある築40年を超える大型マンションの自治会の方から当院に声がかかり，始まった取り組みです。40年の歳月で住民の高齢化・独居も多くなった同マンションでは4年間に4件の孤独死があり，何とか住民のつながりと健康づくりにともに取り組んでもらえないかという依頼でした。

　さっそくマンション住民の高齢者にアンケート調査を行いながら，健康づくりに関しての学習会と健康チェック・体操という組み合わせで月に2回，「地域の保健室」の名前で始めました（写真4-1-2,3）。学習会は，医師・看護師・薬剤師・栄養士・リハビリテーション技師などの多職種で講師を務め，健康チェックはまずCGA（高齢者総合機能評価）の中で認知機能，うつ状態，失禁，転倒の4つに特に焦点を当てたスクリーニングを事務職・看護師などで行い，それから血圧・足趾力などのチェックを看護師・研修医・トレーナー（健康運動指導士）などで行いま

した。

　そして1年後。図4-1-1に示すようにこのマンションの高齢者アンケートで健康への関心度が格段に上昇しました。この「地域の保健室」の開始をきっかけにマンション内の高齢者住民の集まる企画・行事の定例会が多数立ち上がり，また，エアコンの掃除などの困りごとを自治会が受け付けて元気な住民が支援する「ささえ愛たい」活動（図4-1-2）など住民同士が活発につながるようになりました。

　「地域の保健室」開始後，孤独死は1件も起きず，今では当院の出番は月に1回だけに「縮小」しています。そして最近では，マンションの共用スペースを使って，費用は抑えながらも家族や仲のよかった住民による手づくりの「マンション葬」も行われるようになっています。社会的孤立というSDHでの重要な要素を学び，そこへの働きかけをした取り組みでした。

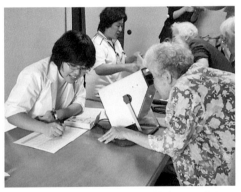

写真4-1-2 | 「地域の保健室」で住民と話す研修医

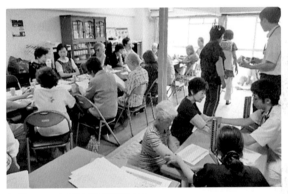

写真4-1-3 | 「地域の保健室」の一コマ

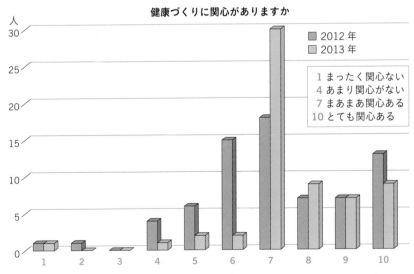

「7 まあまあ関心がある」〜「10 とても関心がある」の割合が62.5%（2012）→90.2%（2013）へ増加

図4-1-1 | マンション住民の意識の変化

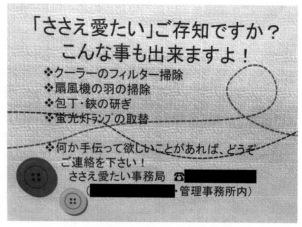

図4-1-2｜マンションで始まった住民同士の取り組み（チラシの一部）

表4-1-4｜「HPH職場サポーター交流発表会」の発表タイトル（抜粋）

発表タイトル	職場
生活保護申請のため退院が長期化した事例について	急性期病棟
ホームレス生活を送るアルコール依存症患者	急性期病棟
ソーシャルワーク支援のスキルアップを目指すグループワークを通してSDHの視点で深めてみた	医療社会科
タクシー運転手で集中治療を要する疾病に罹患した2名の患者〜SDHを通しての退院支援とその後の生活	ICU
複数回栄養指導介入している患者の社会背景と多職種のかかわり	栄養部
精神疾患患者の頻回な救急要請への対応	ER
使用薬剤から見るSDH	薬剤部
気になる患者さんについて，SDHの視点で考察してみた	検査部
10代の人工妊娠中絶を受ける患者の背景〜SDHの分析から抽出された問題点	手術室
糖尿病重症化とSDHの関係	慢性期病棟
レビー小体型認知症の透析患者の事例を通して学んだこと〜SDHの分析を通して	透析室・臨床工学科

（3）「HPH職場サポーター」交流発表会

　前述のとおり，2008年に当院はHPHというネットワークに加盟しました。その取り組みで院内各職場に，HPH職場サポーター（以下，職場サポーター）が選ばれています。2カ月に1度の職場サポーター会議で発案されて実施されたのが職場サポーター交流発表会です。

　HPH活動の支柱になるのがSDHへの理解と実践であり，職場サポーター会議ではSDHの学習や事例検討会，「医療・介護スタッフのための経済的支援ツール」（日本HPHネットワーク作成，p.82参照）を使ったグループワークなどを経て，年度末にSDHをテーマにしたポスターセッションを開催しました。2018年度の発表テーマを表4-1-4に提示します。どれも日常の医療活動をSDHの視点で見つめたことによる発表で，ディスカッションも活発に行われました（写真4-1-4）。

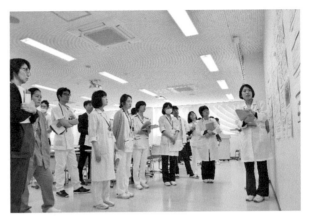

写真4-1-4 | 「HPH職場サポーター交流発表会」の様子

（4）死亡例福祉カンファレンス

　約1年前から当院の入院での死亡例では，その医師サマリー・看護サマリーを記載する際に「主たる死因となった傷病が発見時に手遅れであった可能性はあるか？」という問いが立てられるようになっています。そこで手遅れの可能性が完全に否定されなかったケースは，医事課職員，医療ソーシャルワーカー（以下，MSW）による社会経済的検討にかけられます。そこでも何らかの理由による手遅れ事例であった可能性を否定できないときに，最後に医師・看護師・MSW・医療事務で死亡例福祉カンファレンスが行われます（図4-1-3）。

　たとえば，「マージャン店の自営業で体調が悪かったけれども店を閉めると収入が途絶えるために受診しなかった」ケースでは，国民健康保険で，「もし傷病手当金制度が当該自治体で整備されていて，周知されていたなら，手遅れにならずに受診できていなかっただろうか」などSDHの視点からの検討が行われました。関係した職員にとって，保険制度の弱点・ヘルスリテラシーの問題などに気づきと学びを得る貴重な機会となっています。このカンファレンスで得られた事実を集めてヘルス・アドボケイトとしてのソーシャルアクションにつなげていくことが課題です。

　今後は，普段SDH的な視点にふれにくい病院薬剤部や栄養科，検査科や放射線科にもこのカンファレンスへの参加を呼びかけようと考えています。

CD-284-02 「経済的事由による手遅れ死亡事例」カンファレンス報告書

開催日		参加者	
報告者			
職種			

患者情報①

患者氏名

生年月日　　　　　　　　　　　　　　　　歳　　　　性別

診療情報
　初診日　　　　　　　　　　　　　　死亡日

死因もしくは死因
に影響を及ぼした
疾患

死因に関する
受診、治療の
期間

自覚症状出現、健診での異常指摘等から受診までの期間（　　年　　ヶ月）

治療期間（　　年　　ヶ月）

通院状況　　　○1.治療中(近接診療所含む自院・他院)　○2.中断(近接診療所含む自院・他院)
　　　　　　　○3.その他

死因の種類　　●1.病死　○2.自殺　○3.その他

結論の最終判定　　○A　○B　⇒ 患者情報②以降に入力　A:社会経済的理由による手遅れ事例である
　　　　　　　　　○C　　　⇒ 下の2項目に入力　　　B:Aである可能性もあるが、明確ではない
　　　　　　　　　　　　　　　　　　　　　　　　　　C:社会経済的とは別の理由での手遅れ死亡事例である

手遅れ事例と判
定しなかった(で
きなかった)理由

その他評価・補
足、社会的問
題点や改善策
など

---

*これ以降は「結論A:社会経済的な理由による手遅れ死亡事例」、または
「結論B:Aである可能性もあるが、明確ではない」と判定した場合に記載する

患者情報②

職業	○1.非正規雇用（パート・派遣・請負・アルバイトなど）
	○2.無職　○3.自営業　○4.正規雇用　○5.年金受給者
	○6.その他（　　　　　　　　　　　　　）
詳細補足	

家族構成	○1.独居　　　　　　　　　　　　　　○2.夫婦のみ
	○3.一人親世帯(a.子が18歳未満、b.子が18歳以上)
	○4.夫婦と子ども世帯(a.子が18歳未満、b.子が18歳以上)
	○5.二世帯・三世帯同居　　　　　　　○6.その他
詳細補足	

住居	○1.持ち家　　　　○2.借家、アパート　○3.社宅
	○4.定まった住居がない（a.知人宅、b.車中、c.ネットカフェ等）
	○5.その他（路上・屋外生活等）（　　　　　　　　）

保険種別	①国保資格証明書
受診前	②国保短期保険証（有効期限：　　　）
死亡時	③後期高齢者短期保険証（有効期限：　　　）
右の項目から選択	④無保険　⑤国保証（有効期限：　　　）
	⑥後期高齢者医療　⑦生活保護
	⑧その他健康保険［　　　　　　　　　］（有効期限：　　　）

保険情報の推移

国保法による減免　　○有　●無

無低適応　　○有　○無　　詳細

社会経済的事由と
背景(仕事・経済・
家族)

医療費負担金未納額（　　　　　　　）

事業所での相談・援助など関わり	医療費相談　○有　○無　　MSW介入　○有　○無

地域・役所での
相談・援助など関
わり

事例の評価
社会的問題点・
改善策など

図4-1-3｜死亡例福祉カンファレンスシート（「経済的事由による手遅れ死亡事例」カンファレンス報告書）

2

患者基本情報にSDH項目を取り入れた
診療とヘルスプロモーション

水本留美子
医療生協さいたま生活協同組合
埼玉協同病院 医療ソーシャルワーカー

佐藤智美
医療生協さいたま生活協同組合
本部事務局 保健師

福庭 勲
医療生協さいたま生活協同組合
埼玉協同病院 副院長・医師

エピソード事例

　70代前半のAさん（男性）は，2年半前から咳と痰が継続していましたが，経済的に困難な事情もあり受診せずに様子を見ていました。だんだんと呼吸苦の悪化が見られ，外出も困難な状況になりました。そこで，ご自身で地域包括支援センター区役所職員に体調不良を訴え，無料低額診療事業（p.14参照）を行っている当法人内診療所を受診しました。入院が必要と判断され，救急車で地域包括支援センター職員と高齢介護課職員とともに当院に来院され，肺炎とCOPD増悪の診断で入院となりました。来院当初，Aさんは「手持ち金が1000円しかなく，医療費が心配。年金が入ったら支払いができると思うのでそれまで待ってほしい」と不安な面持ちで訴えられました。入院費用についてもさまざまな相談に乗ることを伝えたうえで，安心して治療に専念していただけるよう，他職種とも協力して支援にあたりました。

SDHの視点から，生活の課題を見つける支援

　Aさんは離婚しており，独居で頼れる家族もいませんでした。60代前半まで配送業に従事していたため，厚生年金は受給していましたが，家賃，光熱費といった生活費の支払いで精一杯であり，医療費の捻出が困難な状況でした。日常生活の面では，近所のスーパーに買い物に出ることが唯一の楽しみでしたが，居室がエレベーターなしのアパートの3階にあることから，呼吸困難が強くなってきていた近頃は出かけることも困難になっていました。誰とも話すこともないため，たばこの本数は1日40本程度に増えてきていました。

医療・看護の提供，そして在宅生活復帰の支援

　治療の結果，COPDに対して酸素療法が導入され，退院後も引き続き通院管理が必要となりました。そこで医療費捻出が困難である経済状況に対して，無料低額診療事業制度を活用することになりました。年金収入の状況から，自己負担額の半額減免の処置をとることができました。退院後は当法人内の診療所に無料低額診療事業で通院継続できるように調整しました。また，外出できる程度のADL確保や環境調整をするため，入院中にリハビリ担当者とともに自宅を訪問しました。地域包括支援センター職員にも来てもらい，居室内での動作を確認のうえ，階段昇降時の工夫や呼吸方法などについてもアドバイスし，自宅生活に合わせた訓練を入院中から実施。退院後，Aさんは家計相談支援員[*]に支払い相談を

---

[*]
自治体が設置する生活困窮者の相談窓口で家計改善に向けたアドバイスを行う人たち。ファイナンシャルプランナーや社会福祉士らがその任にあたる。

継続しています。そして，介護保険を利用しながら他者との交流，リハビリ等も継続する予定になっています。

＊個人情報保護のため，内容を一部変更しています。

1. はじめに

　私たちの病院は，電子カルテの患者基本情報欄に健康の社会的決定要因（SDH）に関する項目を取り入れ，外来・入院診療にヘルスプロモーションを活かす取り組みを行っています。今回，その概要についてご紹介いたします。

2. 埼玉協同病院の概要

　当院は，「医療生協さいたま生活協同組合」という医療生協組織のセンター病院として，1978年の開院以来，地域住民・組合員と協力して一貫して無差別・平等の医療・介護を追求する一方で，よりよき社会保障制度の確立のために努力してきました。その実践として，当院開院以来「差額ベッド代なし」を継続しています。2016年には埼玉県より無料低額診療事業の認定を受けました。

　地域医療に貢献すべく，常に医療機能の向上にも努めてきました。1988年に埼玉県より二次救急指定病院の認定を，1998年には日本医療機能評価機構認定基準「一般病院種別B」の認定を受けました。2004年より包括医療費支払い制度（DPC）に参加するとともに，2013年には緩和ケア病棟を開設し，2015年にはがん診療指定病院の認定を受けました。2017年1月には産婦人科開設以来の分娩2万5000件に到達しました。

　また，当院の使命として，地域の医療活動を担う医師をはじめとした職員の育成にも積極的に取り組んできました。1994年に厚生労働省より臨床研修指定病院（基幹型）の認定を受け，その後，更新を継続しています。最近では，毎年8名の研修医を受け入れています。また，看護学生の実習受け入れも積極的に行っており，県内外の養成機関から年間200名近い実習生を受け入れています。2002年にはISO9001を取得し，組織管理運営に品質マネジメントシステムの活用を開始しました。住民・組合員と一体となり，医師会や近隣の医療機関・介護施設とともに力を合わせて，個人の尊厳が守られるように地域医療の発展のために尽力しています。

　当院は，現在，病床数399床（回復期リハビリ病棟50床を含む）の急性期DPC病院として，標榜診療科31，平均外来患者数約1000人，救急搬入件数は年間で約4000件を受け入れています。病棟は，7：1入院基本料（現「急性期一般入院料1」）を取得しており，平均在院日数は約10日前後で運用しています。

　ここで，私たちの病院の理念をご紹介します。

人権をまもり，健康なくらしに役立つ医療を，地域とともにつくります。
・医療が保障される社会づくり
　個人が尊重され，社会的不平等のない医療・福祉制度の実現をめざします。
　最大の環境破壊である戦争に反対し，平和と環境をまもります。
・私たちの医療の目的と姿勢
　すべての人々が，健康に生き，尊厳をもって療養できるよう支援します。
　利用者によりそい，自律を育み，安全・安心で最適な医療・介護を行います。
・医療従事者としての成長
　科学的視点と高い倫理観をもち，医学の成果と社会の進歩に学びます。
　地域のなかで，育ちあう喜びとやりがいを感じられる職員に成長します。

3. 活動に取り組むきっかけ・背景

　「医療生協さいたま生活協同組合」の前身は 1953 年にまで遡ります。当時の医師をはじめとした職員たちは「患家は病室であり，それに至る道は長い廊下である」を合言葉に，農村に点在する患者の家々を訪問して，診療に従事していました。当時から，患者を生活や労働の場でとらえ，治療のためには生活と労働の環境改善が不可欠であるという考えで医療を行っていました。また，「健康は自ら勝ち取るもの」という考え方で，健康づくりのための医療活動や地域保健予防活動を行ってきました。これはまさに現在のヘルスプロモーションに通じる概念でした。この理念・考え方はその後も脈々として職員の心に引き継がれています。

　このような私たちの志と，WHO のすすめる HPH（p.79 参照）の理念が共通のものであることを知り，私たちの築き上げてきた理念を実現する手段として HPH のツールを活用していくことを決定し，2013 年，国際 HPH ネットワーク（The International Network of Health Promoting Hospitals & Health Services）に加盟しました。現在，国際 HPH ネットワークでは，ヘルスプロモーションの中でも特に「5 つの健康の決定要因」に対する介入に力を入れています。「5 つの健康の決定要因」とは，多くの生活習慣病の発症や増悪に影響を与える要因と考えられている，極度な痩せ・肥満・運動不足・喫煙・飲酒のことです。私たちは，これらの患者情報を職員間で共有し，介入していくために，電子カルテのシステムを構築してきました。さらに，私たちが長年取り組んできた無差別平等の医療・介護の実現の一環として，SDH 項目も取り入れ（「プロフィールシート」に記載），患者情報を全人的にとらえることができるように取り組んでいます。

4. 実践活動内容の紹介

（1）情報収集からスクリーニングまで
——どのような情報を誰が，いつ取るのか

　電子カルテ上で患者情報を集約・共有する「プロフィールシート」という画面に，「5つの健康の決定要因」やSDHに関連する項目を追加したことは前述したとおりです。さらに，口腔状況が全身の健康状態に影響を及ぼすということはもちろん，口腔状況は経済状況に影響を受けるという報告[1]を受け，生育歴やヘルスリテラシー，貧困を反映する重要な指標として口腔状況の情報を追加しました。具体的には，「入れ歯の有無」や「口の清潔」という項目があり，口腔ケアを行っているか，定期的に歯科への受診があるかについて聴取しています（図4-2-1）。

　これらの情報を基に，各部門・職種が患者情報を共有し，介入をしている具体的な活動について，外来患者・入院患者と，小児科での取り組みをご紹介します。

①外来患者についての情報共有と介入

　新規外来患者には，受付を担当する外来事務がヘルスプロモーション問診票を渡し，患者自身に記入してもらいます。その問診によるスクリーニングの結果，外来事務が禁煙や飲酒についての指導パンフレットを渡す取り組みも行っています。

　また，糖尿病外来・循環器外来・呼吸器外来の定期通院患者のそれぞれの誕生月の診察前には，カルテチェック時にヘルスプロモーションの問診を行い，これらの問診を基に，管理栄養士が栄養相談を実施したり，保健師・看護師が喫煙・飲酒・運動について指導したりしています。これらの問診には，口腔ケア，一般健診やがん検診の受診状況やフレイルチェックの項目もあります。

　さらに，定期通院の中で聴取したSDH項目は「プロフィールシート」に記

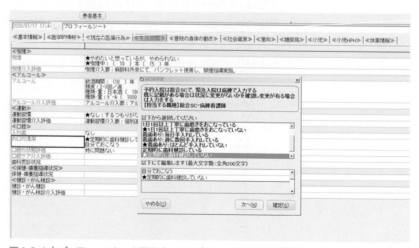

図4-2-1｜プロフィールシート画面（ヘルスプロモーション関連項目）

載し，受診予定の患者の中から，気になる患者（社会的背景が複雑で問題がある／自己中断歴がある／頻回な急患外来受診歴があるなど）をピックアップし，医師，看護職，医療事務，医療ソーシャルワーカーなどの職種で「気になる患者カンファレンス」を週2回開き，対応を検討しています。情報を共有することで，多職種での介入へとつなげています。

SDHの問題を察知した外来担当医師が直接医療ソーシャルワーカーへ介入依頼をし，社会的処方（p.39参照）へとつながる事例もあります。

②入院患者についての情報共有と介入

入院が決定した患者については，職業歴，生育歴・生活歴，社会資源の利用状況を聞き取ったり，経済的困窮の有無を把握するため「入院費，生活費ともに問題はない」「生活費は問題ないが，入院費用が心配で相談したい」「生活費・入院費ともに心配」「健康保険証がない」という聴き取りをし，社会的処方介入の必要性についてスクリーニングをしています（図4-2-2）。

当初これらの聴取は看護職がすべて行っていました。しかし，業務量の負担が大きいという声から役割分担をし，喫煙については薬剤師，運動については作業療法士／理学療法士，経済的困窮の詳細については医療ソーシャルワーカーが聴取し，入院期間中を通して各職種が情報収集・記載するという方法に変更しました。

現在では，予約入院の場合には，予約入院受付・医療福祉相談・薬剤師外来窓口の機能をもつ総合サポートセンターで，看護職もしくは医療事務が問診を聴取しています。緊急入院の場合には，該当する病棟の看護職員が聴取し，多職種の介入へつなげています。

③小児科患者についての情報共有と介入──ライフステージごとに特有なSDHをふまえて

各ライフステージには特有のSDHがあるとされています[2]。

特に小児期においては，ヘックマン（アメリカの経済学者）により就学前の教育環境への投資が，（略）意欲，忍耐力，協調性といった非認知的能力を効率よく醸成し，生涯にわたり幸福や生活の安定，ひいては健康の面で効果的である可能性が示されており[3]，当院でも母子や小児期のSDHやヘルスプロモーションについて取り組んでいます。小児虐待予防対策チームがあり，虐待の早期発見や虐待の予防にも力を入れています。

以前は小児科病棟への入院であっても，整形外科や耳鼻科の手術のために入院する場合には，成人と同様の「患者プロフィールシート」に入力をしていました。また肺炎や感染症などの治療のために入院する小児に関しては「小児プロフィールシート」がありましたが，このシートにはSDH関連項目がありませんでした。そこで，2020年7月より成人の患者プロフィールシート内に「小児HPH」というタブを追加し，ヘルスプロモーションやSDHに関連する情報を記録できるように変更しました。ここでは，生育歴はもちろん，家族の状況（両親の職業歴・年齢，きょうだいや祖父母の状況など育児支援者の有無），予防接種歴，親子関係，養育や発達に関する問題点，相談できる環境

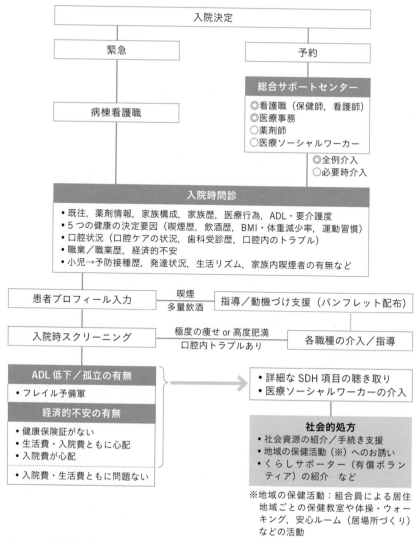

図4-2-2 | 入院決定から社会的処方までの流れ

の有無，経済的困難状況，家庭内喫煙者の有無などを記載しています。

これらを基に，カンファレンスの実施や，保健センターや児童相談所への連絡，保育士の介入，育児教室等への案内を行います。

（2）プロフィールシート運用の課題
①プロフィールシートへの記載率

現在，主に看護職と医療事務，医療ソーシャルワーカーが記入しています。他職種もプロフィールシートへの記載は増えているものの，各職種で独自に得た情報をプロフィールシートへは記載していないことがあります。プロフィールシートは診療記録と重複して記載する手間があるということ，また，字数制限や評価スケールの違いなどによる記入しづらさがあるということが記載を妨げていると考えられます。それらを解消し，全職種が記載していけ

るようなシートにしていく必要があります。

②担当職員によるアプローチの差

　ヘルスプロモーション項目や社会的処方への指導や介入アプローチは，各職員の知識や経験，コミュニケーションスキルなどに影響を受けるところが大きい現状があります。この対応策として，入院時間診票を改訂したり，「指導パンフレット」を作成し活用を促したり，「医療・介護スタッフのための経済的支援ツール」（p.82参照）[4]の活用を検討し始めています。しかしながら，一般的な型をつくるということは，単に枠に当てはめたり，何かをあてがうだけになり，形骸化する可能性もはらみます。すべての職員が，患者の個別性や意思を汲み取り，個別性のある指導や支援，公的サービス以外の地域活動やボランティアなどの社会的処方も提供できるよう職員教育を充実させていく必要があると感じています。

③社会的処方後の評価

　現在の取り組みとしては，入退院を繰り返す患者についてはその後を追うことは可能ですが，「処方」が断続的になりがちです。PDCAサイクルを回し，継続的に介入・評価すること，結果を「見える化」すること，そして患者に介入したスタッフが介入のフィードバックを受け取ることは，スタッフの動機づけやスキルアップにもつながります。今後は，職場推進委員会議や研修，スタッフ支援を通して，顔の見える関係をつくり，お互いの業務の流れを理解するなど，院内全体で職員の総合力をアップしていく必要があります。

（3）患者に対する支援・社会的処方の実際

　「社会的処方」を行うことは，患者本人を介護サービスや他の社会資源につなげる，地域とつなげるという1つひとつの作業と考えます。特に，孤独や貧困生活に対する手立て（処方）を考えることは，必要な医療，介護を受けることができるようにするためにも重要です。

　2019年度の入院にあたり「患者プロフィール」が作成された方は6538件，その中で「経済的不安はありますか」の問いに対して，「問題なし」と答えた方は全体のおよそ89%（5842件），「入院費用，また併せて生活費含めて心配である」「問題がある」と答えた方は全体のおよそ9%（608件），未回答がおよそ2%（154件）でした。

　図4-2-3は「問題がある（経済的不安あり）」と答えた方の詳細です。年齢別では60代以上の方が全体の6割以上を占めていました。保険種別では国民健康保険加入の方が149件，後期高齢者医療保険加入の方が169件となっていました。生活保護受給中の方も86件ありました（図4-2-4）。

　支援の内容としては，高額療養費制度の紹介，標準負担額減額認定証のご案内が一番多く，全体の6割を占めていますが，生活保護申請，障害者手帳申請，傷病手当金申請などといった生活につながる支援も多く見られました（図4-2-5）。

　スクリーニングから介入まででわかったことは，①突然の入院により治療

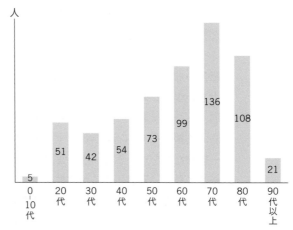

図4-2-3｜「経済的不安あり」と回答した患者の年代

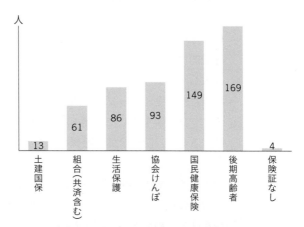

図4-2-4｜「経済的不安あり」と回答した患者の保険種別

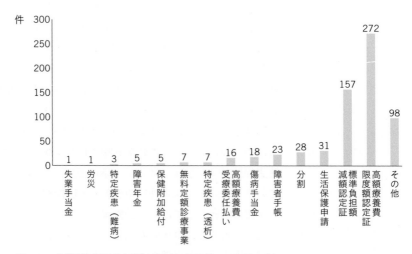

図4-2-5｜「経済的不安あり」と回答した患者への支援内容

だけでなく費用面，負担額がどのくらいになるのか不安を抱える人が多くいることです。また，生活保護受給中の方は入院医療費の心配は少ないですが，そもそも支給されている生活費用を切り詰めて生活されている方が多く，入院することで雑費等の負担が増えるのではないかという心配をされることが多いこともわかりました。そして，②生活そのものに困窮している状況におかれている中でさらに治療費を捻出するためには，さまざまな制度を重ねて支援する「つなげる社会的処方」をしなければならないこともわかりました。

　当院では経済的に困窮している患者に対する社会的処方の1つとして「無料低額診療事業制度」＊を実施しています。これは，医療費の自己負担分について全額もしくは半額を免除するという制度です。当院では患者の生活保護基準に照らし合わせ，基準の130％以下であれば全額もしくは半額減免処置をとり，医療を切れ間なく提供するとともにその間にさまざまな生活支援を行えるよう，患者家族と相談し支援継続を行っています。2019年度では66件の相談があり，免除実施件数は27件でした。現在，入院患者への適応件数は少ないですが，この制度活用も今後は増えていくことになるだろうと実感しています[5]。

＊
p.14，p.89も参照

5. 患者と地域をつなげるための連携としくみづくり

　患者本人との信頼関係を基礎にしたつながりをつくるためには，私たちの病院がいつでも「生活の困ったときに相談できる存在」になる必要があります。そのためには職員全体でSDHを学び続けるしくみづくりが大切だと考えます。当院では，職員がSDHの視点で患者をとらえ検討できる力をもてるようにするため，「SDHカンファレンス」を実施しています。これにより患者の背景に何がひそんでいるのかを考え，患者が抱える問題に向き合えるようになり，患者本人を地域とつなげる，介護サービスや他の社会資源につなげる，その1つひとつの作業が社会的処方になるということが理解され，孤独や貧困に対する取り組みが大切だという職員への意識づけができるようになってきています。

　こうした力をつけつつ，そのうえで，行政・その他の相談機関とのパイプ役になれるよう地域のさまざまな機関とつながり，地域全体と連携をとっていくことができるように取り組むことが必要です。また，社会情勢にも目を向け，地域とともに新たな動きをつくり支援の輪を広げていくことが大切だと思います。新型コロナウイルス感染症（COVID-19）の影響により失業や休業などを余儀なくされ，収入が減り，医療費捻出だけでなく，明日食べる食糧がないと相談に来られる方も少なくありません。幼い子を抱える世帯では本当に深刻な問題です。そこで，以前から取り組まれていたフードドライブ，フードパントリー＊＊の活動を法人内だけでなく，地域全体に発信し，拡大しています。最近では地元のスーパーや子ども支援団体などにも協力してもらい，活動の輪が広がっています＊＊＊。

＊＊
フードドライブ：家庭で余っている食べ物を学校や職場などに持ち寄り，それらをまとめて地域の福祉団体や施設，フードバンクなどに寄付する活動
フードパントリー：生活困窮者やひとり親家庭など，何らかの理由で十分な食事を摂ることができない状況の人々に食品を無料で提供する支援活動
＊＊＊
本章第4項（p.118），第10項（p.182）も参照

6. 社会的処方に必要なポイント

　　社会的処方につなげることは，何かをあてがうことではありません。経済的に困窮している人に対して，生活保護の申請を検討する，借金の返済の相談を弁護士にする，などの手立てを講じても，「やりたくない・できない」という患者に出会うことは少なくないでしょう。複雑な手続きや多くの人とのかかわりが苦手で，よいとわかっていてもすぐに前向きに自発的に取り組むことができない人もいます。そんな方々に対して，「社会的処方」を行うことだけが大切なのではないと考えています。

　　あくまでも SDH の視点をふまえて，その患者の背景にあるもの，生活歴を含めた全体像を理解し，患者と医療従事者がその問題を共有すること，本人と信頼のあるつながりをもって一緒に解決の道筋を探すことが重要であると私たちは考えています。

7. 今後の展望

　　これまでの私たちの取り組みの成果として，患者基本情報に SDH 項目やヘルスプロモーションの項目を取り入れ，患者の生活背景を包括的にとらえるというシステムは定着してきました。喫煙や飲酒に関してはほぼ 80％程度の記載率が維持できていますが，極度な痩せや肥満，運動不足に関しては記載率が決して高いとはいえません。また経済的に問題を抱える患者への介入率も 30％台にとどまっています。記載率と介入率をすべての項目で上げていくことが喫緊の課題です。

　　さらに，私たちの病院は，急性期病院として入退院が早く，平均在院日数が 10 日前後という中でヘルスプロモーションまで対応できていない現状があります。入院中のケアプロセスの中でこの課題があいまいにされずに取り組まれること，そして仮に入院中に解決できなくても，退院後の外来受診あるいは他院紹介に向けて，継続課題として引き継がれるように退院要約や紹介状に記載されるようにしていくシステムづくりが求められています。

　　元世界医師会会長であったマイケル・マーモット氏は著書 "The Health Gap"（邦題『健康格差』）の中で「せっかく治療した患者を，なぜ，その病気の原因となった環境に返すのか？」と読者に投げかけています[6]。

　　患者自ら病気を克服していくためにも，経済的貧困から抜け出し，自ら生活環境を改善していけるように支援していくことは私たち医療従事者としての責務です。そのことをいつも肝に命じて，今後も取り組みを進めていきたいと考えています。

引用文献
1）全日本民主医療機関連合会歯科部：口から見える格差と貧困〜歯科酷書，全日本民主医療機関連合会，2018.
　　〈https://www.min-iren.gr.jp/shika/date/2018/180426_01.pdf〉（2020 年 10 月 30 日閲覧）

2 ）近藤尚己：健康格差対策の進め方　効果をもたらす5つの視点, 医学書院, 2016, p.136.
3 ）ジェームズ・J・ヘックマン著, 古草秀子訳：幼児教育の経済学, 東洋経済新報社, 2015.
4 ）日本HPHネットワーク：医療・介護スタッフのための経済的支援ツール〔2019年版〕, 2019.
　　〈https://www.hphnet.jp/whats-new/5185/〉(2020年10月30日閲覧)
5 ）埼玉県民主医療機関連合会・医療生協さいたま生活協同組合編：いのちと向き合う私たち―無料低
　　額診療事業からみえてきたこと, 医療生協生活協同組合, 2019.
6 ）マイケル・マーモット著, 栗林寛幸監訳, 野田浩夫訳者代表：健康格差　不平等な世界への挑戦, 日
　　本評論社, 2017, p.6.

[3]

診療における
社会的バイタルサイン（SVS）の活用

水本潤希
東京大学医学教育国際研究センター医学教育学部門

エピソード事例

　　60 歳代の患者 A さん。家で動けなくなっているところを親族が発見し，救急搬送されました。アルコール性肝硬変，コントロール不良の 2 型糖尿病を背景とした，特発性細菌性腹膜炎と診断されて，入院治療を受けることになりました。感染症の治療経過は良好でした。

　　担当する診療チームは，この患者の抱える問題は医学的なものだけではないだろうと考えました。そこで，社会的バイタルサイン（後述）の考え方を用いて，各職種が日々のかかわりの中で，患者がこれまでどんな生活を送ってきたのかについての情報を集めました。そして，アクションシートと呼ばれるマトリックスを用いて，患者の取り巻く社会的要因を HEALTH＋P（後述）の項目に沿ってまとめ，チーム内で共有しました（表 4-3-1）。

　　このようにまとめることで，患者の抱える困難さだけではなく，強みや活用できる資源が見えてきました。もちろん，変えられないこと，介入できないことはありますが，一方で，変えられること，自分たちが支援できることも見つかりました。そこで，患者とよく相談したうえで，種々のサービスを調整し（詳細は表 4-3-1 を参照），退院後も継続した支援が受けられるようにしました。このような診療チームとのやり取りの中で，患者はこれまでの人生を振り返り，生活を立て直す意欲がわいたようです。特に，禁酒については固く心に決めたようでした。

　　診療チームの一員であったあなたは，当初この患者にかかわることを煩わしく思っていました。病気を放っておいたのは自己責任だし，よくなってもどうせすぐ悪くなるだろうと，心のどこかで思っていたのでした。しかし，患者を取り巻く社会的要因が少しずつ明らかになり，チームでの介入により少しずつ状況がよくなるのを見て，周りの支援があれば自分らしい生活を送ることができるのだと，患者に対するあなたの見方は変わりました。

　　　　　　　　　　　　　　　　　＊個人情報保護のため，架空の症例を使用しています。

表4-3-1 | 患者Aさんの社会的バイタルサインをまとめたアクションシート

	今，何が起きているのか（What）	なぜそれが起きたのか（Why）	これからどのようにするのか（How）
Human network and relationships 人間関係（家族，近所，交友，冠婚葬祭など）	・1人で介護していた父親が亡くなったことで独居となった ・姉が遠方にいて，父の死をきっかけに時々電話するようになった ・妻とはずいぶん前に離婚した。子どもとの交流はない ・近所付き合いはない	・飲酒による人間トラブルを繰り返していた ・しらふのときは穏やかで慎ましやかな性格である ・姉は仕事が忙しく頼りにくい ・介護はたいへんであったが，父の死をきっかけに飲酒量が増えてしまった	・姉に連絡をとり本人の状態を共有する ・父の墓参りに行くことを目標に，リハビリに取り組んでもらう
Employment and income 収入，仕事内容，労働環境など	・50歳まで建築業に従事していた ・今は就業せず，生活保護を受給している ・入院期間が長くなると保護費が減額になるため，早期に退院したい	・アルコール性急性肝炎による入院をきっかけに失業した ・できれば働きたいが，倦怠感が強く働けない ・父の介護が社会との唯一残された接点であった	・現時点で介入は行わない
Activities that make one's life worth living 趣味，活動，生きがいなど	・趣味は相撲観戦である ・車がなく，公共交通機関も数少ないため，外出はほとんどしない ・自転車が最近壊れた ・今は禁煙しているが，禁酒したら喫煙欲求が高くなるかもしれないと思っている	・人付き合いがなく，日中にすることがない	・日中の活動機会をつくるため，精神科デイケアをすすめる ・アルコール教室に通ってもらい，再飲酒を防ぐ
Literacy and Learning environment ヘルスリテラシー，健康観，幼少期の教育環境，学歴など	・数年前までインスリン治療を受けていたが，面倒になって中断した ・インスリン治療についての知識はあるが，合併症の知識はない ・血糖測定は自分で可能である ・栄養指導では積極的に質問し，できることを見つけて実践しようとしている ・入院中に参加したアルコール教室で，禁酒するという意思表示をしている	・高校卒業後に建築業に就労した。いわゆる職人肌である ・飲酒していない状態であれば，ヘルスリテラシーは高く，自分で現状をよくしていこうという気持ちがある ・港町出身で，飲酒に寛容な文化で生まれ育った	・血糖測定手技とインスリン注射手技を再度確認，指導する ・アルコール教室で継続した学習機会を提供する ・本人の意欲を支持するよう心がける
Taking adequate food, shelter and clothing 衣食住：食事，住居，地域（衛生，商店，交通／連絡手段，公園）など	・朝はあまり食べないため，朝食後の薬剤が飲みづらい ・昼・夜はコンビニで買うインスタントラーメンや冷凍食品が多い ・コーラやフルーツ牛乳などのソフトドリンクが好きである ・エレベーターのないアパートの2階に住んでいる ・最寄りのスーパーまでは徒歩15分である	・糖尿病とアルコールによる神経障害があり，歩行時にふらついてしまう ・スーパーに行くための足がなく，コンビニに通っている ・住宅は生活保護の扶助でまかなっている	・精神科訪問看護を利用し，通院や買い物の支援を行う ・配食サービスをすすめる（1食500円程度） ・内服を夕食後にまとめる ・理学療法士のアドバイスに従い，杖を購入する
Health care systems 保健・医療・福祉・介護サービスなど	・これまで不定期に通院していた病院は受け入れを拒否している ・生活保護のため医療費の自己負担はない ・介護保険の対象からは外れている ・当院外来へは病院のバスで通院できる	・親の介護のため定期通院ができないときがあった	・中断しないような受け入れ態勢を構築する ・バスの運営部局と協力して，通院時の見守りを強化する
Patient preference and values 本人の意向，価値観，性格など	・今回の入院を機に，治療を再開して，生活面の改善など自分の力でできることをしたいと思っている ・退院後に最も不安なのは買い物のことである ・あちこちの医療機関にかかるのはたいへんなので，1つの病院で診てほしい ・入院中に，インスタントラーメンやコーラなどを隠れて飲み食いしていた		

1. Team SAILの活動

〈https://sites.google.com/view/svstool〉(2020年10月30日閲覧)

筆者が参加する Team SAIL (Scope to upstream and Action with Interprofessional Investigating and Learning) は,「健康の社会的決定要因 (Social Determinants of Health:以下,SDH)」を日常の診療現場で活用する方法の開発・普及・実践を目的とした,有志の集まり*(表4-3-2)です。医師,看護師,医療ソーシャルワーカー,医療事務などの多職種で構成されています。困難を抱えている患者の複雑な社会的背景を的確に把握し,適切な介入につなげるスキルは,問題の個別性や解決法の地域性が高いことなどから,経験を積み重ねたベテランによる「職人技」として語られるきらいがありました。しかし,健康格差がますます広がる日本社会において,このスキルを特別な人だけが有する特殊なものとしてはいけません。Team SAIL は,臨床における実践知を言語化し,誰でもどこでも一定水準以上の成果が得られるような方法を考えてきました。

2012年に堀毛清史医師が,「ソーシャル・バイタルサイン」という用語を提案した。

具体的には,本稿で解説する「社会的バイタルサイン (Social Vital Signs)」(以下,SVS)という概念を提唱しています**。私たちはこれまでさまざまな場で,SVS についてのワークショップやレクチャーを行ってきました。また,学術雑誌や商業雑誌への投稿も積極的に行っています。本稿の内容は,Team SAIL のこれまでの研究・実践と,ワークショップ等の参加者からのフィードバックをふまえたものです。

患者の健康を脅かす社会的要因の蓄積は,よく川の流れにたとえられます。

表4-3-2 | Team SAILのメンバー
(五十音順,所属は2020年9月時点のもの)

氏名	所属施設名(職種)
芦野 朱	家庭医療学開発センター(CFMD)(医療事務)
井村 春樹	洛和会音羽病院(医師)
大髙 由美	獨協医科大学病院(医師)
大矢 亮	耳原総合病院(医師)
小松 真成	鹿児島生協病院(医師)
佐藤 健太	勤医協札幌病院(医師)
杉原 大輔	長野中央病院(医療ソーシャルワーカー)
鈴木 諭	利根中央病院(医師)
千嶋 巌	千葉大学大学院(医師)
照井 稔宏	福島県立医科大学大学院(医師)
西岡 大輔	東京大学大学院(医師)
西村 真紀	川崎セツルメント診療所(医師)
原田 侑典	獨協医科大学病院(医師)
藤原 和成	大曲診療所(医師)
幌 沙小里	勤医協札幌病院(看護師)
水本 潤希	東京大学医学教育国際研究センター(医師)
横田 雄也	岡山家庭医療センター(医師)
* ほかにも多くのメンバーがいます	

医療機関は川の下流に位置し，健康問題の波に溺れてしまった方を救い上げる役割がありますが，その上流には，その健康問題が起こるに至ったさまざまな要因があります。複雑に渦巻く下流の危険領域を航行し，上流にある社会的要因に目を向けようという思いが，Team SAILの名前に込められています。

2. 活動の背景

　臨床現場でSDHに目を向ける必要性が一目でわかる写真があります（写真4-3-1）。この家の住人は，強い息切れがあり歩行困難になったため病院を受診しました。未治療の糖尿病，アルコール依存，陳旧性心筋梗塞があり，慢性心不全急性増悪の診断で入院治療を受けました。全身状態はたちまち改善しました。

　さて，あなたがもしこの患者の担当なら，この後どうするでしょうか。「元気になりましたね。早くおうちに帰りたいでしょう。お大事に！」――そう言いたいですよね。主訴であった息切れと歩行困難はすっかり改善したのですから。

　私たちは写真を見て，この患者の家（室内）の様子を知っているので，ただ病気を治療しただけでは不十分であることがわかります。この家に帰ったら，数日後には心不全増悪で再度入院することになりそうです。

　この患者にとって最も必要なこと，それは周囲の人たちからの助けでした。そして，病院からの働きかけで，患者の友達の協力が得られ，家はすっかりきれいになりました（写真4-3-2）。このことは，家が物理的に片づいた以上

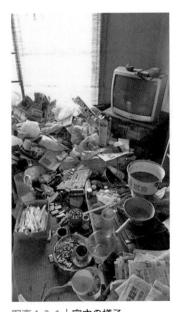

写真4-3-1｜室内の様子
（患者本人の同意のうえ，長野中央病院杉原大輔氏より提供）

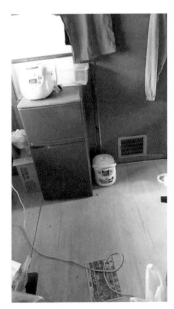

写真4-3-2｜きれいになった室内の様子
（患者本人の同意のうえ，長野中央病院杉原大輔氏より提供）

の意味を有しています。患者が住み慣れた場所で生活し続けるために，体調と生活の状態を知っていて，何かあれば助けてくれる友人の存在は大きいでしょう。

　実際には，自分の家の写真を持ち歩いている患者はいません。では，私たちはどうすればよいのでしょうか。家の様子だけではありません。お金が足りず，薬局で処方箋を薬にすることができない。自宅で親を介護しているため，自分の健康のことを考える余裕はない。家の周りに運動できる公園やジョギングできる道路がない。夜勤の仕事で「毎食後」に飲むべき薬が飲めない。このような課題を明らかにするためには，患者に何でも話してもらえる環境をつくったうえで，医療者が意識して患者に問いかける必要があります。そして，社会的課題について患者に問いかけるからには，私たちは患者が話してくれた内容を基に，患者の社会的状況を評価し，実際に適切なアクションを起こすことができなくてはいけません。何を質問し，どのように評価し，どんな行動を起こすのか。このステップの明示化こそ，Team SAIL が行っていることです。

3. 社会的バイタルサインとは何か

　患者を取り巻く社会的要因を，すべての医療者が普段の診療で意識して聴取し，それを何らかの介入につなげることができるようになるために，私たちは SVS という概念を提唱しています。

　バイタルサインという言葉なら，医療者はみな知っています，血圧，脈拍数，体温，呼吸数，SpO$_2$ という項目を測ることで，目の前の患者の生物医学的な状態を素早く把握することができます。バイタルサインの乱れは生命の危機を表します。そして，治療的介入を行い，状態が改善すれば，バイタルサインの値もよくなります。つまりバイタルサインは，簡便で，現在の状態を即時的に反映し，変化を見ることで治療効果（あるいは病状の進行）が判定できる，という特徴をもっています。

　ところで，人間は生命体として生きているだけではなく，それぞれのコミュニティで文化的・社会的な人生を送っています。そして，その人を取り巻く社会的要因は，その人の健康に大きな影響を与えます。そこで，個人のSDH に関する情報や徴候を素早く聴取し評価することが必要になります。これこそが SVS を開発した目的です。

　SVS の具体的な聴取項目として，私たちは表 4-3-3 に示す 7 項目「HEALTH＋P」を提唱しています。この項目セットは，文献の調査と実臨床での使用を繰り返して開発したもので，現在の日本において効率よく社会的状況をスクリーニングするのに適したものです。実際に HEALTH＋P を使用する際には，患者を取り巻く社会的要因は人それぞれに異なるため，完璧なスクリーニングツールは存在し得ないということをご理解いただき，HEALTH＋P の項目にはないような，その患者独自の項目はないだろうかということを常に

表4-3-3 | SVSの聴取項目：HEALTH+P

Human network and relationships	人間関係（家族，近所，交友，冠婚葬祭など）
Employment and income	収入，仕事内容，労働環境など
Activities that make one's life worth living	趣味，活動，生きがいなど
Literacy and Learning environment	ヘルスリテラシー，健康観，幼少期の教育環境，学歴など
Taking adequate food, shelter and clothing	衣食住：食事，住居，地域（衛生，商店，交通／連絡手段，公園）など
Health care systems	保健・医療・福祉・介護サービスなど
Patient preference and values	本人の意向，価値観，性格など

考えていただければと思います。理想的には，診療のセッティングに応じて，それぞれの医療機関が独自の聴取項目を作成するのがよいでしょう。しかし，HEALTH＋Pは全国各地の医療機関の使用経験から，多くの場で有効に機能することを確認していますので，まずはHEALTH＋Pを使っていただければと思います。

各項目の背景にある社会疫学的知見や理論は割愛します。臨床家であれば，健康に影響を与え，かつ医療者が介入する余地がある項目であることは，直感的にご理解いただけるかと思います。

補足が必要と思われる項目のみ説明します。Lの項目はヘルスリテラシーと教育環境ですが，これはいわゆる「学歴」に留まるものではありません。ヘルスリテラシーの概念には，「自分の健康状態を把握する」「医療者の説明を理解する」に留まらず，「自分で健康をつくる」「自分の健康を阻害するSDHを自分の力で変えていくことができる」という能力も含まれます。

Pは本人の意向，価値観，性格などを表します。この項目だけ「社会的要因」ではありません。Pの項目は，医療者がSVSを用いて現前する課題を解決するために可能な介入策を検討する際に，ともすればパズルのように解決法を考えてしまうことで，患者本人の希望が全く反映されないという事態を防ぐためのものです。患者の社会的課題を解決しようと思うあまり，「高齢で独居の継続はできないから施設に入るしかない」あるいは「医療費が払えないのだから生活保護を申請するほかに方法はない」などという結論ありきの提案をしてしまうことが，実臨床ではよく起こります。6つの社会的要因HEALTHの基盤にあるべきなのは，患者本人の意思や希望であり，ゆえに患者の人となりや性格，これまでの人生をしっかり理解するのが大事である，ということを常に肝に銘じるために，Pの項目が設定されています。

SVSは外来，病棟，救急などさまざまな場面で使用することができます。1回の面談ですべての項目を聴き出すことは到底できないので，多職種で，繰り返し聴取するのが現実的な方法です。項目を聴いていく中で，患者－医療者関係がより確かなものになり，次第により充実した情報が得られるようになります。一方で，機械的に埋めようとしたり，無理に聴き出そうとしたりすると，患者からの信頼が得られず，逆効果になるかもしれません。

実際の運用についてですが，たとえば簡単な方法として，外来の定期通院患者を対象に，受診の度に聴取した情報を蓄積していくというやり方が考えられます。私自身，外来患者の SVS をカルテに HEALTH＋P の形でまとめていますが，さまざまな情報が一目でわかる形で集約されるので，非常に使い勝手がよいです。日常生活動作（ADL）の項目である DEATH*や，手段的日常生活動作（IADL）の項目である SHAFT**になじみがある医療者であれば，同様の感覚で運用できると思います。前述のとおり，患者の社会的困難は医療者にはなかなか見えないことが多く，「聴かないとわからない」ことが多いので，SVS を聴取する対象者は出会う患者全員ということになります。

さて，実際の医療現場では，複雑な社会的課題を抱える患者も多くいます。その場合，SVS を一通り聴取するだけでは解決に結びつかないこともあるでしょう。また，多くの患者の SVS を聴取することで，地域ヘルスプロモーションにつなげることもできます。これらについて，次節以降で詳しく説明します。

*
Dressing（着替え），Eating（食事），Ambulating（歩行），Toileting（排泄），Hygiene（整容）
**
Shopping（買い物），House-keeping（家事・掃除），Accounting（お金の管理），Food preparation（食事の用意），Telephone/Transportation（電話対応／公共交通機関の利用）

4. SVS を活用して困難な課題に立ち向かうための多職種協働

冒頭で述べたような事例のように，疾患だけでなく社会的要因が複雑に絡み合っており，問題の同定すら難しいような場合では，その困難な状況を一気に打破することは原理的に不可能です。その場合には，問題の安定化を目指すことが現実的な方法となります。まさに多職種間での連携・協働が求められる場面ですが，その際に SVS を用いることで効果的かつ効率的な診療が可能となります。それが，アクションシートを用いた多職種カンファレンスであり，私たちは LIFE SUPPORT カンファレンスと呼んでいます（LIFE SUPPORT は，Learning socIal Frality and EnSuring an Upstream aPPrOach：Rules and Tactics の略です）。

アクションシートでは，各行に SVS の聴取項目が 1 つずつ割り振られています。そして左から順に，What（今，何が起きているのか），Why（なぜそれが起きたのか），How（これからどのようにするのか）を書き込んでいきます。各職種が情報を持ち寄ってシートを埋めるので，参加者が皆，積極的に参加できるような雰囲気づくりが大事です。具体的な内容例は表 4-3-1 を参照してください。

アクションシートを用いる際の注意点について述べます。どの SVS の項目から埋めてもよいのですが，各項目においては What → Why → How の順番をなるべく守るようにしてください。特に経験が多いスタッフだと，What で挙がった項目を見て，すぐに解決策（How に相当）を導き出したくなります。しかし，それでは議論が浅くなってしまい，患者の社会的状況を深く理解する機会が失われてしまいます。SDH はその人の生涯にわたって累積するという特徴があるため，患者の生活史をしっかりとふまえることで，今，何が起こっているのかを深く理解することができ，現実的かつ患者をお

いてけぼりにしない介入策を導くことができます。

　実際に LIFE SUPPORT カンファレンスを行うと、さまざまな効果があることが実感できます。まず、患者が今どのような状態にあるかという情報を多職種が目で見てわかる形で共有することができます。そして、SVSを収集し評価するという同一の目標をもつことで、チームが同じ方向を見て診療にあたることができます。また、患者のおかれている社会的困難に目を向けることで、過度に患者を批判する考えや態度を回避することができます。医学的問題がスムースに解決しないときは、患者と医療者の間にコンフリクトが起こることがありますが、患者のSVSをよく知ることで、患者の強みを活かすという視点を得ることができるようになります。このように、SVSを用いたカンファレンスは、多職種協働をさらに深化させるツールとなると考えています。

5. SVSを活用して地域全体の健康を守るしくみ

　SVSは、患者個人のケアに活きるだけでなく、地域を対象としたヘルスプロモーションにも活用することができます。その一例をお示しします。勤医協苫小牧病院では、外来スタッフが中心となって通院患者のSVSを収集しています。そうしてつくられた外来患者のSVSリストが活きたのは、2018年に発生した北海道胆振東部地震のときでした。外来患者の多くが被災する中で、独居や社会的孤立など、災害の影響を強く受ける可能性が高い患者を素早く同定し、電話かけや訪問などの取り組みをいち早く行うことができました。

6. これだけは理解してほしいポイント

　もし、あなたが社会的に困難を抱えた患者を診たことがないなら、その理由は2つしかありません。あなたの医療機関が困難を抱えた患者を排除しているか、あなたが単に気づいていないか、そのどちらかです。

　ともすれば医療機関は、格差を再生産しかねません。生活に余裕があり、指導を守る「よい患者」には気合を入れて診療を行う一方で、困窮していて自分の健康に気を遣う余裕のない患者には、「言いつけを守らない患者」「だらしない患者」「問題患者」とレッテルを貼り、知らず知らずのうちに外来や病棟から追い出してしまう。そんな事態がおそらくごく日常的に起きています。私自身も知らないうちに、日々の診療を通じて健康格差を再生産し拡大させているのかもしれません。

　「我々の芸術は、飯を食えない人にとっての料理の本であってはならぬ」。プロレタリア作家として有名な小林多喜二の言葉です（写真4-3-3）。どれだけ高等な医療知識や技術があっても、それを患者に届けることができないのであれば、何の意味もありません。私たちの医療は、「飯を食えない人にとっ

ての料理の本」であってはなり
ません。

　困難な状況にあっても，医療
の現場で私たちができることは
明確です。第1に，気づくこと
です。「患者が一見不合理に見
える意思決定を行う裏には，社
会的課題がひそんでいる」「か
かわりたくないと思ってしまう
患者こそが，かかわる必要があ
る患者である」といった経験知
と併せて，SVSを用いた網羅的
情報収集により，患者の抱える
社会的課題に気づくことが私た
ちには求められます。

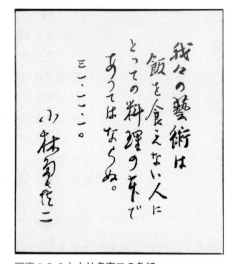

写真4-3-3｜小林多喜二の色紙
（さまざまな人の手を経て現在は筆者が保有。複製は
全国各地に飾られている）

　第2に，かかわり続けること
です。SVSやアクションシートは，万能の解決策をいつでも与えてくれる魔
法のようなツールではありません。むしろ，変わらないこと，変えようがな
いことに直面する機会のほうが多いかもしれません。ですが，それでも腰を
据えてじっとかかわり続けることで，ふとしたきっかけで事態が好転するこ
とがあります。何ともできないところがわかるからこそ，何とかできるとこ
ろが見えてくる，といえるかもしれません。

　第3に，自分の心身の健康を守ることです。社会的ニーズが満たされてい
ない患者に多く対応することは，医療者自身の不全感を強め，バーンアウト
を引き起こすことさえあります。ですので，社会的に複雑な課題を抱えた患
者にどのように向き合えばよいのかを知ることは，自分の身を守ることにも
なります。また，残念なことですが医療者の中には，困難を抱えた患者を嘲
笑し，見捨てるような言動をとる人がいます。患者を頻繁に侮蔑する同僚や
上司がいるために良識のある医療者が苦しい思いをするという事例は時に見
聞されるものです。SVSを通じて患者を取り囲む社会環境に目を向けるとい
う視点は，このような心ない中傷とは正反対のものです。医療者としての良
識を守り，シニシズムを遠ざけて，心身を消耗させることなく自分自身の健
康を保つことは，何よりも大事なことだと筆者は思います。

7. 今後の展望

　さまざまな場面で目の前にいる患者の社会的困難に気づき，多職種でかか
わり，患者とともに歩き続けるために開発したSVSと，その活用手法につ
いて紹介しました。しかし，SVSが現場の医療者にとってより力強い助けに
なるためには，まだ多くの課題が残されています。

どのように運用すればより効果を上げられるのか，最善の質問項目は何か，時間と手間をいかに省くか，課題の抽出とその課題の解決をどのようにしたら有機的に関連づけられるのか。このような疑問に答えるためには，さまざまな実践と理論的探求を繰り返すことと，多角的視点で学問的見地を積み重ねていくことが必要だと考えています。

　そして何より，多くの方に SVS を知っていただき，実践していただくことが大事です。また，患者の社会的背景にかかわる活動をしている団体は，日本国内だけでも多くあります。さまざまなステークホルダーと協力していくことが求められていると感じています。

　SDH の第一人者であるイギリスのマイケル・マーモット医師は，自著 "The Health Gap：The Challenge of an Unequal World"（邦題『健康格差　不平等な世界への挑戦』）[1] の末尾に，こう記しています。"Do something. Do more. Do it better."

　もしあなたがまだ何もしていないなら，できることからやりましょう（Do something）。もし何かに取り組んでいるなら，それをもっとやりましょう（Do more）。もしすでに多くのことを行っているなら，それをもっとよくしていきましょう（Do it better）。

謝辞：本稿の作成にあたり，Team SAIL のメンバーから有用な助言をいただいたことに感謝いたします。本稿の内容に関する責任は筆者個人に帰するものです。

引用文献

1 ）Marmot M.：The Health Gap：The Challenge of an Unequal World, Bloomsbury Publishing, 2015（マイケル・マーモット著, 栗林寛幸監訳, 野田浩夫訳者代表：健康格差　不平等な世界への挑戦, 日本評論社, 2017）.

[4]

医療機関が行う子どもの貧困支援

和田　浩
健和会病院小児科 院長

エピソード事例　　　ヤスコさんはシングルマザーで，6年生のユカさんと1年生のミカさんを育てています。介護の仕事をしていますが，夜勤ができないこともあって経済的にはかなり苦しいようです。ユカさんは喘息，ミカさんは発達障害で，当院に通院しています。ある日，ヤスコさんは診察の後で看護師に「ユカが今度中学なんだけど，制服が高くて困る」と話していきました。当院小児科外来では診察終了後に，多職種カンファレンスを行い，患者さんの気になったことなどを話し合っています。そこで「○○中学ならうちの職員の子にもいるから，いらなくなった制服があるかもしれない」ということになり，職員に呼びかけるとその翌日，ある看護師が「着てくれる子がいるなら使って」ときれいにクリーニングした制服を持ってきてくれ，小児科スタッフからヤスコさんに手渡しました。

＊個人情報保護のため，内容を一部変更しています。

1. 健和会病院の紹介

　　健和会病院（以下，当院）は長野県南部の飯田市にある199床のケアミックス型の病院で，民医連（全日本民主医療機関連合会）に加盟しています。小児科の常勤医は私1人。入院は年40〜50人程度と少なく，外来中心の医療を行っています。小児科外来は他科とは離れた一角にあり，入り口も別，受付・会計も独立しており，スタッフも看護師3名，事務2名が専任で，クリニックのような小児科です。診療圏である飯田下伊那地域（飯伊医療圏）は，人口約16万人（2015年国勢調査）で，少子高齢化の進んだ地域です。

2. 私はなぜ子どもの貧困に取り組むようになったのか

　　私は一小児科医であり，貧困問題の専門家ではありません。この文章で伝えたいのは「子どもの貧困支援に関して医療機関にできることはたくさんある」ということですが，その前に「子どもの貧困にどう気づくか」にふれないといけませんし，そのためには「私自身はなぜ子どもの貧困に取り組むようになったのか」からお話ししようと思います。

2008年頃から，子どもの貧困に関する本が次々出版され，それらには「7人に1人の子どもが貧困」と書いてありました。しかし，私の患者さんの中で「この家庭は貧困かも」と思い浮かぶところがまったくありません。当院は富裕層だけを相手にした病院かというと，もちろんそうではないので，つまり貧困層がいないのではなく，いるけれども私には見えていないということです。

　私は小児科医として，単に子どもの身体的な病気を治すだけではなく，子どもやその家族の心の問題や社会的背景を含めて，丸ごととらえて支援していきたいと思っています。「どうも医療現場では子どもの貧困は見えにくいようだ。なぜ見えにくいのか，どうしたら見えるようになるのか。しっかり考えてみる必要がある」と思い，友人である武内一さん（元大阪府堺市耳原総合病院小児科医，現佛教大学教授）と相談して，2010年の日本外来小児科学会年次集会でワークショップ「子どもの貧困を考える」を開催しました。武内さんは以前から「貧困問題をライフワークとして取り組みたい」と話していたのです。

　このワークショップには23名の医師・看護師・事務職員などが参加。実に学ぶ点が多かったのですが，中でも印象に残ったのは「定期通院に来ないときに，背景に貧困があるのではないかと考える必要がある」という発言でした。「そう言われてみれば」と思い浮かんだのが，ある母子家庭です。子ども4人のうち3人と母親自身が喘息で，4人とも定期通院が必要なのに，予約の日にはいつも来ず，発作を起こすと受診します。そのつど私は「なぜ定期通院が必要か」を説明し，お母さんは「わかりました」と言って次回予約をして帰るのですが，やっぱり予約の日には来ないという繰り返しでした。「よし，今度来たら聞いてみよう」と思っていたら，半月後に次男が喘息発作を起こしてやって来たので，思い切って「喘息の予約の日にいつも来ないけど，それはもしかして経済的にたいへんだからですか？」と聞きました。

　実はこのとき，私はかなりドキドキしました。「こんなこと聞いていいんだろうか。もし怒り出したらどうしよう」などと考えたのですが，お母さんは怒るどころか「よく聞いてくれました」という雰囲気で，「実はそうなんです。医療費は後から返ってくる*けど，4人分の薬局の支払いが1万円を超えるので，給料日のすぐ後でないと払えないんです」と話してくれました。この家庭の年収は190万円程度，この年の5人家族の貧困線**の250万円をはるかに下回っていました。この一家は何年も前から私が診ていたなじみの患者さんで，こんな身近に典型的な貧困家庭がありながら，それに気づかず「いくら言っても受診中断を繰り返す困ったお母さん」という見方をしていたことを申し訳なく思いました（この一家は病院の職員が付き添って役所に行ったところ生活保護を受給でき，その後はきちんと予約の日に来るようになりました）。

*
当時，長野県の子どもの医療費助成は償還払い＝窓口でいったん2〜3割の自己負担分を支払って後日，償還額が振り込まれる方式
**
相対的貧困率の算出に使われる貧困の目安。所得の中央値の1/2

3. どうすれば貧困は見えるようになるか

　これ以後，私には徐々に「子どもの貧困」が見えるようになってきました。いくつかの事例を経験する中で，「どうすれば見えるようになるか」はつかめたと感じました。そのポイントを以下に示します。

①患者さんのほうからは言ってくれないので，こちらから聞いてみる必要がある。

②貧困以外の困難も抱えている：虐待・DV・一人親・外国人・慢性疾患・精神疾患・非正規雇用・若年出産など。こうした困難に気づいたとき，もう一歩踏み込むと貧困も抱えていることが多い。

③しかし1人では見えない。多職種で情報共有することで見えてくる。

④貧困層は病院に来ることもできない場合があり，家庭訪問・学校での健康相談などアウトリーチが必要。

（1）困難を抱えた人たちはどんな姿で医療者の前に現れるか

　貧困などの困難を抱えた親子は，どんな姿で私たちの前に現れるでしょうか。中高年層には，「貧乏だけど健気な親子」というイメージをもっている人が少なくないと思いますが，そういうイメージを期待していると裏切られることが多いのです。具体的には，以下に示すような姿を見せることが多いのです。

・困っているのに率直に「助けて」と言えない

・コミュニケーションが苦手で，キレる・感情的になるという形でしか気持ちが表現できない

・外見や態度が受け入れがたい：服装が派手，化粧が濃い，挨拶ができない，"タメグチ"で話す

・「問題患者」：時間外にばかり受診する・医師の指示に従わない

・子どもが喘息なのに禁煙できない

・モンスター・クレーマー　　　　　　　　　　　　　　　……など

　一言でいうと，私たち支援する側にネガティブな感情がわくとき，つまり「いやだなこの人」「イラッとする」などという気持ちになったり，何となく違和感をもったりするとき，相手は何か困難を抱えていて，その背景に貧困があることが多いのです。逆に言うと，このネガティブな感情は，貧困・困難に気づくための感度のよいセンサーです。こうした「困った人」「問題患者」をどう見るかは，彼らを支援するうえで重要なポイントです。彼らがネガティブな姿を見せるのには，必ずわけがあります。

　彼らはなぜ「助けて」と言えないのか。作家の雨宮処凛さんは，人間が「助けて」と言うためには2つの条件が必要で，それは「自分は助けられるに値する，生きるに値する人間である」という自己肯定感と他人や社会に対する最低限の信頼感であり，貧困は人からこの2つをたやすく奪うとしています[1]。ここで「他人や社会に対する最低限の信頼感」とは何でしょうか。そ

120

れは「相談すれば何とかなると思える」「相談してもバカにされない」ということではないかと思います。しかし彼らは「相談してもどうにもならなかった」「相談したら『そんなの自己責任でしょ』と言われてかえってみじめな思いをした」といった経験ばかりを積んでいる場合が多いのです。

　なぜ受け入れがたい外見や態度を示すのか。厚化粧や派手な服装は彼らの「よろいかぶと」なのかもしれないと思うのです。彼らは専門職に対してガードが堅いことが多いのですが，それは専門職，特に「先生」と呼ばれる人たちは，彼らに寄り添い支えてくれる人ではなく，抑えつけ排除する人だった（少なくとも彼らにはそう見えた）からなのでしょう。だからなるべくかかわりたくないけれど，子どもが熱を出してどうしても心配で，医者と「対峙する」ことにしたとき，「とてもすっぴんでは行けない」と感じるのではないかと思うのです。

　親自身が発達障害を抱えていると思われることも多くあります。彼らを理解し支援するうえで，発達障害についてある程度の知識をもっておくことは必須といってよいでしょう。厳密に発達障害かどうかはわきにおいて，「発達障害的な特性」をもった人は多く，困難な場面ではそういった特性が強く出がちだからです。発達障害に対する支援を学ぶと「困った人」に出会ったときに，「あの人，困るんですよね」で終わらせずに，「あの人にうまく伝えるためにはどうしたらよいか」という発想をもつことができます。たとえば，耳からの情報処理が苦手な人は目からの情報のほうが入りやすいことがあり，「この前もちゃんと話したのに，何度言ってもわからない」というとき，口頭の説明だけでなく，文字や図で説明したプリントを渡すことで理解を促せる場合もあります。親に知的障害があって，アドバイスされると理解できていないのについ「わかりました」と言ってしまうということも，少なくありません。その人にどこまで求めてよいのか，どのように習得してもらうかを，個別に検討する必要があります。

（2）多職種で取り組む

　もう1つ重要なのが「多職種での情報共有」です。当院小児科では「気になる親子」がいると，昼休みに多職種カンファレンスを行います[2]。参加するのは，医師・看護師・事務・病児保育士（時にはケースワーカー・言語聴覚士・研修医・学生なども）。「気になる」とは，「お母さんがおどおどしていた」「何だか不満そうだった」「子どもの落ち着きがなかった」など，ごくささいなことです。私が気になった親子はたいていスタッフも気になっていて，それぞれが気になった点を出し合うと，困難を抱えた様子が少しずつ見えてきます。

　たとえば，待合室での姿からは親子関係がよく見えます。子どもが持ってくる絵本を次々読んでやっているお母さんもいれば，スマホばかり見ていて子どもには一切無関心というお母さんもいます。病児保育では，保育士が1日子どもとマンツーマンで過ごすこともあるので，子どもの発達や家での様子がよくわかります。ままごとの中で母親の叱り方をそのまま再現して見せ

る子もいます。会計では「今日は持ち合わせがない」「次回予約は給料日の後にして」といった経済状態を直接表す情報も得られますが，それだけではなくちょっとしたやり取りから困難が垣間見られることもあります。子どもの発熱で「残念ですが，明日の卒園式は無理ですね」という話をした後の会計で，「でも私，卒園式に着ていくスーツがないからかえってよかった」と話していったお母さんもいました。

　こうした情報の1つひとつは，スタッフからすると「わざわざ忙しい医者をつかまえて伝えるほどのことではない」と思われがちですが，カンファレンスで出し合ってみると，ほかのスタッフからも「そういえばこんなこともあった」という話が出てきて重要な気づきであったことがわかってくるのです。もちろん1回のカンファレンスですべてのことがわかるわけではありません。「この点はどうなっているだろう」ということもいろいろ出てきて「今度来たとき，聞いてみよう」という形でその場は終わったりしますが，プライマリ・ケアでは，多くの患者さんがまた来てくれるので，そのうちにだんだん状況が明らかになっていきます。必要な場合は行政の子育て支援課などとも連絡を取ります。

　スタッフにどんどん発言してもらうために，医師は意識して聞き役になるべきであると思います。もちろん患者さんのプライバシーの非常にデリケートな部分にかかわる話題なので，個人情報保護には細心の注意を払わなくてはいけません。

　当院小児科でこうした形の情報共有が可能なのは，数人の固定したスタッフがかかりつけの患者さんに接しているので把握しやすいという面もあります。もっと大きな規模になると，情報を共有するシステムが必要になります。さいわいこどもクリニック（東京都立川市）は，医師も複数名でスタッフも全員で約50名という規模ですが，スタッフが気になった患者のことを「ピックアップ患者ファイル」に書き込むという形で共有しています[3]。

　病院の場合は，さらに大勢のスタッフで大勢の患者を診ているのでもっと別のシステムが必要になります。カナダ・オンタリオ州の地域医療の場では，すべての患者に「月末に支払いで困ることはありませんか」と聞くことが提唱されています[4]。日本ではまだ違和感があるかもしれませんが，医療機関では普通は聞きにくいこと，たとえば性行動に関することも必要であれば聞きます。「病院ではそういうことを聞かれるものだ。それは診断や治療に必要なことなのだ」ということが共通認識になれば，受け入れられていくだろうし，積極的にそういう文化をつくっていく必要があります。

　違う角度からのアプローチも試みられています。松戸市総合医療センター（当時）小児科医の内山知佳さん[5]は，救急を多く扱う病院では，異物誤飲や外傷の子どもの背景を探ると貧困などの困難を抱えていることが多いため，外来でフォローしたり地域保健師と連携したりして支援につなげる実践を報告しています。また，芳賀赤十字病院（当時）小児科医の増田卓哉さん[6]は，社会的リスクのある特定妊婦*の地域での支援体制に小児科医が参加するこ

＊
児童福祉法で，出産後の子の養育について出産前に支援を行うことが特に必要と認められる妊婦のこと（収入が不安定，精神疾患がある，望まない妊娠をした場合など）

とで，貧困をはじめとした困難に早期に気づき，支援につなげられる可能性を報告しています。

（3）アウトリーチ

しかし，医療機関にかかることすらできない子どももいます。生協こども診療所所長の佐藤洋一さん[7]は，診療所職員が月1回「気になる患者」訪問を行う実践を報告し，小児科診療所がこうした活動を行う意義として，①継続してかかわりがもてる，②信頼関係がベースにある，③保護者にとって身近で相談しやすい，④関係機関との連携がスムースにできることを挙げています。当院小児科でも年数件，家庭訪問を行いますが，訪ねてみて初めてわかることがあります。ゴミ屋敷であったり，家具がほとんどなかったり，家の日当たり・におい・床の湿っぽさなどから，その親子の背負っているものが感じ取れます。自分の医療機関では難しい場合は，自治体の保健師さんと連携する手もあります。

学校で生徒の健康相談を行っている医師もいます。岐阜県恵那市の小児科開業医の蜂谷明子さん[8]は，校医をしている中学校で健康相談をしていますが，授業妨害をする中3男子が「オレ，医者と話するの初めて」と言ったことに衝撃を受けたと言います。子どもの医療費が完全窓口無料でも，時間がない・何もかもが面倒など，保護者の状況で受診経験のない子がいるのです。受診すらできない子どもとどうつながっていくか。いろいろな形で地域に出ることが必要です。

4. 医療機関には何ができるか

貧困に気づいたとき，医療機関ではどうしたらよいでしょうか。

（1）「とりあえずの相談」に乗る

何かに困ったとき，どこに相談したらよいのか，そもそも相談に値することかどうかも，困っている本人にはわからないということがよくあります。こうしたとき多くの人は友人・実家などに相談しますが，貧困層は孤立していて，気軽に相談できる友人がおらず，実家とも関係が悪いことが少なくありません。しかし，小さい子どもを抱えた世帯にとって，医療機関はよく行く場所であり，敷居の低い相談場所になれます。

私は以前，保育園や学校のほうがより身近で，相談しやすいのではないかと考えていたのですが，保育園や学校は身近すぎて家庭の経済状態などの話はしにくいと感じる人もいます。そういう人にとっては医療機関のほうが距離感が適度なのかもしれません。また守秘義務があるので，プライバシーが守られるという信頼感もあります。

医療機関が「病気のこと以外も相談に乗ります」という姿勢を示す必要がありますが，医師より看護師などのほうが相談しやすい場合も多いので，こ

表4-4-1 | 各国の生活保護利用率・捕捉率の比較（2010年前後）

	日本	スウェーデン	ドイツ	フランス	イギリス		
人口	1億2717万人	941万5570人	8177万人	6503万人	6200万人		
生活保護利用者数	199万8975人	42万2320人	793.5万人	372万人	574万4640人		
利用率 （利用者／人口）	1.57%	4.5%	9.7%	5.7%	9.27%		
捕捉率	15.3～18.0%	82%	64.6%	91.6%	一人親・障害者	78～90%	
					高齢者	62～73%	
					求職者	47～59%	

（生活保護問題対策全国会議編：生活保護「改革」ここが焦点だ！, 2011, あけび書房, p.101-106より筆者作成.）

の点でも多職種での取り組みが重要です。

（2）支援団体につなげる

　生活保護を検討する必要がある場合，「生活保護窓口に行ってみては」というアドバイスをしてはいけません。生活保護窓口は「できるだけ受給させない」という姿勢で対応する場合も多いからです[9]。傷ついて「あんな所には二度と行かない」となることもあるので，まずは支援団体など（反貧困ネットワーク・生活保護支援ネットワーク・生活と健康を守る会・保険医協会・民医連など）を紹介し，申請に同行してもらうといった支援が必要です。

　日本の生活保護の捕捉率*は，欧米に比べ極端に低く（表4-4-1），それはセーフティネットが機能していないということです。マスコミや一部の政治家による生活保護バッシングもあって「生活保護は恥」と感じる方も多いので，「あなたとお子さんの健康や生活を守るためだから堂々と申請しましょう」と背中を押してあげることも必要です。

*
生活保護の対象となる収入の世帯のうち実際に生活保護を受けている率

（3）食料・物資支援

　当院では，食料・衣類・学用品などを外来スペースに常備し，必要な人に提供したり自宅に届けたりしています[10]。そのきっかけとなったのは冒頭の事例ですが，それ以後スタッフが注意して聞くようになり，「○○があると嬉しい」といった話を引き出せるようになりました。その場にないものは院内メールで職員に呼びかけて集めます。「今夜食べる米がない」というケースもあるので，米は常に外来に置くようにしました。職員の実家が農家で米を提供してくれる場合もあり，また趣旨に賛同して物資やお金を出してくれる方もいます。

　フードバンクや学用品バザーも行われていますが，そういう所に行くことを「恥」と感じてしまう人もいます。医療機関は子どものいる家庭にとってはよく行くなじみの場所であり，「風邪で小児科にかかったときにお米ももらってきた」という形は，非常に敷居の低い支援になっていると思います。

　2019年から始めたのは「卒園式などに着ていけるようなちょっといい服」のレンタルです。待合室の一角にそうした服が置いてあり（写真4-4-1），「レ

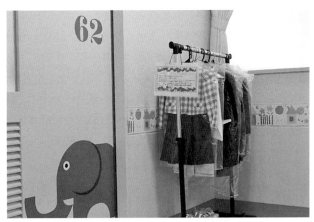

写真4-4-1 | 健和会病院小児科外来「ちょっといい服のレンタルコーナー」

ンタルします。クリーニング代はこちらでもちます」と掲示してあります。貧困かどうかは問わず，希望する人には誰でも無料でお貸しします。そのほうが貧困を抱えた親子も利用しやすく，またそれを見て「うちにもあるから使って」と持って来てくれる人も少なくありません。

　さて，冒頭で紹介したエピソード事例ですが，制服を差し上げた1週間後ミカさんの受診の際に「制服届きました？」と私が聞くと，ヤスコさんは「ええ，もらいました」とだけ答えました。「ありがとうございました」も「おかげで助かります」もありません。しかし，私にとってこの答えは，まったく予想どおりでした。こういうとき，深々と頭を下げて感謝の言葉を口にするというスキルを彼女は身につけていません。彼女自身が貧困とネグレクトの中で育ち，そういうことを習得する機会がなかったのでしょう。

　支援物資の提供をして感謝されることは多く，それは嬉しいのですが，感謝されることが目的ではありません。必要なものが欠乏している状態があり，それを提供できる人もいるので橋渡ししているのです。しかし，思い出のつまった制服を提供した側からすれば，感謝の言葉1つもないのでは悲しく感じます。両方の状況のわかっている私たちが間に入り，提供者には「とても喜んでくれました」と伝える（本人は感謝の言葉は口にしませんが，喜んでいるのは確かです）ことでスムースにいきます。そういう点でも医療機関がこうした支援を行う意味があると感じます。

　また「食料の提供をすると必要以上に毎日もらいに来たりしませんか？」という質問を受けます。当院の患者さんの多くは遠慮深く，こちらから聞かない限り言ってくれない場合が多いのですが，中には必要以上に「またほしい」と言ってくる方もいます。これも必ず起きてくることだと思います。貧困を抱えた親たちの中には，自身が育ちそびれた部分を抱え，人との距離の取り方がよくわからず際限なく求めてしまう場合もあります。私たちも試行錯誤しながらですが，本人と相談して「この程度にしておきましょう」と線を決めることもありました。

（4）子ども食堂・学習支援

　医療機関や医療生協などが，子ども食堂や学習支援を行っている例は数多くあります。小児科クリニックで子ども食堂を運営している中田耕次さん[11]は，クリニックが子ども食堂を運営する利点として，通院する子どもが対象のため，対象児を見つけやすく，関係をつくるのも比較的容易であることを挙げています。p.182でも紹介されている「みんにゃ食堂」は，子ども食堂の1つの究極の形といえるかもしれません。これを読んで「私もぜひやってみよう」という方もいる一方，「とてもここまではできない」と思う方もいるかもしれません。しかし，子ども食堂もいろいろな形が考えられます。

　にしむら小児科[12]（大阪府柏原市）では，日を決めて子どもを集めるのではなく，困ったときに来てもらって院内で食事を提供する「プチ子ども食堂」を行っています。クリニックの職員が食事をつくりますが，人手がないときはコンビニ弁当などを用意するそうで，利用は月1～2件。院長の西村龍夫さんは「当院のようなプチ子ども食堂なら一般的な小児科クリニックでも気軽に行えるのではないでしょうか」と述べています。

　また，梶原診療所（東京都北区）は，周囲に子ども食堂はいくつもある地域にありますが，引きこもり・自閉症など人の大勢集まるところには行けない子どもたち限定の子ども食堂を行っています。

　当院では，「みちくさクラブ」という名称で，月2回夕方に職員が子どもたちと一緒に勉強し食事を提供するという取り組みも行っています。現在利用しているのは6～7人。対応しているのは当院の「伊那谷健康友の会」*の担当職員2人と職員のボランティア。食事は当院栄養課でつくったものです。ごくささやかですが，さまざまな支援の1つとして，ニーズが合えば利用してもらっています。

　公益財団法人「あすのば」子どもサポーターの三宅正太さん[13]は「子ども食堂はある意味『おとな食堂』になっているのかもしれません。大人の理想でオープンして，大人の都合で月に開催される頻度が決まっていて，大人の都合で参加費が決められていて，大人の理想でよい子ちゃんが押しつけられる，やっている大人だけが充実感を感じている。本当に子どものためを思うのであれば，子どもが本当に必要としているもの，子どもが本当にしたいことにもっと目や耳を向けてほしい」と述べています。やや厳しい表現ですが，この指摘は重要です。私たちの支援が，大人の都合や理想の押しつけになってはいけません。医療機関は日々多くの親子に接しており，少し踏み込めば彼らのニーズをつかむことができます。それに基づいた支援をしやすい位置に私たちはいます。

　また，無理をせず持続可能な形で行うことも重要です。当院で行っている食料・物資支援は，米や衣類を常備しておき必要な人がいたら提供する，ほかに必要なものがあれば院内メールで職員に呼びかけるなどですが，日常業務の一環になっており，そのこと自体は負担にはなっていません。「みちくさクラブ」も少ない人数で送迎も含めて可能な範囲で行っています。

*
伊那谷健康友の会については，当院ウェブサイトを参照〈https://www.kenwakai.or.jp/inadani/〉（2020年10月30日閲覧）

自分の施設で開かなくても，地域で行われている取り組みの案内を掲示する，ボランティアとしてそこに参加する，資金援助をするといったことも可能です。

（5）自己肯定感を高める

こうした支援を通じて，親子の自己肯定感を高めることが重要であると私は考えています。

困難を抱えた親子は，多くの場合自己肯定感が低いのです。さまざまな困難を抱えて気持ちの余裕もなく，育ちそびれた部分ももっていると，「困った人」「問題のある親」という姿を示すことが多く，本人も自分はだめな人間だと思っています。しかし，どんな親でもどんな子でも，必ず頑張っているところがあります。ところが，本人自身がそのことに気づいていません。私たち，彼らの最も近くにいる者（子育て支援にかかわるすべての人たち）が，彼らの話をよく聞いて，「ここで頑張ったね」と具体的に指摘することで，自分が少しは頑張ったのだという事実に気づく。それはほんのわずかですが自己肯定感を高めることになり，前に向かうエネルギーになると思うのです。

ただし，専門職は「指導とは，あるべき姿を呈示して不足している点を指摘すること」という認識でいる場合があります。これだとどんなに頑張っても，常にマイナス評価となり，実は頑張っているところもあるということが見えません。私たち自身が発想を変える必要があります。

たとえば，母親が子どもの夕食をコンビニ弁当で済ませたとします。「またコンビニ弁当？ ちゃんとつくってあげなきゃ」と言われてしまうし，母親自身もそう思っています。でも，もしその人が独身で一人暮らしなら「今夜は疲れたしお腹もすいていないから，夕飯抜きでもう寝てしまおう」としてもよいのです。しかし母親がそれをしたら子どもを飢えさせることになるので，何か食べさせなくてはいけません。コンビニ弁当は確かに100点ではないけれど0点でもありません。50点くらいあげてもよいではないかと思うのです。「子どもを飢えさせなかったのだから，親として最低限の義務は果たした。疲れていたのに頑張ったね」と言ってあげたいと思います。こうした話は一般論ではなく，相手の話をよく聞いて具体的に指摘する必要があります。そういう信頼関係ができれば，「○○医院の先生や看護師さんは私のことをわかってくれていて，何かあったら力になってくれる」と思ってくれます。そのような場があるということ自体が，彼らにとって大きな支えになります。私は医療機関のできる支援の中でも，この点が最も重要なことだと考えています。

こうした支援は，特に発達上の課題を抱えた親子などに対して，多くの医療者がすでに行っていることです。私たちは，貧困層だけをピックアップして支援しようとしているのではありません。困難を抱えているから支援するのであって，極論すれば貧困であるかどうかは必ずしも明らかにならなくてもよいのですが，「貧困かもしれない」という視点があることで，支援はよ

りニーズに合ったものになります。

ジャーナリストの秋山千佳さんの「ルポ保健室」[14]には，ネガティブな姿を示す中学生が実はさまざまな困難を抱えているという事例が示されています。そうした子は，「頭が痛い」「だるい」などといったあいまいな訴えから保健室に来ます。そうした訴えに丁寧に耳を傾け手当てすることは「つらいことはつらいと言ってよいんだよ。私が聞いてあげるよ」というメッセージを繰り返し伝えることになり，たった1人でも「自分のために必死になってくれた大人がいた，という事実」がその後も彼らを支え続ける場合もあることを示しています。地域における医療機関は，学校における保健室と同じように，こうした役割を果たすことが可能である，そうした位置に私たちはいるのだと思います[15]。

（6）調査・研究・提言

今まで述べてきたのは困難を抱えた親子への直接的な支援ですが，これは対症療法であって，これによって貧困がなくなるわけではありません。貧困そのものをなくす根治療法も必要です。それは税制・雇用・社会保障・教育などのあり方を根本的に変えることです。どんな対策が必要か，小児医療の視点から調査・研究・提言が必要です。ここでは詳しく述べる余裕がありませんが，さしあたり子どもの医療費の完全窓口無料化を実施すること[15]，生活保護の捕捉率を上げ，セーフティネットとして機能するようにすることが重要であると私は考えます。

5. まとめ

これまで述べてきた支援のポイントをまとめます。

- クリニックなどでは，貧困をはじめとした困難に気づくことは，実は難しくありません。医療者の患者さんに対する「ネガティブな感情」が感度の高いセンサーです。それを多職種で共有すれば見えてきます。ただし，規模の大きな医療機関では，気づき，共有するためのシステムが必要です。
- 子どもの貧困支援に関して医療機関ができることはたくさんあります。「困ったときに相談に乗ってくれる所」として地域に存在しているだけでも，大きな安心感を与えることができます。さまざまな支援を通じて親子の自己肯定感を高めるような接し方が重要です。
- 「貧困そのものをなくすために何が必要なのか」についても，考え，発信していく必要があります。

引用文献
1）雨宮処凛：いま，改めて「生きさせろ！」，生活保護で生きちゃおう，あけび書房，2013，p.119-130.
2）小池汐里：多職種カンファレンスから見える子どもの貧困，長野の子ども白書，2018，p.58-59.
3）宮田章子：気がかりな親子に気付く多職種による情報共有の取り組み，日本小児科医会会報，2018，No.56，p.79-81.

4 ）Centre for Effective Practice：Poverty：A Clinical Tool for Primary Care Providers, 2016.
　　〈https://portal.cfpc.ca/resourcesdocs/uploadedFiles/CPD/Poverty_flow-Tool-Final-2016v4-Ontario.pdf〉
　　（2020年10月30日閲覧）
5 ）内山知佳, 他：市中病院でみる貧困を含めた困難さを抱える子どもの把握と支援〈和田浩：子どもの
　　貧困を考える（2）第4回「貧困と子どもの健康研究会」, 外来小児科, 2019, 22（1）, p.75〉.
6 ）増田卓哉, 齋藤真理, 他：医療機関と地域行政の連携強化による特定妊婦支援の成果：日本小児科学
　　会雑誌, 2019, 123（10）, p.1511-1518.
7 ）佐藤洋一：小児科診療所でのアウトリーチの経験―子どもの社会的困難を把握するために―, 2019,
　　外来小児科, 22（2）, p.181-183.
8 ）蜂谷明子：開業小児科医師から見た子どもの貧困〈和田浩：子どもの貧困を考える（1）第3回「貧困
　　と子どもの健康シンポジウム」, 外来小児科, 2018, 21（1）, p.100-101〉.
9 ）稲葉剛：生活保護から考える, 岩波新書, 岩波書店, 2013.
10）和田浩：医療機関が行う子どもの貧困支援, チャイルド・サイエンス, 2019, 18, p.11-14.
11）中田耕次, 岡野夏江, 福永絹枝：クリニックが直営する子ども食堂の課題, 外来小児科, 2019, 22（3）,
　　p.387.
12）西村龍夫：当院で行っているプチ子ども食堂の報告〈和田浩：子どもの貧困を考える（3）第5回「貧
　　困と子どもの健康研究会」, 外来小児科, 2020, 23（1）, p.111〉.
13）三宅正太：「子ども食堂」は,「おとな食堂」になっていないか？―大人の理想と都合で開店して閉
　　店！子どもの声なき声に耳を傾けて！
　　〈https://children.publishers.fm/article/12350/〉（2020年10月30日閲覧）
14）秋山千佳：ルポ 保健室　子どもの貧困・虐待・性のリアル, 朝日新書, 朝日新聞出版, 2016.
15）和田浩：医療現場で子どもの貧困にどう気づきどう支援するか, 松本伊智朗他編, シリーズ子どもの
　　貧困⑤支える・つながる　地域・自治体・国の役割と社会保障, 明石書店, 2019, p.197-221.

[5]

LGBTQsの人々が安心して医療を受けるために医療従事者が学ぶべきこと

吉田絵理子
川崎協同病院総合診療科 /
東京慈恵会医科大学臨床疫学研究部

坂井雄貴
ほっちのロッヂの診療所 /
亀田ファミリークリニック館山家庭医診療科

エピソード事例

　　22歳女性のAさんは，強い下腹部痛があり婦人科を受診しました。受診前に渡された問診票に記入していたら，「今までに性交経験はありますか」という項目がありました。Aさんには女性のパートナーがいましたが，ここで聞かれている性交経験に自分のパートナーとの性交渉が含まれるのかわからず戸惑い，空欄にしておきました。

　　看護師からも性交経験について聞かれたため，不安を感じながら「男性とは付き合ったことはありませんが，女性のパートナーとはそういうこともしています」と答えたところ，「そんな不自然なことはやめて，健全に男の子と付き合って赤ちゃん産まないと」と言われ，深く傷つきました。Aさんはそれ以来，婦人科への恐怖心が強くなり，お腹が痛かったり，不正性器出血があったりしても婦人科の受診は避けるようになりました。

　　　　　　　　　　　　　　　　　　　　＊個人情報保護のため，内容を一部変更しています。

1. 医療従事者として多様な性についての知識をもつ

　　公益社団法人日本看護協会による『看護者の倫理綱領』（2003年）では，第2条として「看護者は，国籍，人種・民族，宗教，信条，年齢，性別及び性的指向，社会的地位，経済的状態，ライフスタイル，健康問題の性質にかかわらず，対象となる人々に平等に看護を提供する」ことが挙げられています。冒頭のエピソード事例から，「平等に看護を提供する」ということは，誰に対しても同じ看護を提供すればよいというわけではないことに気づかされます。

　　エピソード事例のAさんは，女性は男性と性交するはずであるという異性愛を前提とした問診票や看護師の発言により婦人科受診を避けるようになり，結果的に子宮頸がん検診などの機会も逃すこととなってしまいました。その一方で，問診票を作成したクリニックや担当した看護師はAさんのような人を意図的に排除・差別しようとしたというよりも，適切な知識がなかったため，どのようなことに配慮すべきかに気づいていなかったのではないかと考えられます。実際にLGBTQsの人々はさまざまな形で医療アクセ

表4-5-1 │ セクシュアリティを理解するうえで知っておくべき用語・概念

LGBT	後述するレズビアン（L），ゲイ（G），バイセクシュアル（B），トランスジェンダー（T）の頭文字をとった言葉で，この4つだけではなくその他のセクシュアル・マイノリティ全般を含む包括的な意味合いで使われることが多い （本稿では多様性を強調するために，後述するクエスチョニングのQと多様性を表すsをつけたLGBTQsと表記した）
セクシュアリティ	性のあり方全般を指し，人間であることの中心的側面をなす
性的指向	恋愛・性愛がどのような対象に向かうのか，または向かわないのか
性自認	どのような性別に自身のアイデンティティをもっているか
SOGI	性的指向（Sexual Orientation），性自認（Gender Identity）の頭文字をとった言葉
レズビアン	女性同性愛者（性自認が女性で，女性に恋愛・性愛の感情を抱く人）
ゲイ	男性同性愛者（性自認が男性で，男性に恋愛・性愛の感情を抱く人）
バイセクシュアル	男性にも女性にも恋愛・性愛の感情を抱き得る人
トランスジェンダー	出生時に割り当てられた性別と性自認が一致しない人
トランス男性	出生時に割り当てられた性別が女性で，性自認が男性の人（FtM，FTM：female to male とも表現される）
トランス女性	出生時に割り当てられた性別が男性で，性自認が女性の人（MtF，MTF：male to female とも表現される）
クエスチョニング	自身のセクシュアリティを決めつけたくない人，探索中の人
ヘテロセクシュアル	異性愛者（異性に恋愛・性愛の感情を抱く人）
MSM	自認するセクシュアリティにかかわらず男性と性交渉する男性を指す（men who have sex with men）
WSM	自認するセクシュアリティにかかわらず女性と性交渉する女性を指す（women who have sex with women）
性別違和/性別不合	医学的な枠組みの中の診断名（それぞれ，DSM-V/ICD-11 における名称）。トランスジェンダーの概念とは異なる。トランスジェンダーの人の中にはホルモン療法や性別適合手術を必要とする人もおり，その際には医学的枠組みが必要となる

スから疎外されやすいことが知られており，その理由の一端を，医療従事者の知識の不足や無理解，配慮のなさが担っていることが，世界的にも報告されています[1]。

　まず知っておくべき用語と概念を表4-5-1 に整理します。LGBTQs の人たちはセクシュアル・マイノリティと呼ばれることもありますが，これまで日本で行われてきた複数の調査では回答者のうち約3〜9％が LGBTQs に該当したと報告されており[2),3)]，誰もが日常の診療で LGBTQs の患者さんの対応をしているはずです。

　2017 年に公表された「看護学教育モデル・コア・カリキュラム」には，項目 B-2-2 環境と健康⑥「遺伝的・性的多様性を踏まえた上で，環境と健康・生活との関係について理解できる」，C-2-1)-（3）生活者としての多様性 ①「多様な性の在り方について理解できる」，D-3-1 生殖年齢・周産期にある人々に対する看護実践，学修目標③「性の多様性を理解し，アセスメントできる」，と性の多様性に関する学修目標が掲げられています。

　本稿では，どのようなセクシュアリティの人でも，安心して医療やケアを受けられるようにするために医療従事者が身につけるべき知識について紹介します。

2. SDHとしてのLGBTQs

　LGBTQsであることは，現在の日本では残念ながら「健康の社会的決定要因（以下，SDH）」の1つであるといわざるを得ません。背景にあるのは，LGBTQsの人たちへの偏見や差別です。実際にどのような課題があるのかを紹介していきます。

　2013年にLGBT当事者を対象に行われた「LGBTの学校生活に関する実態調査」では，回答者の84％が「LGBTをネタとした冗談やからかいを見聞きしたことがある」と回答しています。また，性別違和のある男子の42％，非異性愛男子の44％が「自分が不快な冗談やからかいを受けた」と回答しました。性別違和のある男子では，いじめや暴力を経験した割合は82％に上っています[4]。

　就業の場でもLGBTQsの人々は疎外されやすいとの報告があります。認定NPO法人虹色ダイバーシティの調査では，特にトランスジェンダーの人々が就業に関する困難を感じていると報告されています[5]。

　また，トランスジェンダーに関する制度にも問題があります。2004年に「性同一性障害者の性別の取扱いの特例に関する法律」が施行され，性同一性障害（現在は，性別違和／性別不合という名称に変更となっています）と診断され，5つの要件を満たした場合には，戸籍上の性別を変更できるようになりました。要件の1つには「生殖腺がないこと又は生殖腺の機能を永続的に欠く状態にあること」という項目がありますが，WHOなどの複数の国際機関が，性別変更の要件として不妊手術を求めることは人権侵害であるとし，法律の改正をすすめています。しかし，2020年時点では未だ改訂されていません。トランスジェンダーの人の中には，ホルモン療法のみを希望し，性別適合手術を希望しない人もいます。すると，外見上は望む性別で生活できていても，戸籍を変えることができず，就職などでより差別にあいやすいということになりかねません。

　2018年には，性別違和と診断された人への性別適合手術が保険適用となりました。しかし，自費診療扱いとなるホルモン療法をすでに行っている場合には，混合診療となってしまうため性別適合手術も自費扱いとなってしまうという制度上の大きな矛盾が生じており，手術を希望する人の多くは自費で受けることを余儀なくされています。

　パートナーシップについても，制度上の問題点が挙げられます。現在の日本の法律においては，同性婚は認められていません。その結果，長年パートナーシップを築いていても，養子縁組などの特別な対応をしていなければ，法的な関係を結ぶことはできません。このことは日常生活に多くの影響を及ぼします。たとえば，扶養控除を受けられない，慶弔休暇を利用できない，共同で住居を借りる際に困難が生じやすい，財産を共有することが困難，生命保険の受取人に指定できない，遺言書を作成しないと財産を相続できない，外国人の場合は，出身国で同性婚をしていても日本では在留資格が得られな

いということもあります。またパートナーの子どもの親権をもつこともできません。医療機関によっては，ICU での面会や医療行為の同意を血縁の家族のみに限定していることもあります。こういった課題を解決するために，パートナーシップ制度を導入している自治体が増えていますが，その効力は自治体ごとに異なります。

3. 実際に生じている健康格差

上記のような構造化された差別，人から受ける差別に加え，偏見や差別は当事者の中にも内面化されていきます。これらを背景として，LGBTQs の人々は一般的な健康リスクに加え，身体的・精神的なさまざまな健康格差に晒されています。

たとえば，LGBTQs の人々は一般人口と比較して抑うつ，不安障害のリスクが高いことが知られており，特にゲイ・バイセクシュアル男性やトランスジェンダーの人々は希死念慮・自殺企図のリスクが高いと報告されています[6),7)]。レズビアン・バイセクシュアル女性は子宮頸がんの検診受診率が低い傾向にあることも報告されています[8)]。MSM，トランス女性の人々は HIV を含む性感染症のリスクが高いことに加え，性教育の場ではコンドームは異性間の性交渉で使用するものとして説明されることが多いため，避妊目的ではなく性感染症の予防目的で異性間・同性間のどちらであってもオーラルセックス・アナルセックスの際にもコンドームを使用するほうがよいという教育は十分には行われていないという課題もあります。

さらに，LGBTQs の人たちは，医療機関に受診した際にセクシュアリティと健康問題がかかわっていても，差別されるかもしれないという恐怖心から，自身のセクシュアリティについて話せないことがあります。トランスジェンダーおよび性同一性障害の人を対象とした日本の調査では，4 割を超える人が「受診を先延ばしにした」「医療機関に受診した際に不快な思いをした」と答えており，医療機関へのアクセスにもハードルがあることがわかります[9)]。

4. あらゆるセクシュアリティの人が安心して受診できるために配慮すべきこと

では，どのような工夫をすれば，あらゆるセクシュアリティの人が安心して医療機関に受診することができるのでしょう。

（1）個人として配慮できること
①患者の性的指向，性自認，性行動を勝手に推測しない

最も大切なのは，セクシュアリティは外から推測することはできないということを理解し，LGBTQs の人は自分の患者にはいないと思い込まずに対応をすることです。また性行動と性的指向は必ずしも一致しません。セクシュ

アリティは多様であり，一般的な配慮を行うと同時に，患者さん1人ひとりのあり方を尊重することが大切です。アイデンティティに関しては，相手の使う言葉をよく聞き，その言葉を使用するとよいです（ただし③で解説する差別的なニュアンスを含む用語は避けたほうが無難です）。よくわからない言葉があった場合はわかったふりをするのではなく，言葉の意味を本人に丁寧に尋ねるとよいでしょう。

②できる限りジェンダーに中立な言葉を使う

　パートナーの有無を聞きたいときに，「ご結婚されていますか？」と聞くと同性のパートナーがいる場合には返事に困ってしまうことがあります。「パートナーの方はいらっしゃいますか？」と異性愛を前提としない言葉を使うことができます。また性交渉に関する問診が必要なときは，その情報が医学的になぜ必要かを説明したうえで，性的な接触があると答えた人に対しては「皆さんに伺っていることですが，相手の方は男性ですか，女性ですか，それとも両方ですか」と聞くとよいでしょう。

③差別的と受け取られる可能性のある言葉を使わない

　おかま，おねえ，レズ，ホモ，ニューハーフといった言葉を耳にすることがあるかもしれません。しかし，これらは差別的なニュアンスを含むと受け取られる可能性があり，医療従事者は使用を避けましょう。

④適切な知識をもつスタッフがレインボーバッジをつけるなど，当事者が相談しやすい環境をつくる

　LGBTQs 当事者は，医療機関を受診する際にどの程度自分の情報を明かしても安全かをさまざまな情報から判断することがあります。研修会などを行い，適切な知識をもっているスタッフが患者さんから見てわかるよう，名札に6色のレインボーフラッグ*をモチーフとしたバッジをつける，シールを貼るなどの工夫ができます。

*
虹色（p.138の図で使用）で多様性を表し，LGBTの尊厳や社会運動を象徴している

（2）施設として配慮できること

①LGBTQs に関するポスター，パンフレット，書籍などを待合室に置き，受診しやすい工夫をする

　前述の④と同様に，医療機関全体で LGBTQs の患者さんが受診しやすい環境をつくる手段として，LGBTQs に関するパンフレットを置いたり，相談窓口についての情報を紹介することができます。パンフレットなどはトイレのようなプライバシーが確保されたスペースに設置すると，周囲を気にせず手にとることができます。

②問診票の性別欄に工夫をする

　トランスジェンダーの人の中には，問診票の性別欄にチェックをすることが難しいことが原因で受診を控える方がいます。性別欄を男性・女性の2項目の選択制ではなく，空欄の自由記載欄にすることができます。

③呼び入れは番号制にする。それができない場合には問診票に通称名を記入
　できる欄をつくる

　トランスジェンダーの人の中には,戸籍上の名前と外見にギャップがあり,
フルネームで呼ばれることに大きな苦痛を感じる方もいます。呼び入れは番
号制にするとよいでしょう。それが難しい場合には,問診票で通称名の使用
を希望される方向けに通称名の記載できる欄をつくるとよいでしょう。

④問診票に性交渉についての記載欄がある場合,同性間での性交渉について
　も記載できるようにする

　「(1) 個人として配慮できること」の②にも記載しましたが,問診票でも
性交渉について記載する欄がある場合には,異性間での性交渉を前提としな
いよう注意しましょう。エピソード事例に挙げたAさん場合も,内診し
てよいかの判断のために性交渉歴を聞くのであれば,「(診察上必要な情報とし
てお聞きします。) 男性と性交渉された経験はありますか?」と記載すればAさ
んは戸惑わずに済んだでしょう。その場合,記載した問診票が他の人に見ら
れたりすることのないよう,プライバシーを確保することも重要です。

⑤さまざまな家族のあり方を尊重する

　現在の日本では同性婚は法的に認められていないので,同性パートナーが
いる人は,たとえ長年家族としてともに暮らしていても,法律上のつながり
がないことがほとんどです。医療代理人として血縁の家族を重んじるべきで
あるという法律上の定めはないにもかかわらず,慣例のように血縁の家族と
の関係のみを聞いていないでしょうか。本人が誰をキーパーソンとしたいか
を自由に答えられるような聞き方をし,同性パートナー (とは限らず法律上の
関係のない人) を希望した場合には,病状説明の同席や,医療的処置の同意書
のサイン,面会などを認めることを,院内ルールとしてあらかじめ決めてお
くとよいでしょう。

⑥すべてのジェンダーの人が使用できるトイレ・院内着・浴室を用意する

　男性・女性で分かれているトイレなどしかないと,トランスジェンダーの
方が困る場合があります。ジェンダーにかかわらず使用できるトイレ (後述
の図 4-5-1)・院内着・浴室を用意しておきましょう。

⑦フィードバックできるシステムをつくる

　どれだけ配慮をしているつもりでも,医療スタッフが気づかないところで
不快に感じるような言動をしてしまったり,施設内の課題があったりします。
そんなときに,患者さんがフィードバックできるようなシステム (メールや意
見箱など) をつくっておくとよいでしょう。

（3）個人・施設の両方にかかわること

①プライバシーを守る

　診療上知り得た患者のセクシュアリティに関しては,スタッフ間でどこま
で共有するのか,カルテには何と記載するのか,カルテには誰がアクセスで
きるのかを患者と共有しておくとよいでしょう。自身のセクシュアリティを

誰に伝えるかは患者本人が決めることであり，たとえ相手が患者の家族であったとしても本人の了承を得ずに勝手に伝えることは控えましょう。

②地域の当事者団体などのリソースとつながりをつくっておき，紹介できるようにする

LGBTQs の子どもも含む当事者が安全に集まることができる場や，子どもをもちたいと考えている同性カップルが集まれる場など，LGBTQs の人が安全に集える場が多数存在します。また家族が LGBTQs であることを知り，戸惑いを感じている方向けの相談サイトもあります。そのようなリソースを知っておき，必要があるときにつなげることができると，医療機関で対応できる範囲を超え，より充実したサポートができるでしょう。

以上は患者さんへの対応として紹介しましたが，LGBTQs の人は患者さんだけではなく，職員や学生の中にもおり，職場や学校でも同様の配慮が必要です。

ここまで述べてきたように，LGBTQs の人々の健康をサポートするにはさまざまな知識を身につけて準備する必要があります。医療機関は複数のスタッフで成り立っており，患者さんが安心して受診できる環境をつくっていくには，施設全体での取り組みが欠かせません。

5. クリニックでの取り組み事例の紹介

ここからは，医療施設として LGBTQs 支援の取り組みを行っている鉄蕉会亀田ファミリークリニック館山（千葉県館山市）の事例を紹介します。

（1）クリニックの情報

亀田ファミリークリニック館山は，人口約 4 万 6000 人（2020 年 6 月現在）の地方都市である千葉県館山市にある診療所です。家庭医療・総合診療専門医の研修施設として 20 名を超える家庭医が所属し，外来・訪問診療に加え，人工透析・妊婦健診・乳児健診・地域での健康教室など，地域のニーズに合わせた多岐にわたるプライマリ・ケアを提供しています。施設としては看護師・リハビリスタッフ・医療事務を含め 100 名を超える医療職が勤務する，地域でも規模の大きな医療機関です。

（2）活動に取り組むきっかけ

筆者（坂井）は当院で家庭医として診療する中で，さまざまなしくみや制度からこぼれ落ち，困っている「社会的マイノリティ」とされる患者さんと数多く出会いました。たとえばシングルマザーや貧困の方，障害や神経疾患をもつ若い方などです。中でも LGBTQs の人たちは社会の根強い偏見や差別によりさまざまな健康問題を抱えやすいといわれ，地方は保守的・閉鎖的であることが多く，当事者にとって生きづらい環境となっている現状を目の当たりにしました。

さらに，地方では当事者団体も非常に少なく社会的な支援を受けにくいことから，地域住民のプライマリ・ケアを担う診療所がLGBTQs支援の拠点となることが必要と考え，「セクシュアリティについても風邪のついでに相談できる診療所に」をテーマに，取り組みを開始しました。

（3）活動の実際

初めにLGBTQsの人々のケアに関心のある医師有志を募り，勉強会を行いました。啓発をしていくためには，まず適切な知識をもつ必要があったからです。2017年に勉強会を開始してから，2年半近くの時間をかけて，段階的に以下の取り組みを進めました。

①医師・看護師を対象とした啓発——勉強会・研修会の開催

まず自身の職員名札にアライ*を表明する6色のレインボーモチーフのバッジをつける，本棚にLGBTQs関連の本を多く置くなどして，自身がアライであること，そしてLGBTQs領域に関心をもっていることが広く伝わるようにしました。そのうえで院内の勉強会において，LGBTQs・性の多様性をテーマに発表を行いました。医師を対象にした症例検討会や論文の抄読会，地域の教育関係者が集まる勉強会などさまざまな機会を利用し，複数の機会でテーマとして取り上げることで，繰り返し学ぶ機会を設け，医師間での知識の定着に結びつけることができました。また，診療の場で患者は医師の診察前に看護師や事務職に出会うことから多職種の啓発が必要と考え，まず診療で直接かかわることが多い看護師との連携を行いました。看護師長に相談し，看護師を対象にLGBTQsのケアに関する勉強会を開催しました。また，中高生を対象とした地域健康教室（性教育）の中で性の多様性について情報提供を行う際に，診療所の看護師にも同席してもらう形でかかわりの場をつくりました。

②"アライ"な環境整備

院内をLGBTフレンドリーな環境にするため，多面的なアプローチを用いました。まず「よりそいホットライン」**の案内の掲示を行いました。「よりそいホットライン」にはLGBTQsについての無料相談窓口があり，それ以外にもさまざまな社会的弱者を対象とした相談窓口がつくられています。こうした案内は，プライバシーが守られて周りの人のことを気にせずに利用できる院内のトイレに掲示しました。待合室には，ジェンダーやLGBTQsに関する絵本や資料を置き，小児の患者さんやその保護者が楽しく，自然な形で多様性の情報にふれられるようにしました。思春期児童を対象に，性の多様性に配慮された性感染症予防の啓発パンフレットを掲示し，院内の多目的トイレを「だれでもトイレ」とし，レインボーのモチーフを入れた掲示（図4-5-1）を院内数カ所に貼ることで，アライの施設であるメッセージを示しました。

③多職種を対象とした啓発——ダイバーシティ研修の開催

筆者は施設としてアライであることを表明するには，業務として多職種で

*
ally：LGBTQsを理解し支援する立場

**
困った人が無料で電話相談できる窓口。お金・暴力・心身の不調など相談者の困りごとや気持ちを整理し，具体的な支援として専門機関へつなぐ〈https://www.since2011.net/yorisoi/〉（2020年10月30日閲覧）

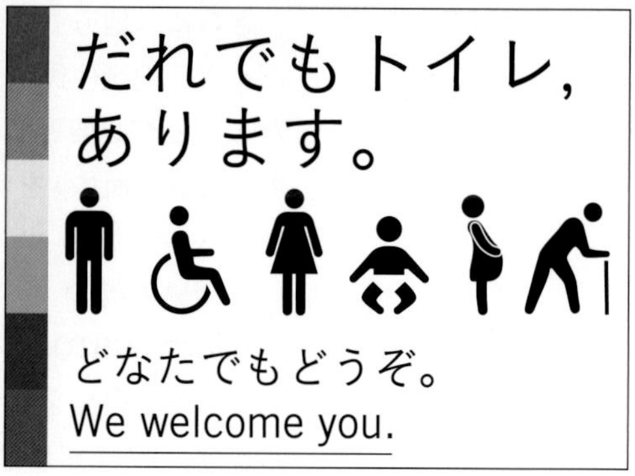

図4-5-1 「だれでもトイレ」の掲示例
（年齢・性別・状態がさまざまな人をモチーフとしたピクトグラムと，LGBTQs支援を示す6色のレインボーモチーフを合わせている）

の研修会を開催するだけではなく，学ぶ土壌を醸成することが必要と考えていました。レインボーフラッグを形だけ掲げたとしても，現場の職員1人ひとりの理解が伴わなければ，当事者にとって望ましくない環境になってしまうからです。啓発の活動を続けていく日々の中で，LGBTQsをトピックとして発信している医師がいることが施設内でも広く認識されるようなり，多くの人が"LGBTQs"という言葉を知ることになりました。そんな中で機が熟したと考え，2019年7月には，ダイバーシティについて学ぶ研修会として，「発達障害×LGBT」をテーマに医師・看護師・事務スタッフ・リハビリセラピストといった全職員が対象となる院内多職種ワークショップを開催するに至りました。50名近くの職員が学び合い交流する場をつくることができたことは，とても嬉しいことでした。この研修会を終え，希望者に6色のレインボーモチーフを用いて作成したアライバッジを配布することができました。

④取り組み後に起こった変化

こうした取り組みの中で，徐々に組織の風土が変化している感覚がありました。アライである意思表示として名札等にシールを貼ったり，アライバッジを見えるところに着用したりする職員が職種を問わず増えました。その結果，医療者－患者間でも職員間でも，性の多様性について自然に話す機会が増えています。性役割・性的指向を決めつけるような「彼氏／彼女はいるのか？」といった無意識の差別的な会話も減りました。また，看護師は地元出身の人が多く，子どもたちから同性愛や性自認について相談を受けたときに応えられるようになった，テレビでLGBTQsに関するテーマを見たときに家族に説明できたといった声や，問診でパートナーという言葉を使うようになった，といった嬉しい感想をもらいました。こうした形で，医療者がそれぞれの日常生活でLGBTQsについて適切な知識を発信することにもつながっています。

（4）行政・教育・地域との連携としくみづくり

当院はプライマリ・ケアにかかわる診療所として，日常的に行政や地域の教育機関と連携しており，顔が見える関係がありました。その中で，目に見えにくく声が上がらないマイノリティに関する問題だからこそ，制度や教育

といった暮らしの根底から理解を広げていく必要があると考え，医療現場に留まらず，行政・教育分野とも連携しました。ちょうど館山市では2018年度に第4期男女共同参画推進プランが制定され，「LGBTをはじめ，少数者とされる方々に対する無理解をなくし，多様性を認め，受け入れることができる意識づくりを行う」とLGBTQs支援の提言が盛り込まれましたが，具体的な計画は立っていなかった現状がありました。そこで，推進プランを作成した市議会議員と連絡を取り，担当部署であった企画課に嘆願を続けることで男女共同参画推進委員への推薦を受け，就任させていただくことができました。そのため行政へのアプローチを効果的に行えるようになり，市長や委員を対象としたLGBTQs支援についての講話や，市役所職員向けの研修会を開催しました。

また，教育分野との連携では地域の小中学校の養護教諭と直接面談し，聴き取りをさせていただくことから始まりました。その中で，スカートを嫌い不登校になる女児など，性のあり方にかかわる事例の存在が浮かび上がりました。学校や地域の現状を確認しながら生徒へ性の多様性について伝える重要性を話し，対話の中で丁寧に理解を得ることで，性教育の中でLGBTQsについて話す時間をもつことができるようになりました。

このように，医療機関に留まらず地域をみる家庭医がアドボケイトすることで，地域住民や地域の特性を把握し，行政・教育といった多分野との協調性をもつことが，マイノリティ支援のしくみづくりにおいて大きな力になると実感しています。また，医療分野でも一施設に留まらず，日本全国に活動を広げたいという思いから，2018年にプライマリ・ケアにかかわる医師を中心としたコミュニティとして「にじいろドクターズ」を立ち上げました。ここではワークショップの開催や情報発信，オンラインミーティングの開催などを行い，徐々に全国にアライの医師のネットワークを広げています。

（5）特に伝えたいポイント

施設単位での取り組みを行ううえで大切なことが2つあります。

まずは，医療スタッフが適切な知識と態度を学び，身につけることです。LGBTQs支援について発信をしようとすると，「LGBTQsの患者には会ったことがないから関係ない」「自分は困っていない」といった言葉を耳にすることがあります。しかし，当事者は人知れず悪意のない無理解や差別に日々傷ついていることがあることを，認識する必要があります。そのため，たとえ目の前の患者さんがセクシュアリティについて話さなかったとしても，具体的な困りごとの知識や必要な対応について身につけることが重要です。

もう1つは，ダイバーシティ＆インクルージョン*の理解を進めることです。多様性を認識し配慮するためには，さまざまな立場の人の存在を知ることだけではなく，相手の立場になって物事を考える力が必要です。人はそれぞれの人生の経験でつくり上げられた「思い込み」や「常識」という無意識のバイアスをもっていて，完全になくすことは困難です。しかし，相手の立場

*
ダイバーシティ：多様な人材を積極的に活用しようという考え方
インクルージョン：多様な人々が互いに個性を認め合い，一体となって働く状態を指す

を想像し，理解しようと努力することは，どんな人にもできるはずです。

アライという言葉について伝えるとき，「知識がなくても構いません。答えを知らなくても構いません。知ろうとすること，かかわりたいと思うこと。それが支援につながります」と伝えています。以前お話をした方から，「この話を聞いて，安心してアライであることを名乗れるようになった」と声をかけていただいたことがありました。知識ももちろん大切ですが，関心をもつことが支援の第一歩なのだと思います。

（6）今後の展望

現在は筆者のみならず，ともに実際に活動を行った同僚や仲間が主体的に，継続して勉強会を企画しています。始まりは強い思いをもった少数の行動であっても，あきらめずに続けることで少しずつ周囲の姿勢も変わってきます。レインボーフラッグを掲げることも大切ですが，少し時間がかかったとしても多様性を受け入れる心持ちを行動で伝えていくことが，やがて組織の風土を変えていき，結果的に誰にとっても優しい組織になると信じています。

6. おわりに

ここまで，LGBTQs と医療について述べてきました。あらゆるセクシュアリティの人が受診しやすい環境を整えることは，LGBTQs の人にとってだけではなく，すべての人にとって受診しやすい環境づくりにもつながっています。セクシュアリティは人の生き方や暮らしに深くかかわる要素の1つであり，セクシュアリティを含めた1人ひとりのあり方を尊重した医療サービスを提供できるよう，一緒に学び続けていきましょう。

引用文献

1）Alencar Albuquerque G., De Lima Garcia C., Da Silva Quirino G., et al.：Access to health services by lesbian, gay, bisexual, and transgender persons：systematic literature review, BMC International Health and Human Rights, 2016, 16, p.1–10.

2）電通ダイバーシティ・ラボ：LGBT 調査 2018.
〈http://www.dentsu.co.jp/news/release/2019/0110-009728.html〉（2020 年 10 月 30 日閲覧）

3）釜野さおり，石田仁，他：大阪市民の働き方と暮らしの多様性と共生にかんするアンケート 報告書（単純集計結果），2019.
〈https://osaka-chosa.jp/report.html〉（2020 年 10 月 30 日閲覧）

4）いのちリスペクト．ホワイトリボン・キャンペーン：LGBT の学校生活に関する実態調査（2013）結果報告書，2014, p.19.
〈https://jimdo-storage.global.ssl.fastly.net/file/7cb85d4e-5fa0-4e43-8217-1750d7db3fa1/LGBT の学校生活に関する実態調査（2013）結果報告書.pdf〉（2020 年 10 月 30 日閲覧）

5）特定非営利活動法人虹色ダイバーシティ，国際基督教大学ジェンダー研究センター：niji VOICE 2018.
〈https://nijibridge.jp/wp-content/uploads/2020/11/nijiVOICE2018.pdf〉（2021 年 3 月 3 日閲覧）

6）Hidaka Y., Operario D., Takenaka M., et al.：Attempted suicide and associated risk factors among youth in urban Japan, Social Psychiatry and Psychiatric Epidemiology, 2008, 43（9），p.752–757.

7）Haas A.P., Eliason M., Mays V.M., et al.：Suicide and suicide risk in lesbian, gay, bisexual, and transgender populations：Review and recommendations, Journal of Homosexuality, 2011, 58（1），p.10–51.

8）Marrazzo J.M., Koutsky L.A., Kiviat N.B., et al.：Papanicolaou test screening and prevalence of genital human papillomavirus among women who have sex with women, American Journal of Public Health, 2001, 91（6），p.947–952.

9）浅沼智也，近藤歩，他：GID／トランスジェンダーの医療機関に関するアンケート調査結果, GID 学会第 21 回研究大会・総会プログラム・抄録集, 2019, p.43.

【 6 】

簡易宿泊所に住む独居高齢者の
訪問診療と看取り医療

山中　修
ポーラのクリニック 院長

エピソード事例

　2019年の暮れ，訪問診療をしていた患者さん（男性73歳）が，簡易宿泊所の自室にて独りで亡くなりました。死因は，どの臓器から発生したのかわからないまま全身に転移した「原発不明がん」でしたので，診断書にはそのように記載しました。長い間外来にて診察していた患者さんです。子どもの頃に小児麻痺を患い，足が不自由なため，よくいじめられたそうです。中学を卒業して塗装工になりましたが，回ってくるのは「発電所の煙突内」や「高圧電線の鉄塔の上」など，高所の危険な仕事ばかり。「そんな不自由な足でどうやって？」と聞くと，「体に命綱を巻き付け，宙吊りになって塗った。煙突の中でぶら下がったまま，弁当も食った」とのことでした。

　私の仕事は，このような簡易宿泊所に住む独居の生活保護受給高齢者の外来診療とその延長線上の看取りです。かつて日本の高度経済成長を底辺で支えた人たちが，高齢になって病気になり動けなくなって，ここ寿地区で最期の瞬間を迎えようとしている。そういう人を孤独死させない，ちゃんと看取る。それが私の使命だと思っています。

　幼少からいじめ続けられたためか，激しい気性のなごりで外来ではよく怒っていた患者さんですが，晩年には表情が柔らかくなり，ニコッと笑って「先生，いろいろとありがとう」と言ってくれたこともありました。家族以上の寄り添い方をしてくれたヘルパーさんが自室を訪問したその日，彼女が帰った後の夜間，彼は独りで亡くなりました。しかし，直前までヘルパーさんや訪問看護師などの伴走者に温かく見守られ，社会とのかかわりをもち続けていた彼の死は，決して孤独死ではありません。私自身，実際には息を引きとる瞬間には居合わせていないので，「なんちゃって看取り」にすぎませんが，だからといってそれを理由に化けて出てくるとも思えません。それほど穏やかな死に顔でした。

　これが，私たちの看取りです。

1. 診療所の情報

　私の仕事場は，かつての日雇い労働者の街——"ドヤ街"と呼ばれた大阪のあいりん地区，東京の山谷地区と並び称される——横浜市の寿地区にあります（写真4-6-1）。山下公園や横浜スタジアム，元町・中華街，石川町・関

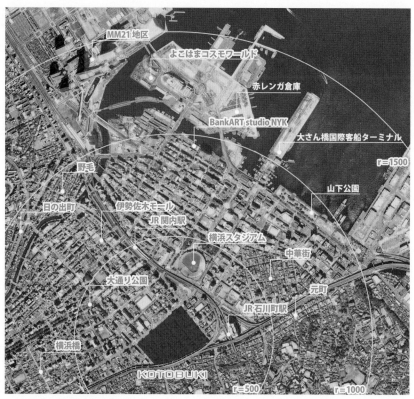

写真4-6-1｜寿地区（航空写真）

内などの華やかでにぎやかな地域にひっそりと隣接する簡易宿泊所の街です（200m×300mくらいの狭い場所に6500室を有します）。

　私がここにポーラのクリニックを開業したのは，2004年の12月，ちょうど50歳のときでした。この街で外来から訪問診療・看取りまで，「何でもOK」の総合診療を始めよう，それを自らのライフワークにしようと考えたのです。

　寿はかつて日雇い労働者の街でした。昭和の東京オリンピックや高度経済成長期の頃には，全国から体力自慢の肉体労働者が続々と集まり，高速道路や高層ビルの建設，港湾労働などに従事しました。彼らは家族との縁が切れていることが多く，単身者として"ドヤ"と呼ばれる簡易宿泊所に住み込みました。宿とは呼べないほど劣悪な環境ということで，ヤドを逆さ読みして称したわけです。そんな彼らも年齢を重ねた結果，寿は65歳以上が半数を占める独居高齢者の街となりました。住民の約9割は生活保護受給者です。

　どうして，私はここで診療を始めることになったのか。それには大きく2つの理由がありました。1つは，原点回帰。医師としての原点に戻りたいという思いがあったからです。もう1つは，この地域の人たちの経済的貧困に加えて，生下時・幼少期からの精神・知的障害など，本人に何の自己責任もない背景に根ざした人とのつながりの希薄さや医療・介護の貧困さを放っておけなかったためです。

2. 活動に取り組むきっかけ

（1）病院勤務時代に感じた疑問

　私は35歳で横浜市にある国際親善総合病院の循環器内科部長に就きました。毎日のように急性心筋梗塞や急性心不全の患者さんが救急車で運ばれてくる，まさに急性期医療の最前線。患者さんはすでに手遅れで，そのまま亡くなってしまうことも日常茶飯事でした。今でこそ無駄な蘇生行為はせずに尊厳死をといった考え方が広がっていますが，当時は助からないとわかっていても，当然のように反射的に気管内挿管などの救命処置を行っていました。言葉はよくないですが，その処置自体が若い研修医たちの練習台になっていた側面もあるのです。

　私も若い医師たちも忙しい日常の中で人の命に対する気持ちが麻痺してしまい，そのような医療を当たり前のように思っていました。しかし，だんだんと疑問が出てきたのです。当時の病院では救急外来から当直室に戻る途中に新生児棟があり，深夜に辺りが静まると赤ちゃんの声が聞こえてきました。生まれたばかりの赤ちゃんと，救命できずに亡くなった方が今，同じ病院内にいる。人が生きる，死ぬとはどういうことなのだろう……。そんなことを考え始めました。

　もともと，医師になるときに目指したのは，自己完結型の医療でした。患者さんを最初から最後まで責任をもって診たい，そう思って循環器内科を選びました。連日生きるか死ぬかの医療の最前線で治療を繰り返しているうちに，さらには管理職として会議や学会発表・若手の指導などに忙殺されるにつれて，もう一度医師としての原点に戻りたいという気持ちが大きくなっていきました。

（2）かつての寿地区で見せられた1枚の写真

　1998年頃，初めて訪れた寿地区はまだ日雇い労働者の"ドヤ"の趣を色濃く残していて，足を踏み入れることさえ躊躇する，ちょっとした危険性を感じる街でした。ちょうど高度経済成長の終焉頃に起こったオイルショック，その後のバブル経済の崩壊，リーマンショックによる不況・リストラなどの社会因子により，高齢になり稼げなくなった日雇い労働者が生活保護受給の状況に陥るケースが急増しました。

　足を踏み入れてまもなく，街の住人から1枚の衝撃的な写真を見せられました。簡易宿泊所の3畳一間の古びた畳の上で，神に祈りを捧げるような姿勢のまま男が突っ伏している……（写真4-6-2）。腐乱はしていないが大腿部には紫斑が。「これが孤独死なんです」「こんなの3日に1人です。年間に150人くらい出るんです」。写真を見せてくれた男性にそう言われ，見たこともない死の形に絶句しました。人生を変える1枚となりました。

　その後は毎週日曜日に，路上生活をしている人たちが集まるサロンのような場所に行って，いろいろな話を聞きました。寿に住む人たちの人生はそれ

までの自分が知らなかった壮絶なもので，つくづくすごい世界だと思いました。私は医師という商売柄かもしれませんが，「何でそうなったのか」を突きつめる性格です。この人は何でこの病気になったのかと原因を突き止めないことには，治療ができませんから。寿を知って以来，私の頭の中には「これってどういうこと？」「どうしてこんな状態に？」「この国で，何でこうなるの？」と，次から次に疑問符がわき上がってくるようになりました。

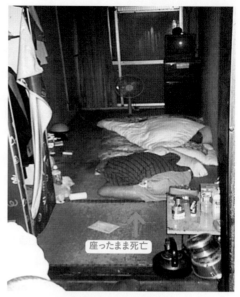

写真4-6-2｜孤独死（1999年撮影）

座ったまま死亡

　そして，人生における「起承転結」ということを考えるようになりました。"起"は生まれること。生まれる場所と親は選べませんから，自分ではコントロール不能な世界ですね。貧困の連鎖といわれるように，「起」の段階での反復，つまり親が貧乏だったから貧乏から抜け出せない人たちは数多く存在します。"承"は子ども時代。たとえば親の言うことを聞かないと飯を食わせてもらえないとか，酒を買ってこないと殴られるといったことが続くと親への恨みが積もり積もって，将来的にいろいろな形（精神疾患・アルコール依存・社会的犯罪など）で問題が出てくる可能性があります。また"転"というのは，たとえば反抗期を健全に迎えられるような環境なら健康的転じ方による社会化ができますが，そこに貧困とか暴力といった抑圧が加わると転じ方が屈折してしまう。どう転じるかで人生が大きく変わります。そして"結"は人生の最期。これも"起"同様，自分ではコントロール不能です。再び，おむつのお世話になる世界に還って，人生の終わりを迎えるわけです。

　寿の人たちと話していると，どうしてもこの起承転結について考えてしまいます。どこで生まれたのか，どういう子ども時代を過ごしたのか，どんな転じ方をしてきたのか……と。すると，その部分でハンデキャップを抱えている人がすごく多いことに気づかされました。そして，こう思ったのです。たまたま私自身は開業医の両親のもとで生まれ，恵まれていたから今の自分がいるが，彼らと同じ環境におかれていたら，どうだっただろう。誰だって同じような起承転結になっていたのじゃないか，と。

　寿には，若い頃は体力に任せてバリバリ働いたが，年金も掛けていないから，年を取って動けなくなったから生活保護という人がたくさんいます。それを自己責任だ，自業自得だと言う人も多くいますが，私はそうは思いません。むしろ，壮絶な人生背景の中，「これまでよくやったじゃん」「よく頑張っ

てきたよ」と思うのです。

　かくして寿との出合いから，私の人生は大きく転じました。医師として彼らの看取りをしたいと考えるようになったのです。なぜなら，私にとって医師としての原点が，すごい原点が，ここ寿にあることを知ったからです。もともと居場所がない人に，安心して死ねる場所があるはずもありません。ならば，たらい回しにならないように，孤独死にならないように，環境づくりを進めながら，質のよい看取りができる診療体制を整えていこう。もちろん，一朝一夕でできることではありませんから，逆算して準備をしました。クリニックで総合診療を行うには，循環器内科の専門知識だけでは不十分です。一大決心のもと，国際親善総合病院の部長職を退いて非常勤研修医となり，整形外科，泌尿器科，皮膚科，心療内科の勉強と外来研修をしました。寿という地域に即して，小児科と産婦人科以外は何でもやるという気概でした。今でいう「かかりつけ医」を目指したわけです。

3. 仲間との連携と街創り

（1）認定NPO法人「さなぎ達」の果たした役割

　寿地区にて外来診療や看取り医療を展開するためには，自身のジェネラリストとしての医療研修のみならず，街そのものの健全化・安全化が必須の条件でした。看取りは医師1人ではできません。看護職・介護職・薬剤師・葬儀社などのチームによる介入が必要となり，その多くを占める女性の活躍に頼らざるを得ません。つまり，地域住民の Quality of Life や Quality of Death を改善するためには，女性が安心して入ることができる街創りから始めることが必要となったのです。

　「まず，街を治す」──その目的で，2001年に仲間と NPO 法人「さなぎ達」[1]（図4-6-1）を立ち上げ，周辺にいた多数の路上生活者や寿に住む人たちを「医・衣・食・職・住」から支援する活動を始めました。その活動の定款は「路上生活者の自立自援をサポートする」ことであり，路上生活者が「医・衣・食・職・住」を通じて，自身の「居場所と生きがい」を見出して社会復帰することを"伴走的に支援する"ことを主旨としました。路上からの人間の蘇生は，金や食べ物や薬のみでできるものではありません。温かい「食」とにおわない「衣」，話ができる団らんの場と本人の存在を認めてくれるパーソナル・サポーターからの声かけが不可欠です。元気になるためには「医」が，居場所と生きがいを手に入れるためには「職」が必要となります。

　路上の1人ひとりを"虫の目"で，街全体を"鳥の目"で見ていくと，治療として何をすべきかが見えてくる，人と街は相関・相乗効果によってともに蘇生されると考えました。実際，これらの活動を通じて多数の方々が路上から社会に復帰され，中には還暦を過ぎた現在も寿で介護ヘルパーとして活躍されている方もおられます。

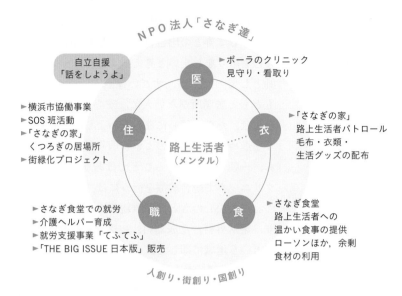

NPO法人「さなぎ達」

自立自援
「話をしようよ」

▶ポーラのクリニック
　見守り・看取り

医

住 　　　　 衣

路上生活者
（メンタル）

職 　　　　 食

▶横浜市協働事業
▶SOS班活動
▶「さなぎの家」
　くつろぎの居場所
▶街緑化プロジェクト

▶「さなぎの家」
　路上生活者パトロール
　毛布・衣類・
　生活グッズの配布

▶さなぎ食堂での就労
▶介護ヘルパー育成
▶就労支援事業「てふてふ」
▶「THE BIG ISSUE 日本版」販売

▶さなぎ食堂
　路上生活者への
　温かい食事の提供
　ローソンほか，余剰
　食材の利用

人創り・街創り・国創り

図4-6-1｜さなぎ達の見守り・看取り図

（2）「さなぎ達」の路上生活者支援モデルを応用した独居高齢者の看取り

　「さなぎ達」では路上生活者への夜回りに加えて，「さなぎの家（憩いの場）」「さなぎの食堂」を運営し，「コンサート」「フェスティバル」「シンポジウム」を開催し，「花いっぱい運動」「独居者のみまもりプロジェクト」「路上生活者の介護ヘルパー資格取得の支援」などの楽しくて多彩な活動を行いました[1]。NPO活動へは，神奈川県や横浜市などの自治体に加えて，横浜インターナショナルスクールや慶應義塾大学などの学校関係，加えて株式会社ローソンや株式会社ファンケル等，数多くの企業からの支援参加もありました。その結果，街への人の出入りが増え，特に学生や女性が気軽に訪れるようになりました。かくして，汚い・クサい・暗い・危険といわれた街が，次第に看護職・介護職・ケアマネジャーといった女性らが安心して入ることができる明るい環境となり，独居高齢者が安心して最期を迎えられる“チーム医療と福祉の街”に変貌していったのです。

　皆さんは孤独死とはどのようなものだとお考えでしょうか。私は，独りで死ぬことがイコール孤独死だとは考えていません。たとえば自宅で介護を受けていた闘病中の高齢者が，たまたま家族が外出中に亡くなった。これは“ひとり死”ではありますが，孤独死ではないでしょう。一方，大勢の人が行き交う駅の地下通路で，路上生活者が急に具合が悪くなって突然死をした。こちらは，すぐ近くに多くの人がいても無関心で通り過ぎるならば，紛れもなく孤独死です。つまり，社会とのかかわりを失った先にある死。それが孤独死ではないかと思うのです。つまり，独居である人を孤独死させないための最も大切なことは，その人の社会とのつながりを断ち切らないことです。「さなぎ達」の路上生活者への支援のノウハウはそのまま，寿地区での孤独死防止へと応用できることに気づきました。

表4-6-1│死亡場所群別死因の比較

死因	A：在宅看取り	B：搬送先死亡	C：孤独死
原因不明	0	22	39
急性疾患	5	39	18
慢性疾患	41	52	5
悪性新生物	90	91	0
老衰	25	21	0
合計	161	225	62

　こうして，「さなぎ達」の創設4年後に，寿地区での活動の一環として現在のクリニックを開きました。そして，これまでの16年間に，7000名を超える生活保護の単身独居者（9割以上が男性）の方の外来診療と訪問診療を，150名を超える方の在宅看取りを行いました[2]（表4-6-1）。

　簡易宿泊所内のかかりつけ医としての在宅看取り（A群）は161名（平均年齢75歳）。一方，精査や加療あるいは緩和の目的で病院や介護施設で紹介した後に亡くなられた患者さんの数が225名（B群）（同76歳）。外来通院中だったが簡易宿泊所内で突然死あるいは予期せぬ経過で死亡された患者さんが62名（C群）（同62歳）ですので，いわゆる在宅看取り率は36％となります。予期せぬC群が高齢者未満と若年であるのに比し，他の2群は後期高齢者であることが目立ちます。福祉制度を利用した介護の導入は，当然のことながら見守りや看取りの活動に欠くべからざる態勢です。A群・B群ともに，看護・介護の目や手があるからこそ達成できた数字です。C群の死因内訳は，不明，急性心不全，脳血管疾患，吐血などの急性変化疾患が圧倒的に多く，A群やB群では，慢性期疾患や悪性新生物や老衰が多いことが特徴です。特にA群では悪性新生物が多く，「告知」によって在宅看取りへの心の準備が可能となる道筋がつきやすいといえましょう。

　在宅看取りの全国平均は12％[3]，都市での最高率23％[4]と比べても明らかに高率であったことがわかります。その理由としては，寿地区の特殊性，すなわち"家族がいない"人生と長年の過酷な環境での単身独居が挙げられます。家族との関係を切った（あるいは切られた）結果としての独居という，長い人生で培われたあきらめと覚悟に加えて，家族がいた場合に起こりがちな不安・懸念・恐怖心からの介入がないために，かえって在宅での看取り医療が非常に行いやすい環境にあり，看取り率を押し上げているのです。具体的にいうと，「先生とか看護師やヘルパーが毎日見に来てくれるなら，このままここで1人死んでもいい」と，ひとり死の受容・覚悟が平時からなされています。そして，いまわの際に不安から救急車を呼んでしまう「家族がいない」のも大きな要因です。寿地区の特徴である"家族不在"は，主役である患者との直接で密な接触を余儀なくされるものの，その反面，患者個人の意思が最期まで尊重され貫かれやすいのです。

4. 特に伝えたいポイント

（1）独居高齢者看取りのコツ

　寿地区における独居高齢者の見守り・看取りの姿ですが，「さなぎ達」の活動時には中心に路上生活者がいました（図4-6-1）。それが現在は住民である患者さんに置き換わりました（図4-6-2）。その周りを囲む組織は，NPO法人の関連部署・スタッフ等であったものが（図4-6-1），医療・福祉のプロたちに置き換わりました（図4-6-2）。中心と取り巻く周囲が異なるものの，主役とそれを支える構図は変わっていません。見守りや看取りにおいての重要な3要素は以下のように集約され，これらが"コツ"でもあります。

　①「安心の担保＝居場所（住）と衣・食の創成と確保」：生活保護適用，介護認定申請，孤独死ハイリスクのあぶり出し，年金等財源確認，成年後見人の決定など。

　②「患者ごとの多職種チーム（医）の創成」：患者を中心にかかりつけ医，連携病院，訪問看護師・リハ職，介護職，ケアマネジャー，管理薬剤師，簡易宿泊所帳場[*]，生活保護担当ケースワーカーがそれぞれの機能を果たす（図4-6-2）。

　③「個人情報を積極的共有」：伝言ゲームによるコミュニケーションミスを回避するため，問題発生時にはリアルタイムで集合しカンファレンス。意見のズレは患者も交えて解決し，その結果は当日中に関係者にFAX報告にて共有する。

　私は図4-6-2のかかりつけ医として，独居高齢者を取り囲むようにつくられたチームのリーダーをしています。いわば駅伝の伴走チームの監督のようなものです。この監督には，患者の病状・予後，家族や経済環境，個人の

[*]
旅館などで客が支払いを行う場所。ホテルのフロントに相当する。

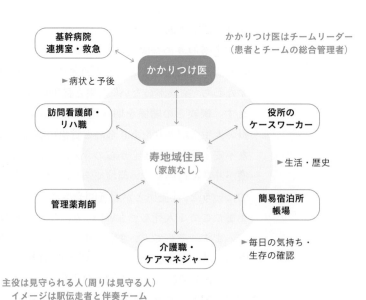

図4-6-2｜孤独死防止の見守りチームの構成

宗教観・死生観などの個人情報を共有すること，連携先病院の診療能力も考慮しつつ総合的な組織管理力をもつことが要求されます[1),2)]。一生懸命頑張っている走者を伴走して見守りながら，チームとして声援を送り続けます。ですからゴールにたどり着いたら，かける言葉は「長い間，お疲れさん」です。決して「ご臨終です」ではありません（「ご臨終」は家族への言葉）。これまでの人生，いろいろとあった。それを乗り越えて最期の瞬間までやって来た。あくまでも主役であるご本人へ，それはもう，本当に「お疲れさん」でしかない。敬意を込めて合掌し，この言葉をかけて看送っています。

（2）Quality of Death の担保

　このチームでの支援方式が長く継続されるためには，亡くなり逝く人が「自分が中心にいて見守られている安心感」を有し，かつ，それを支えるチームメンバーの「これでよいのだ」というプロとしての自信感，つまり両者の自己肯定感が必要となります。このコンセプトは2019年に厚生労働省から発表され，お笑い芸人による広報で話題となった「人生会議（ACP：Advance Care Planning）」[5)]と完全に一致します。たとえ家族がいようがいまいが，人は人生の最終章の結びを自分の希望どおりに描くことを望みます。しかしながら残念なことに，生きることに絞りつくされたエネルギーは最期のステージではもはや少なく，自己演出能力は残されていません。「亡くなるときにこうしたい，こうありたい」と思っても，その時点で自分ではどうすることもできない完全無力状態になっているのです。

　看取りに際しては過剰なおせっかいや介入をしないで，本人が描けない最終章の文末だけを本人に代わって支援することに主眼をおいて，残された日々を見守っていくことが最も大切であると思います。

5. まとめと今後の展望

　2025年問題では，医療財政のみならず，国民全体の死生観の意識改革が問われています。その目指すゴールには，寿地区とか一般地区とかの差があるはずもありません。

　看取りにおいてはあくまでも，本人が中心，本人の価値観を最優先します。従来の延命至上主義や医療にお任せのパターナリズムから脱却することが大切です。たとえ主役が判断能力や意思表示力を失った場合であっても，医療・ケアチームが本人の気持ちを可能な限り推し測り，その意思と生きがいを尊重しつつ，Quality of Death を担保することが望まれます。満足な死，満足な看取りにたどり着くためには，本人あるいはチームメンバーに対しての十分な説明→理解→納得のプロセスが前提条件となります。

　今回，SDHの視点から貧困と看取り医療について発表する機会をいただきましたが，実はここに書き記した内容は，独居高齢者への看取り態勢とそのコツについての言及です。人とのかかわり合いが疎になっていく核家族

化・超高齢社会・老々介護などの寿以外に見られる社会背景は，経済的貧困というより，人間関係の貧困さをつくり上げてしまいます。本稿が2025年問題の解決の一助となれば幸いです。

引用文献

1）山中修：無縁社会への処方箋─孤独死防止への先駆的取り組み，病院，2011, 70（1），p.50-53.
2）山中修，中尾裕太，他：孤独死防止の対策─横浜市寿地区から2025年問題への提言，日本医師会雑誌，2019, 1471（11），p.2285-2288.
3）厚生労働省：在宅医療の最近の動向，平成24年7月.
　〈https://www.mhlw.go.jp/seisakunitsuite/bunya/kenkou_iryou/iryou/zaitaku/dl/h24_0711_01.pdf〉（2020年10月30日閲覧）
4）横須賀市：横須賀市における在宅死亡率が全国でトップに！，ニュースリリースポータル，2016年7月.
　〈http://www.news2u.net/releases/146890〉（2020年10月30日閲覧）
5）公益社団法人日本医師会：リーフレット「終末期医療　アドバンス・ケア・プランニング（ACP）から考える」，2018年3月.

「通いの場」や「生活支援コーディネーター」の機能を活かした地域での看護実践

吉江　悟
一般社団法人 Neighborhood Care／東京大学高齢社会総合研究機構

1. はじめに

　本稿では，地域包括ケアに関する施策の中でも住民主体の取り組みとして注目されている「通いの場」や，地域における高齢者の社会参加や支え合いの充実を図るために各市町村に配置されている「生活支援コーディネーター」の活動などを活かしながら，看護職・医療職等が地域住民の SDH（健康の社会的決定要因）にアプローチしていく実践について，関連する政策動向や，筆者が千葉県柏市で実際に取り組んでいる活動（表 4-7-1）を紹介しながら解説したいと思います。

表 4-7-1 ｜ 一般社団法人 Neighborhood Care の概要　　　　　　　　　（2020 年 9 月時点）

所在地	千葉県柏市
URL	http://neighborhoodcare.jp/
主な事業内容	・訪問看護ステーションの運営 ・住民主体の通いの場の運営の支援 ・生活支援コーディネーターの受任 ・地域包括ケアに関連する研究・教育の支援
構成員	・看護職：8 名 ・理学療法士：6 名 ・作業療法士：3 名 ・言語聴覚士：1 名 ・通いの場ボランティア：約 15 名（法人とは別に任意団体を組織）
事業開始	2015 年 10 月

2. 地域包括ケアにおける「土」と「葉っぱ」

　まず，図 4-7-1[1)]をご覧ください。地域包括ケアに関する資料を検索した経験のある方の多くが，この図を見たことがあると思います。これは，厚生労働省老人保健健康増進等事業により設置された「地域包括ケア研究会」という有識者会議が示している，地域包括ケアの構成要素についての概念図です。地域包括ケアシステムは法律上，「地域の実情に応じて，高齢者が，可能な限り，住み慣れた地域でその有する能力に応じ自立した日常生活を営む

表4-7-2 | 「通いの場」と「デイサービス」

	通いの場	デイサービス
運営組織	住民グループ等	介護サービス事業者
担い手の中心	住民（主に高齢者）	専門職
専門的な介護サービスの提供（入浴介助等）	なし	あり
介護予防の恩恵を受ける対象	利用者も担い手も両方	多くは利用者のみ
利用料	任意（無料の場合も有料の場合も）	介護報酬の1～3割（全国ほぼ一律）
主な財源	地域支援事業交付金	介護保険給付

定観念をもたずに，住民の幸せや健康に資する「場」として求められる形を楽しみながら模索する姿勢が基本として大切だと思います。

　なお，通いの場を運営するための費用等を支援してくれる財源としては，市町村が運営する介護保険の中に「地域支援事業交付金」という財源があり，ここから助成金が支出されることが多い状況です。市町村によって金額や条件が大きく異なりますので，もし読者の皆さんが自ら通いの場の運営を検討される場合（たとえば，医療機関や介護サービス事業所のスペースの一部を活用して通いの場を設置するなど）には，その地域ではどのようなしくみになっているか調べてみるとよいでしょう。多くの場合，市町村の介護予防の担当者や地域包括支援センター職員，市町村社会福祉協議会担当者などに相談すると，詳しく教えてくれると思います。

　医療機関，特に病院に所属する看護師等の専門職は，所属施設において地域との連携や交流を担当する方でない限りは，普段の業務の中ではなかなか通いの場に接する機会はないと思います。百聞は一見にしかず，ぜひ近隣にある通いの場を訪ねてみていただけたらと思います。中には食事を提供するところもありますので，一住民として食事やお茶をしに行くだけでも喜ばれると思います。

4.「土」を耕す生活支援コーディネーター

　住民が主体となって運営される通いの場が注目されているとはいっても，実際に開設・維持運営するためには困難も伴いますし，ある程度のノウハウも必要となります。通いの場などの住民による介護予防・生活支援にかかわる活動を地域ごと支援する役割を担うのが，「生活支援コーディネーター」です。前述の植木鉢の絵の中でいえば，「土」の部分を支える役割ということになります。

　生活支援コーディネーターには「第1層」「第2層」という区分があり，第1層は市町村全域，第2層は「日常生活圏域」といわれる中学校区くらいのより身近な地域を担当することになっています。市町村によって配置の仕方もさまざまですが，2019年に行われた調査（表4-7-3）[4]によると，生活支援コーディネーターの所属は，第1層では市町村社会福祉協議会，地域包括支援センターまたは市町村役場である場合が多いようです。第2層もおおむね

表4-7-3 | 生活支援コーディネーターの所属

	第1層 （n=2638）	第2層 （n=5210）
社会福祉協議会	52.7%	36.0%
地域包括支援センター（直営）	18.0%	2.5%
地域包括支援センター（委託）	6.1%	25.0%
市町村職員（事業担当）	10.8%	4.9%
市町村職員（事業担当以外）	2.5%	1.5%
NPO・ボランティア団体	2.6%	2.5%
地域住民等の個人	2.2%	11.7%
社会福祉法人（社会福祉協議会を除く）	2.1%	4.9%
その他	2.8%	10.7%
不明	0.1%	0.2%

（NTTデータ経営研究所：介護予防・日常生活支援総合事業及び生活支援体制整備事業の実施状況に関する調査研究事業報告書（令和元年度老人保健事業推進費等補助金老人保健健康増進等事業），2020年，参考資料 p.33 より作表.）

似た状況にありますが，より身近な範囲を担当するという機能を反映して，第1層に比べて「地域住民等の個人」の割合が高くなっています。

　生活支援コーディネーターの背景職種は，社会福祉協議会や地域包括支援センター所属の場合は福祉系専門職（社会福祉士，介護福祉士など）の方の場合が多いように感じますが，住民個人が担当している場合は専門職ではない方が多く，たとえるならば民生委員・児童委員などと似たような形で，自治会・町内会ともかかわりを保ちながら活動されている印象をもちます。大別すると，専門職が仕事として担っている場合と，住民がボランティアの延長上で担っている場合とがあるように感じます。

　なお，筆者は看護師・保健師として第2層の生活支援コーディネーターの役割を担っていますが，全国的には，看護職をはじめとした医療系専門職が生活支援コーディネーターの役割を担うことは多くないようです。筆者個人的には，看護職が生活支援コーディネーターの役割を担うのは，行政保健師が地区担当として保健活動[5]を推進するのと類似した活動だととらえています。地域単位で予防や健康増進を推進する，ソーシャル・キャピタル（p.34参照）を高める活動としての面白さを感じています。

5. 「訪問看護」と「通いの場」を組み合わせた実践の一例

*
一般社団法人 Neighborhood Care ウェブサイトを参照〈http://neighborhoodcare.jp/〉
**
BUURTZORG ウェブサイトを参照〈https://www.buurtzorg.com/〉（2020年10月30日閲覧）

　筆者らは2015年以降，千葉県柏市で訪問看護ステーション（「ビュートゾルフ柏」）と通いの場（「ご近所カフェ・みんなのたまり場」）を組み合わせた地域実践を，もともと空き家だった住宅地内の一戸建てを使って行っています＊（開始当時の事業計画については，一般財団法人オレンジクロス「地域包括ケアステーション実証開発プロジェクト」報告書を参照[6]）。

　当初よりオランダの地域ケア組織ビュートゾルフ＊＊に学びながら国内で

＊
Accessibility, Comprehensive-
ness, Coordination, Continuity,
Accountability：アメリカのIn-
stitute of Medicine が提唱し
たプライマリ・ケアの5つの
理念より。p.58も参照

の実践のあり方を模索していたこともあって，まずは看護職のチームによっ
て，可能な限り地域包括ケアやACCCA＊（近接性，包括性，協調性，継続性，責
任性）の要素を満たした実践を，あまり肩肘を張らずに実現できればと考え
ていました。看護職の立場で最も取り組みやすい事業として筆頭に挙がった
のが訪問看護ステーションでしたが，ただ訪問看護は通院の難しい要介護者
等が主たる対象となることから，地域の中では限られた住民層しかケアする
ことができず，またケアの提供形態も「訪問」という形に限られ，「外来」と
いう形態がないことに限界を感じていました。そこで，診療所における「外来」
に類する（あるいはそれ以上に）あらゆる地域住民に開かれた場をと考えた結
果，各地で住民が主体となって取り組まれているコミュニティカフェ（のよ
うな何か）を併設したいと考えました（写真4-7-1）。

　開設当初から示しているイメージは，図4-7-3のとおりです。要介護状
態にある方から人生の最終段階までを支える道具として訪問看護というしく
みを使っていますが，それよりも前段階の住民に対しては，通いの場や生活
支援コーディネーターの活動によって住民同士の交流の場づくりを意識して

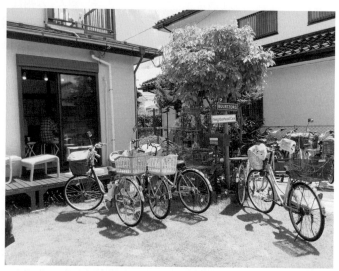

写真4-7-1 ｜ 筆者らがかかわる「通いの場」の風景

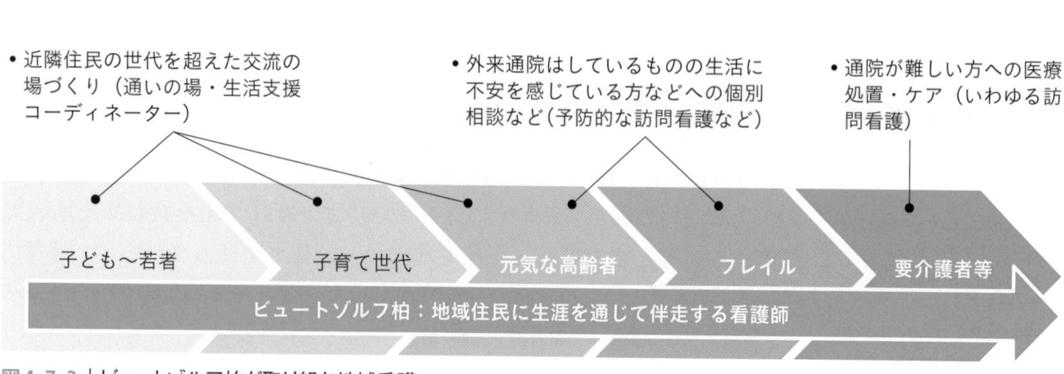

- 近隣住民の世代を超えた交流の場づくり（通いの場・生活支援コーディネーター）
- 外来通院はしているものの生活に不安を感じている方などへの個別相談など（予防的な訪問看護など）
- 通院が難しい方への医療処置・ケア（いわゆる訪問看護）

| 子ども～若者 | 子育て世代 | 元気な高齢者 | フレイル | 要介護者等 |

ビュートゾルフ柏：地域住民に生涯を通じて伴走する看護師

図4-7-3 ｜ ビュートゾルフ柏が取り組む地域看護

います。

6. 専門職が住民主体の場を設置する自己矛盾

　しかしながら，実はこの時点で自己矛盾が生じます。住民主体と言いながら，専門職である筆者らが住民主体の場を設置したいと思う時点で，そこには「専門職として住民を幸福／健康にしたい」というある種のパターナリズムが生じます。また，住民の側も，個人差はありますが，特にさまざまな疾患をもっていることも多い高齢者の皆さんはそういった医療系専門職の提案を疑うことなく素直に受け入れてしまう（というより，受け入れる方が集まる）傾向があります。

　筆者らは開設当初からこの傾向を念頭において，通いの場の運営を住民によるボランティア組織（法人格のない任意団体）に一任し，求めがない限りは（場合によっては求めがあっても）運営方針についてはできるだけ口をはさまないように努めています。また，ボランティアさんたちは非常に真面目で「一度始めたら活動を続けなければいけない」という思いをもつことが多いので，負担が大きいときにはいつでも閉鎖できること，継続という要素以上にボランティア自身が通いの場の運営を楽しめることが重要であることを再三強調しています。

7. 訪問看護ステーションと住民中心に運営される「通いの場」の関係

　看護師ほか専門職によって運営される訪問看護ステーションと住民中心に運営される通いの場は，場所自体はいずれも同じ一戸建ての中にありますが，運営は基本的には独立し，近すぎず遠すぎずの関係性が保たれるように意識しています。日常的には，通いの場に通ってくる住民やボランティアと私たち看護師の接点は，一緒にお昼ご飯を食べたり，同じ建物内で一時の立ち話をしたり，あるいは同じ町内ですれ違った際に挨拶をするという程度です。まさに「ご近所さん」同士の間柄です。住民の中には，筆者らが看護職であることを知らない人もいるかもしれません（なお，筆者らが運営する通いの場における専門職と住民の関係性等については，過去にいくつか調査が行われ，詳しい報告がまとめられているため，関心のある方はそちらをご覧ください[7]-[9]）。

　通常，私たち看護職が住民とかかわるときには，すでに住民が何らかの医療的な課題をもった状態で，ケア提供者 − 利用者（患者）という関係性を前提として住民と出会い，その枠を超えることは多くありません。場合によっては，この関係性を超えた交流は「公私混同」という指摘を受けてしまうことさえあるでしょう。しかしこの通いの場においては，ケア提供者 − 利用者（患者）という関係性は生じていない段階で，医療の文脈とは関係なく顔なじみの関係を築くことができることから，その後に住民が何らかの課題を自覚し，あるいはその住民自身は自覚していなくても周囲の方（看護職を含む）が

それを確認した際（例：通いの場でのやり取りを通じて認知症の症状に気づく）には，それを解決する方法について，受診や訪問看護等の利用をはじめとする医療的・専門的な手段，通いの場の利用や住民同士の支え合いなどの非医療的・非専門的な手段の両方からアプローチすることができる強みがあるととらえています。

8.「通いの場」等の住民活動を活かしたケースマネジメント

　日々訪問看護の実践をしている中で，本書のテーマである SDH にアプローチするためには，医療的・専門的なかかわりだけでは難しい場面があることを体感しています。通いの場や住民同士のつながりがあればすべてが解決するとは思っていませんし，むしろ問題を複雑にしてしまう"副作用"もあると思いますが，訪問看護による個別支援だけではうまくいかなかった課題が，通いの場などを活かしたアプローチによってよい方向に向いたと思われる事例を以下に紹介します（個人情報保護のため，内容を一部変更しています）。

エピソード事例 1

ものづくりを「処方」することで疼痛のセルフマネジメントが向上

　慢性疼痛のある要介護者の方に訪問看護を提供していましたが，鎮痛剤の使用法など，主に医療的側面からの疼痛マネジメント手法を助言しても，なかなか効果が上がらずにいました。徐々に活動性が低下し，看護師としても心配をしていた中で，あるきっかけから，その方が通いの場での布草履づくりを教える立場になり，またそこでつくられた布草履を販売することになりました。

　要介護状態となり，人に頼る機会が増えてきた中で「他者に教える」，「（布草履の販売を通じて）通いの場の運営に貢献する」という活動に意欲を見出した結果，再び活動性を取り戻すことに成功した事例でした。

エピソード事例 2

日中独居の終末期の方を通いの場で見守る

　末期の肝硬変を患っていた方に対して主治医が訪問看護の利用をすすめましたが，ご本人の意向でほとんど利用されることなく契約が終了してしまいました。ただ，契約時に通いの場で昼食が食べられることを情報提供していたところ，通いの場には常連として毎日通ってきてくれるようになりました。結果，筆者ら看護師は，その方と昼食を一緒に食べながら，雑談を通じて黄疸・腹水・出血など各種症状のアセスメントをすることができましたし，日中独居であっても何かあったときには私たち看護師に連絡が入るよう，ボランティア等による見守りの体制をつくることができました。

　なお，この方のお孫さんが小学生で，日中この方と 2 人だけで過ごす時間も多かったので，（終末期であったため突然亡くなることも想定して）何か心配なことがあったときには通いの場に来て相談するようお孫さんにも伝えてありました。夏休みにはお孫さんと一緒に通いの場で過ごす場面も見られ，ご本人だけでなく世帯の安心にも寄与できたかもしれません。

| エピソード事例3 | **重度糖尿病の男性の昼食を支える** |

50歳代で独居の重度糖尿病の方に対して，服薬をはじめとした疾病管理全般を目的に訪問看護の利用が開始されたものの，訪問してみると薬物治療以前に食事の問題が大きく，ご自身だけでは栄養バランスのとれた食事へと行動変容する敷居が相当高い状況にあったため，通いの場の昼食を食べに来ることを提案しました。

男性としては外食やコンビニエンスストアでは最低でも一食500円くらいかかってしまうところが一食200円で食事を済ませることができ，かつ医療的にも外食より格段にバランスのとれた食事を摂っていただける状況になりました。ボランティアが声かけをすることで服薬忘れを最小化する効果もありました。

| エピソード事例4 | **看護を担当する前から人となりがわかる** |

通いの場に足しげく麻雀をしに通ってきていた80歳代の男性が，あるときから顔を見せなくなり，ボランティアや他の住民経由で，近隣病院に入院しているらしいという話を耳にしました。その後，「そろそろ退院する」「早く麻雀に行きたい」というご本人の声をボランティアから聞いていた矢先に，近隣の居宅介護支援事業所から電話があり，その方の訪問看護をお願いしたいという依頼でした。

入院前から見知った方なので，当初から人となりをふまえた看護が提供可能であるとともに，（ご本人の了解を前提として）専門職だけでなく近隣住民の力も活かした支援が可能となりました。

筆者ら看護職は他の専門職と同様に看護過程という名のケースマネジメントを展開しますが，医師と違って薬剤の処方を自ら行うことはありませんので，各種アセスメントの後に実施する看護介入は，患者の心理・行動・社会面に働きかけるもの，いうなれば「社会的処方」を多く含みます。多様な看護介入の方略を頭に描き実現していくうえで，地域資源をできるだけ多く知っていることは時に強みになります。通いの場は一例でしかありませんが，筆者らが働く訪問看護ステーションに通いの場が併設され，通常の訪問看護ステーションよりも日常的に近隣住民と接する機会が多い環境にあることは，住民にとっても看護職にとってもアドバンテージになり得ると考えています。

なお，このような取り組みに際して注意すべき点が，医療の目的のために住民の生活や活動を「医療化」しすぎないことだと自戒をしています。住民の悩みや課題のすべてが医療で解決されるはずはないわけですが，医療資源の充実に伴って，医療の範疇で扱われる問題が広くなってきているように感じます。仮に通いの場をはじめとした住民の活動の場でさえ「処方」先として医療の範疇におかれてしまうようなら，この「医療化」にさらに拍車をかけてしまうと懸念します。その点で筆者は，この社会的処方は，「処方」という医療用語を用いていながら，医療化されてしまった住民の課題を適切に

（非医療の）生活の文脈に差し戻すための道具としても機能するものだと理解し，期待をしています。やや逆説的ながら，このような観点を保ちながら，今後とも通いの場をはじめとした住民主体の活動と訪問看護等の医療的・専門的活動の相乗効果を目指したいと思っています。

9.「通いの場」等の住民活動の持続性

　　最後に，少し脱線するかもしれませんが，住民による活動・組織の持続性について述べておきたいと思います。筆者らが運営する通いの場を視察のため訪れる方から「どのように住民ボランティア組織の持続性を担保しているのか」といった質問をよくいただくからです。

　　この質問に対する筆者の答えは，前述したボランティアへの声かけからもおわかりいただけるかもしれませんが，一貫して「持続させようとしていない」「（専門職としての筆者が）住民活動を持続させようという考え自体がおこがましい」というものです。筆者としては，仮に今後，現在のボランティア組織によって運営される通いの場がなくなってしまったとしても，それ自体を問題とする必要はなく，他の通いの場をはじめとしたさまざまな地域資源が全体として維持されていることが重要だと考えています。

　　ビュートゾルフなどの組織が事例として取り上げられている書籍『ティール組織』[10]においても関連する言及があるとおり，組織を生物のようにとらえ，どの組織にも生老病死があることを前提にしつつ，地域の組織全体の生態系がどうなっているかということをより注視しています。もちろん，これまで存在していた個々の組織・活動が衰退し，最終的に消滅してしまうのは悲しいと思います。しかし，それを担う人たちの自然体の生活を無視して特定の活動の持続だけを目的化することは，人生の最終段階において延命のみを目的化した医療を続けることに似たところがあり，どこかに無理が生じてしまう気がしています。生活支援コーディネーター，あるいは訪問看護ステーションの看護師として筆者が担当している地域におけるさまざまな住民活動をできる限り俯瞰しながら，それぞれが自然体で楽しく存在していられるような状態を願いつつ，全体最適に資するような支援を微力ながら続けていきたいと考えています。

引用文献
1 ）三菱UFJリサーチ＆コンサルティング：〈地域包括ケア研究会〉地域包括ケアシステムと地域マネジメント（地域包括ケアシステム構築に向けた制度及びサービスのあり方に関する研究事業報告書），平成27年度老人保健事業推進費等補助金老人保健健康増進等事業，2016年，p.15.〈https://www.murc.jp/uploads/2016/05/koukai_160509_c1.pdf〉（2020年10月30日閲覧）
2 ）厚生労働省ウェブサイト：地域包括ケアについて.〈https://www.mhlw.go.jp/file/06-Seisakujouhou-12300000-Roukenkyoku/link1-5.pdf〉）（2020年10月30日閲覧）
3 ）厚生労働省：一般介護予防事業等の推進方策に関する検討会（第3回），令和元年7月19日，資料2-1，p.4.〈https://www.mhlw.go.jp/stf/shingi2/0000202420_00022.html〉（2020年10月30日閲覧）
4 ）NTTデータ経営研究所：介護予防・日常生活支援総合事業及び生活支援体制整備事業の実施状況に

関する調査研究事業報告書（令和元年度老人保健事業推進費等補助金老人保健健康増進等事業），2020 年, 参考資料 p.33.
〈https://www.mhlw.go.jp/stf/seisakunitsuite/bunya/0000211210_00003.html〉（2020 年 10 月 30 日閲覧）
5 ）厚生労働省：厚生労働省健康局長通知, 地域における保健師の保健活動について, 健発 0419 第 1 号, 平成 25 年 4 月 19 日.
〈https://www.mhlw.go.jp/web/t_doc?dataId=00tb9310&dataType=1&pageNo=1〉（2020 年 10 月 30 日閲覧）
6 ）一般財団法人オレンジクロス編：. 地域包括ケアステーション実証開発プロジェクト報告書　別冊 3　参加チーム事業計画書一覧, 一般財団法人オレンジクロス, 2017, p.48-57.
〈https://www.orangecross.or.jp/project/carestation/〉（2020 年 10 月 30 日閲覧）
7 ）三菱 UFJ リサーチ＆コンサルティング：2040 年を見据えた地域包括ケアシステムの姿に関する調査研究事業報告書　「利用者―地域つながり支援」における介護サービス事業所の関わりと行政・保険者の役割（令和元年度老人保健事業推進費等補助金老人保健健康増進等事業），2020, p.89-92.
〈https://www.murc.jp/wp-content/uploads/2020/04/koukai_200422_1.pdf〉（2020 年 10 月 30 日閲覧）
8 ）木村紘規：コミュニティスペース併設型訪問看護ステーションに関する研究― Co-Minkan プロジェクト及びビュートゾルフ柏の事例を手掛かりとして, 慶應義塾大学大学院健康マネジメント研究科修士課程医療マネジメント専修課題研究論文, 2018.
9 ）佐久間葵：看護職が関わる地域住民の集いの場における高齢者が経験している'互助', 千葉大学大学院看護学研究科修士論文, 2020.
10）フレデリック・ラルー著, 鈴木立哉訳：ティール組織, 英治出版, 2018.

[8]

コミュニティとともに進む
外国人への診療と支援

｜沢田貴志

神奈川県勤労者医療生活協同組合港町診療所 所長 /
特定非営利活動法人シェア＝国際保健協力市民の会 副代表理事

エピソード事例

　近年，多くの外国人労働者が日本の人手不足の産業を支えています。しかし，結核の診断を受けた直後に実習をやめて帰国するよう強要されたという技能実習生の相談が，この半年で3人続けて寄せられました。いずれも他人に感染をさせるような病状ではなく，働きながら療養をしていくことができる軽症者でした。潜在性結核感染症，つまり感染しただけで発病していない人も含まれていました。

　多くの技能実習生は日本に来るために多額の借金をしているので，実習途中で帰国すれば生活が困窮してしまいます。雇い主側には従業員の健康回復を支援する義務があり，このように仕事が可能な病状で解雇されることは日本人では経験しません。もしそんなことがあれば，医師や保健師が職場に「他の職員に感染しませんから仕事を続けながら治せばよいですよ」と伝え，治療環境を整えてくれるでしょう。でも日本では，ほとんどの病院や保健所に通訳が派遣されていません。多くの場合，技能実習を職場に派遣している管理団体の職員が通訳をするため，本人の意向ではなく会社側の意向で治療方針が決められてしまいがちです。労働問題の相談を受ける労働基準監督署もほとんどの場合通訳はおらず，こうした相談に応じられていないのです。

　結局，3人は出身国の大使館の職員の手を借りる中で雇用主に働きかけて，仕事をしながら治療を継続できました。日本側の公的機関だけでは解決に至らなかったことは，現在の日本の外国人医療の課題を象徴する事例です。

1. 診療所と団体の情報

　私が勤務している港町診療所は，1979年に，日本最大級の港湾都市横浜で働く人々の健康のために医療生活協同組合として設立されました。1990年代に外国人の労働災害や重病人が急増したことをきっかけに，在留資格の有無にかかわらず外国人の診療を行うことになりました。

　その後，外国人の健康問題を解決するためにさまざまな機関と協力をしてきました。その1つが，私が副代表を務める「シェア＝国際保健協力市民の会」*です。シェアは，1983年に結成された国際保健協力のNPOです。1991年から在日外国人の健康相談を開始し，行政などと連携し結核や母子保健領

*
〈https://share.or.jp/〉（2020年
10月30日閲覧）

域の通訳の派遣なども行っています。

2. 問題の背景

　　外国人の治療困難事例の背景にあるのは，言葉の問題以外に経済的な問題や，外国人のおかれた社会的な立場の脆弱さです。今回の事例にあるように，本来なら手を差し伸べるべき日本の公的機関の支援が届いていないことがしばしばです。また，外国人自身が外国人の支援をするピアサポートの構築も日本では課題があります。このように社会の中で少数者が孤立してしまいがちな状況は，何も外国人に限らず日本の社会がもっている構造的な課題として考えていく必要があります。

　　1990 年代，日本で働く外国人の人口が急増しました。しかし，その中には在留資格が切れて健康保険に加入できない人の割合が高く，医療を受けることに困難があり，社会問題となりました。一方，2000 年代になると日系ブラジル人やペルー人などのラテンアメリカ出身者，日本人と結婚してビザを得たフィリピンやタイなどの東南アジア出身者の人口が増加しました。また，一定の技術や資格のある専門職の外国人労働者を増やす政策もとられました。この結果，外国人労働者の中で身分の安定した外国人が占める割合が高くなり，外国人の医療の混乱はやや改善しました。この時期には，総務省が多文化共生推進プラン[1]を作成する（2006 年）など，外国人の定住化を支援する政策が実施されていたことも貢献していたでしょう。しかし，2008 年以降この政策は転換され，技能実習生や日本語学校生のように定住せずに短期間だけ働く外国人労働者を増やす政策がとられるようになりました。この背景にはリーマンショックによる不況や，東日本大震災の被災などが影響したとされていますが，こうした政策の転換は新たな課題を生みました。

　　それを論じる前に，外国人の医療の問題と私たちがどのように向き合ってきたのか，1990 年代に遡って解説をします。

3. 支援活動の経緯

（1）健康相談

　　在日外国人人口が急増し，さまざまな健康問題が噴出したのは，1990 年代のことでした。当時，人手不足の中小企業や建設業で多数の外国人が雇用されるようになっていました。しかし，その頃は単純労働者に在留資格を与えない政策がとられていたため，日本で働く外国人の 40 ％程度が観光ビザなどで入国しそのまま滞在して働く超過滞在者でした（図 4-8-1）。

　　多くは，きつい・きたない・危険のいわゆる 3K 労働に従事していたため，多数の労働災害が発生していました[2]。また，健康保険に加入できないために病気が重くなり，危険な状態になってから搬送される人が後を絶ちませんでした。そんな中で，各地で取り組まれたのが健康相談会です。ボランティ

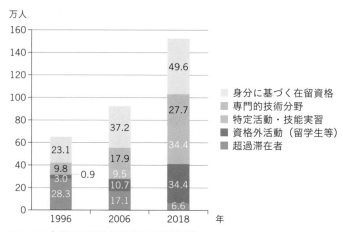

図4-8-1│推定在留資格別外国人労働者数
（厚生労働省：外国人雇用状況の届け出状況，法務省「入管統計」等より作成.）

ア の医師・看護師・学生，NPO・国際交流協会のスタッフ，教員などが連携
して外国人のコミュニティに出かけていき，無料の健康相談会を行いました。
こうした活動は全国に広がり，大勢の市民が問題を知り，人々がつながる機
会になりました。

　もっとも近年は，在留資格のない人が減少したうえに，新型コロナウイル
スの感染拡大を受けてこうした相談会の実施が困難となり，その役割は変貌
してきています。

（2）言葉の支援

　こうした相談会を通じて外国人コミュニティとさまざまな関係者が出会う
と，新たな展開が生まれました。相談会に参加したボランティアたちや外国
人コミュニティのメンバーの中から，通訳として病院に同行する人も出てき
ます。しかし，やがて通訳たちは困難に直面しました。通訳をするつもりで
行ったのに病院のスタッフから個人情報保護の観点から同席を拒まれたり，
自分たちの能力不足を感じたりする人が出てきました。一方で，技能の高い
通訳ボランティアが自分の仕事ができないほどに多忙となり，バーンアウト
するようなこともありました。

　そこで，こうした医療通訳ボランティアの悩みを受けて，神奈川県の社会
福祉協議会が医療通訳の育成研修を1999年に開始しています。2002年には，
新しいNPO「MICかながわ」*が結成され，神奈川県庁と連携し医療通訳の
派遣を始めました[3]。同様に各地で自治体とNPOや国際交流協会との連携
で，医療通訳の取り組みが進んでいきました[4]。2000年代には，自治体が
外国籍住民の定住化を支援する動きが活発化しました。そして，高い語学力
をもつ人材が発掘され，NPOや国際交流協会，自治体の相談窓口などで雇
用され，医療や福祉，教育の分野での通訳サービスが行われるようになりま
した[5]。

＊
〈https://mickanagawa.web.
fc2.com/〉（2020年10月30
日閲覧）

（3）医療費問題への対応

　在留資格のない外国人が多かった 2000 年代前半頃まで，外国人の医療の問題で一番深刻だったのは，健康保険がない外国人が受診を控えて重症化し，医療費の支払いが困難となってしまうことでした。健康保険のない外国人の診療を医療機関が忌避すると外国人の病人は次第に病状が悪化し，最後に救急車で搬送されて引き受けた病院が多額の損失を被ることになります。こうした事態は人道的に問題であるとともに，医療の確保にも障害となります。

　そこで，群馬・東京・神奈川の 3 自治体は，1990 年代初頭に未払い医療費補填制度をつくりました。この制度は外国人の支払いを免除するわけではなく，病院は本人に医療費を繰り返し請求します。しかし，1 年間繰り返し支払いの努力を求めても支払えないような理由がある場合に，自治体が医療機関の損失額の一部を補填するという制度です。神奈川県の例では，この制度ができた当初は，必要額が増加傾向となり，2002 年には年間 2300 万円ほどの補填が行われました。しかし，2002 年をピークにこの事業の必要額は減少に転じ，2015 年以降の 4 年間の平均額は 19 万円と 100 分の 1 以下となっています[6]。この間に在留資格がなく健康保険に加入できない外国人の数が 3 分の 1 ほどに減少したことが大きな理由ですが，それ以外に 2002 年に医療通訳制度ができたことや，医療ソーシャルワーカーの間でもネットワークが進み NPO と連携して問題に対応できるようになったことも大きかったのではないかと思います。こうした流れの中，医療ソーシャルワーカーと NPO などが連携して医療制度の詳細を解説するハンドブック等もつくられました[7]。

4. 課題解決のネットワーク

　前述したように外国人に特徴的な健康問題の多くが，外国人のおかれている立場など社会的な背景をもとに生じているため，看護師や医師の努力だけで解決できないものが多かったのです。問題解決のためには協働の場づくりやアドボカシーも必要でした。ここでは，課題ごとにどのようなネットワークが必要か記載します。

①労働災害への取り組み

　1990 年代に急増したのは外国人の労働災害です。日本語が不自由な中で十分な安全衛生教育が行き届かずに 3K 労働に就業する外国人が多数だったためです。労働災害については国籍や在留資格の有無にかかわらず労働災害保険の対象になります。職場の安全を守ることは職場の側の義務であり，在留資格がない外国人だからといって労働災害として扱わないようになれば職場の安全が守られないためです。しかし，労働災害に被災した外国人の日本語が不自由なために，適切な手続きがされていないことがしばしばありました。在留資格がない場合は特にその傾向は顕著であり，職場の協力が得られず労働災害であることを隠されてしまうこともありました。そんなときに医

療機関と連携して労働災害の事実を証明するのは，労働安全の専門NPOや労働組合です。

②女性への暴力への対応

　日本に移住してきたのは男性ばかりではありません。近年は家事労働者や介護職などの女性の移民労働者も増えています。また1990年代には，多数の女性が興行ビザで来日していました。短期滞在ビザでエージェントの手配により来日し接客業で働かされていた女性たちと合わせて年間数万人の女性たちが，これらのエージェントに管理された労働に従事していました。実態として人身売買と認識される状況の外国人女性たちが多数いたのです[8]。こうした女性たちの保護にかかわっていたのが，民間のシェルターと行政の婦人相談員たちです。在留資格を失った女性たちが，過酷な性労働の現場から脱出した後，日本人のパートナーを得たものの，今度はDVの被害にあうといったことも少なからずありました。シェルターはこうした女性たちの保護にも大きな役割を担いました。

③コミュニティとの連携

　一方，さまざまな形態での女性の移民人口の増加は，出産の増加につながりました。1990年代には保健所が外国人女性の妊婦グループを育成する活動が始まりました。日本語が不自由な妊婦さんも増加，当初はNPOや保健所が働きかけた取り組みが中心でしたが，2000年代半ばになると日本に在住し永住ビザをもつ女性たちも増加，次第に外国人女性たちのコミュニティが成長をしていきます。

5. 解決の鍵を握っていたのは

　1990年代の外国人の健康問題は，外国人のおかれている社会的な立場からの影響を大きく受けていました。男性の労働災害には，在留資格がないことによる労働安全衛生の不徹底がありましたし，結核の拡大には健康保険をもたないことによる受診の遅れや中断がありました。女性の間で1990年代にHIV事例が急増した背景には，人身取引による影響がかかわってきたと考えられます。その後，在留外国人の中で在留資格がない外国人の割合が減少し，人身取引への対応が改善されるようになった2000年代後半にはいずれの問題も大きく改善しています。つまり，外国人の健康問題の改善を後押ししたのは，多文化共生政策や人身取引防止対策といった政策の変化が大きかったのです。

　しかし，もう1つ大切だったのがpeer（仲間，同胞）の存在でした。1990年代からAsian People's Friendship Society（APFS）にはバングラデシュ人やフィリピン人が集まり，労働問題や法的な問題の解決支援を行い，外国人の自助グループ形成の先駆けになりました。2000年代には，フィリピン人女性たちを中心にDVサバイバーたちの自助グループKALAKASANが結成され，栃木県のタイ人女性たちがつくった子育てグループDek Thaiは大きく成長

し，隣県の茨城まで活動を広げています。かながわシティユニオンではラテンアメリカ出身者が労働相談を受け，多数の労災事例解決にあたりました。こうした自助の動きが活性化した背景には，教会やモスク・寺院・エスニックレストラン・同業者団体などを中心とした外国人コミュニティの成長があったでしょう。また，在日ネパール人会（NRNA）やアフリカ出身者の同郷人会など，出身地ごとのネットワークも育っていました。2000年代に仕事や婚姻を通じて永住ビザ，定住ビザ，日本人の配偶者などといった定住性の高いビザを取得する外国人が増えていったことで，外国人自身の間に同胞を支援できる人材が育っていったのです。

　健康は個人の資質や医療の供給体制だけでなく，個人を支える社会的なネットワークや情報の影響を大きく受けています。外国人の定住化を進め支援環境を整えることは外国人の健康の向上に大きな役割を果たしていた，と考えられます。

6. 新たな課題と今後の国際社会の要請

　しかし，近年私たちは新たな課題に直面しています。2000年代はほぼ横ばいになっていた外国人の結核発症が2012年以降急増しているのです（図4-8-2）。国籍別分類を見ると，従来外国人結核の3分の2を占めていたフィリピン・中国・韓国の3カ国は増加していません。

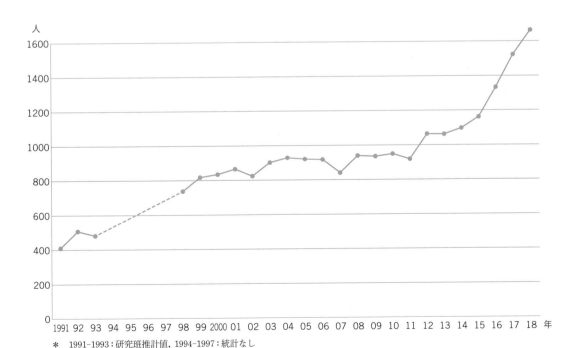

＊　1991-1993：研究班推計値，1994-1997：統計なし

図4-8-2｜外国人または外国生まれの結核新規登録者数の変遷
（公益財団法人結核予防会結核研究所疫学情報センター　http://www.jata.or.jp/rit/ekigaku/ のデータより作成.）

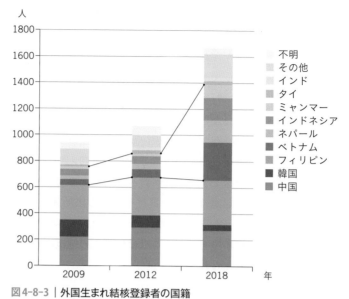

図4-8-3│外国生まれ結核登録者の国籍
（公益財団法人結核予防会結核研究所疫学情報センター　http://www.jata.or.jp/rit/eki gaku/ の資料より作成.）

　増加しているのはミャンマー・ベトナム・インドネシア・ネパールといった国々の出身者なのです（図4-8-3）。これらの国々からは，技能実習生や日本語学校生の立場で滞在する人が多くなっています。この人たちの在留資格では日本に定住が許されず3〜5年程度の短期間の就労を前提としているため，応募してくる外国人がより所得水準の低い国々の農村部の居住者にシフトしています。これによって，より結核の有病率の高い地域の人が働きに来るようになったともいえるでしょう。しかし，現場で見ているとそれだけが原因ともいえないと考えています。この2つの在留資格の外国人を増やす政策のもとでは，長期間滞在して同国人の仲間の世話をできるような人材が育ちません。このため通訳や電話相談を実施するためのスタッフの確保も容易ではありません。この結果，病気の外国人の支援環境が整わず，冒頭の事例のように不適切に解雇されたり，医療が受けられない人が生まれてしまったりするのではないでしょうか。結核を発病した人が適切な医療を紹介されず帰国を強要されるようなことがあると，結核の症状がある人が医療機関に行くことを躊躇してしまうので，発見が遅れて集団感染を起こしやすくなると考えられます。安い労働力を確保する政策は，労働者自身や保健医療現場に負担を押しつける結果になりかねないということもできるでしょう。

　私たちは保健医療の現場から，外国人の健康を守る社会基盤の整備や人材の育成を求めてきました。安く従順な労働力を求める事業体は，より安い賃金で働く労働者を求めて新しい国に人材を探しにいくようになるかもしれません。しかし，日本ではそうした国の出身者によるコミュニティが育っておらず，連れてきた外国人は脆弱な立場におかれがちです。外国人労働者は機械ではありません。働き手として呼ぶのであれば，病気をしたときのサポー

トや子どもを産み育てていく将来の設計まで含めた支援が不可欠です。新型コロナウイルスの感染が拡大し，国境を越えた移動が制限される中で，外国人の人材確保には長期的な視点が必要です。

　2015年以来国連が進めている国際的な取り組み，「持続可能な開発目標（Sustainable Development Goals：SDGs）」（p.24, p.59参照）では，安定した国際社会を築くためには格差のない平等な社会の建設が必要であるとしています。誰もが適切な医療が受けられる環境を整備することも求めています。日本に在留し働く外国人が適切な医療が受けられずにいたり，法の保護が受けられずに病気や妊娠で解雇されたりするような状況が続けば，日本の信用にもかかわることです。

　私たちには，外国人が社会的な格差の中で放置されないように，医療の現場から見守り，問題を解決していくことが求められています。

引用文献
1 ）総務省：総務省自治行政局国際室長通知，地域における多文化共生推進プランについて，総行国第79号，平成18年3月27日．
2 ）沢田貴志：外国人労働者の健康問題，公衆衛生，2010，74（8），p.697-700.
　　DOI：10.11477/mf.1401101877
3 ）岩元陽子：神奈川の医療通訳派遣システム―16年間を振り返って―，自治体国際化フォーラム，2017，338，p.11-12.
　　〈http://www.clair.or.jp/j/forum/forum/pdf_338/04_sp.pdf〉（2020年10月30日閲覧）
4 ）一般社団法人全国医療通訳者協会：各地の医療通訳派遣実施団体．
　　〈https://national-association-mi.jimdofree.com/医療通訳派遣団体リスト/〉（2020年10月30日閲覧）
5 ）江崎みゆき：「外国人通訳」を配置した小牧市保健センターにおける母子保健事業，助産婦雑誌，2000，54（8），p.678-682.
　　DOI：10.11477/mf.1611902463
6 ）沢田貴志：在留外国人を地域で診る，週刊医学界新聞，2019年3月18日，第3314号．
　　〈https://www.igaku-shoin.co.jp/paperDetail.do?id=PA03314_02〉（2020年10月30日閲覧）
7 ）移住者と連帯する全国ネットワーク編：外国人の医療・福祉・社会保障 相談ハンドブック，明石書店，2019.
8 ）岡村美保子，小笠原美喜：日本における人身取引対策の現状と課題，調査と情報，2005（485），p.1-10.
　　〈https://dl.ndl.go.jp/info：ndljp/pid/1000702〉（2020年10月30日閲覧）

[9]

薬物依存症から回復しやすい
社会づくり・地域づくり

松本俊彦
国立研究開発法人国立精神・神経医療研究センター精神保健研究所薬物依存研究部 部長

1. はじめに

　近年，芸能人が薬物事件で逮捕されるたびに，メディアの報道が異様な過熱ぶりを見せるようになりました。テレビのワイドショー番組は，「転落への道」とか「心の闇」などと題した，その芸能人の経歴に関するゴシップ的な憶測情報をまき散らし，最後に，識者が薬物犯罪の厳罰化を唱えるとともに，その芸能人に「反省を求める」といった説諭や叱責の言葉で番組は締めくくる，というのがお決まりのパターンとなっています。この点に関しては，どの局も申し合わせたように同じ方法論を採用していて，そこにはジャーナリズムが本来もつべき自立性はいささかも感じられません。

　こうした報道は，健康問題の専門家である地域の保健・医療・福祉領域の援助者にも，無視できない影響を与えている気がしてなりません。実際，筆者の印象では，未だに援助者の中には，薬物犯罪はあくまでも刑罰の対象であって，治療や支援の対象外と考える人も少なくありません。中には，尿検査などで違法薬物使用者を発見した場合には，援助者として何らの助言や情報提供もしないまま，ただ，警察に通報することだけが「援助者の良心，責務」と信じて疑わない人もいます。もはや援助者というよりも，「捜査業務請負人」とか，「白衣を着た捜査員」といった感じです。筆者は常々こうした地域の援助者の姿勢に疑問を感じてきました。

　ところで，最近10年，筆者の薬物依存症外来を訪れる，男性の覚醒剤依存症患者の顔ぶれが大きく様変わりしました。かつての，いかにも「反社会勢力集団のメンバー」といった風体の患者をめったに見かけなくなり，小ぎれいな服装に身を包み，礼儀正しく，ある意味で上品ともいえる男性が多くなりました。そうした患者の多くは，いわゆる MSM（men who have sex with men：男性間性交渉者）とされる人たちでした。しばしば十分な教育を受けた後，高度な専門性をもつ職業に就いており，覚醒剤取締法違反による逮捕を機に，意を決して受診したのでした。

　逮捕は彼らから多くのものを奪っていました。仕事を失って経済的に困窮し，家族や友人から絶縁を宣告され，孤立を余儀なくされました。そして孤

立はしばしば，「出会い系サイト」で見つけた相手との自己破壊的な性的活動への耽溺を誘発し，覚醒剤との再遭遇という悪循環を招いていました。さらに，「犯罪者」という烙印が恥の意識を植え付け，HIV 診療へのアクセスを阻害し，自身の健康管理をネグレクトさせていたのです。

　何より特徴的だったのは，彼らの覚醒剤の使用様態でした。なるほど，確かに覚醒剤は使用していましたが，職業的活動に支障を及ぼすことなく，覚醒剤をコントロールした形で——月に1，2回，休日に性的活動に使うなど——使用しており，アメリカ精神医学会の診断基準 DSM-5 における「使用障害」を満たさない水準だったのです。当然ながら，依存症を念頭においた，断念の維持を目標とする治療プログラムにはなじめず，自助グループや「ダルク」*にも違和感を覚えるなどして，既存の社会資源の利用を中断する者が多くいました。

　このような患者と多数出会ううちに，筆者の中で強く意識されるようになったのが，すでに海外では広く実践されているハームリダクション（harm reduction：二次被害低減）でした。ハームリダクションはしばしば，「薬物汚染が深刻な国の苦肉の策」と誤解されていますが，そうではありません。むしろそれは，厳罰政策の限界から出発した，効果的な公衆衛生政策理念であり，厳罰政策によって支援から疎外された薬物使用者を孤立から救い出すための倫理的実践です。

　本稿では，まず，将来のわが国が目指すべき薬物使用者を支える地域づくりの理論的支柱になるべき概念として，ハームリダクションの概念を紹介します。そのうえで，これまで主に医療の分野で薬物依存症者の地域支援にかかわってきた立場から，薬物依存症から回復しやすい社会づくり，地域づくりに何が必要なのかについて，私見を述べさせていただきます。

*
薬物依存症からの回復と社会復帰を目的とする民間リハビリ施設。名称は Drug Addiction Rehabilitation Center の頭文字から。

2. ハームリダクションの理念と実際

（1）ハームリダクションへと至るまでの歴史的背景

　今日における国際的な薬物規制の取り組みは，第2次世界大戦後，国際連合主導で行われた条約に端を発しています。まず 1961 年に，アヘンやモルヒネといったオピオイド類，コカイン，大麻を対象とした「麻薬に関する単一条約」が採択され，次いで 1971 年には，中枢神経興奮薬や鎮静催眠薬，幻覚薬に関する「向精神薬に関する条約」が，そして 1988 年には，「麻薬及び向精神薬の不正取引の防止に関する国際連合条約」が採択されました。いずれの条約にも 180 カ国以上が批准しており，わが国の薬物規制法もこれらの条約を根拠として制定されています。

　しかし，麻薬に関する単一条約の公布から 50 年が経過した 2011 年，各国の元首相や学識経験者を中心に組織された薬物政策国際委員会は，最近 50 年間の法と刑罰による厳罰政策の効果に関する評価の結果，重大な結論を得たのでした。それは，厳罰政策が完全に失敗であるとして，各国に早急

な薬物政策の見直しを勧奨するものでした[1]。同委員会によるレビューが明らかにしたのは，50年間，世界中で，規制された薬物の消費量や，薬物関連犯罪のために刑務所に収容される者の数は増大し続け，同様に，薬物使用者における新規HIV感染者や，薬物過量摂取による死亡者も年々増加の一途をたどっていること，そして，薬物使用者は「犯罪者」という烙印を押され，依存症の治療や地域における保健福祉的支援から疎外されている，という現実でした。同時に，規制強化は，密売組織に巨利をもたらし，もはや国家権力によっても薬物のブラックマーケットを統制できない状況を生み出したことも指摘されていました。

このような状況の中で，厳罰政策に代わる政策・実践の理念として登場したのが，ハームリダクションなのです。

（2）薬物対策におけるハームリダクションの位置づけ

ハームリダクションについて説明をする前に，まず薬物対策に関する総論的な説明をしておく必要があります。国家的規模で薬物問題に取り組む際，まず優先されるのは，国民の薬物使用量低減のための対策です。そして国民の薬物使用量低減にあたっては，2つの戦略が，いわば車の両輪となって機能しなければなりません。1つは，サプライリダクション（supply reduction：供給低減）であり，社会内に薬物が流通しないように，薬物を規制し，販売者や販売組織を取り締まることを意味します。そしてもう1つは，デマンドリダクション（demand reduction：需要低減）であり，これは，薬物をほしがる人を減らすこと，すなわち，薬物乱用防止と再乱用防止を意味します。とりわけ重要なのが，薬物依存症の治療と回復支援です。というのも，リスクを冒して違法な薬物を求め，ブラックマーケットにおける薬物価格を高騰させているのは，依存症に罹患している者だからです。

しかし，規制強化による供給低減には限界があり，依存症の治療・回復支援のための体制を整備しても，治療にアクセスしない者，あるいは治療から脱落する者，さらには，治療を最後まで受けたにもかかわらず断薬困難な者は必ず存在します。そのような者に対しては，薬物使用の結果生じる健康被害や社会的弊害を低減することで，薬物使用によるハームを最小化する必要があります。その対策がハームリダクションなのです。言い換えれば，ハームリダクションは，供給低減と需要低減による薬物使用量低減施策を否定するものではなく，それを補完する施策なのです。

（3）ハームリダクションの定義と対象

上述のことをふまえて，ハームリダクションの定義を述べるとすれば，次のようになります。「すべての薬物使用者に適用される，薬物使用によるハーム低減のためのヘルスケア，社会福祉サービスの政策，および支援実践の理念」[2]。そして，その具体的な方法として，注射室*設置，無償注射器交換サービス，メサドンやブプレノルフィンによるオピオイド代替療法，断薬を条件

*
ハームリダクションの取り組みを行っている施設

172

としない住宅サービスや就労プログラム，過量摂取予防教育と過量摂取時の拮抗剤投与，安全な薬物使用法に関する情報提供があります。重要なのは，薬物使用をやめられない人，あるいは，やめるつもりのない人が一定の割合で存在することを前提とし，薬物の使用量ではなく，個人および社会レベルにおける薬物使用による「ダメージ」量に注目し，その低減を求めることです。

　実際，臨床現場では，一定の割合で薬物使用をやめられない人が存在します。何らかの精神障害に罹患しており，その精神障害の症状が引き起こす心理的苦痛への対処として，いわば「自己治療」[3]の目的から薬物使用を続けている人たちです。中には，突発的に生じる自殺念慮を一時的に意識から遠ざけるために——文字どおり「生き延びる」ために——薬物使用を続けている人もいます[*]。従来の厳罰政策においては，こうした薬物使用者は無意味に逮捕と刑務所服役を繰り返し，社会内での孤立を深めていました。ハームリダクションでは，こうした薬物使用者ともハーム低減を目的とした支援関係を維持することができます。

　その一方で，依存症に罹患しておらず，生活機能が保たれているために，薬物使用をやめるつもりがない人たちもいます。国連薬物犯罪事務所編 "World Drug Report 2016"（「世界薬物報告書」）[4]によれば，過去1年間以内の薬物使用経験者のうち，依存症に該当する者はわずかに11.7％にすぎず，残りの者は薬物使用による医学的および社会的なハームを呈することなく，薬物と共存しながら高い社会的機能を維持している可能性が高い。このような薬物使用者の場合，断薬を目標とする薬物依存症治療プログラムに意義を見出せません。

　ところが，ハームリダクションの場合，そのような依存症未満の薬物使用者に無理に治療プログラムへの参加をすすめずに，現時点の彼らにとってメリットが自覚できる支援を提供します。たとえば，彼らを HIV 感染リスクから守るために無償注射器交換サービスを提供したり，健康問題，あるいは仕事や子育てといった生活上の困りごとに関する相談支援を提供したりします。それによって，薬物使用によるハームを未然に防ぎつつ，支援関係を維持することが可能となり，依存症発症時には速やかに介入し，必要に応じて治療プログラムにつなげることもできます。

　その意味では，ハームリダクションは，断薬ベースの治療プログラムから抜け落ちてしまう薬物使用者にまで支援対象を拡大した，きわめて野心的な支援実践ともいえます。

（4）ハームリダクションが重視しているもの

　ハームリダクションにおいては，乱用防止の美名のもとで，薬物使用者を凶悪犯罪者のように扱ったり，「モンスター」や「ゾンビ」のような恥辱的表現で描いたりするなど，スティグマを強化する予防啓発が問題視されています[2]。こうした社会的スティグマが，地域社会からの排除を促進するとともに，当事者のセルフスティグマ（当事者が自身に対して抱く偏見，自分は人々から

[*]
詳しくは次の文献を参照。松本俊彦：薬物依存症，筑摩書房，2018，p.284-301.

差別され嫌悪されているという思い込み）を強化し，援助希求能力を損なうからです。

　さらに，援助者の忌避的態度を戒め，薬物使用者の基本的人権と人間としての尊厳を尊重する態度を求めています[5]。同時に，薬物使用者の人権——薬物使用をやめない権利も含めて——を尊重し，その個別性と文化的，宗教的背景を考慮することの重要性を強調し，ピアサポート（同じ薬物使用者による当事者支援活動）とアドボカシー（薬物使用者のための権利擁護活動）を支援の必須構成要素ととらえています[2]。

（5）個別的臨床実践におけるハームリダクション

　ハームリダクションの理念を個別の支援実践に応用したものが，ハームリダクション心理療法（harm reduction psychotherapy：HRP）[6]です。HRP は，患者の尊厳を重んじ，その個人的嗜好を否定せずに強みを信じ，患者の動機づけの程度に合わせたかかわりを重視するとともに，「最大のハームは治療関係の中断」ととらえる支援実践の理念です。

　HRP においては，断薬困難な者に対しては，まずは自身の薬物使用習慣をそのまま実行させてセルフモニタリングを奨励し，当座の目標を，薬物渇望のトリガーを自覚できるようになることにおきます。また，薬物使用には適応的な面と不適応的な面があると見なし，その両価性に共感しつつ，正しい方向へのスモール・ステップを評価するのです。当然，かつてならば援助者から「否認」と一蹴されたであろう，「薬物をやめたくないが，薬物による悪影響は避けたい」という当事者の要求は，自身を大切にする気持ちの芽生えとして肯定的にとらえられます。

3. 海外におけるハームリダクション政策とその成果

　現在，静脈注射を用いる薬物使用が問題化している 158 カ国のうち，91 カ国でハームリダクションに基づく対策を採用しています[7]。以下，そのうちのいくつかの国の取り組みを紹介します。

（1）スイス

　スイスでは，1970 年代にヘロインの乱用が国内に拡大しました。このような事態への対策としてスイス政府は，1975 年に麻薬法を改正し，厳罰化と規制強化を推進したにもかかわらず，1980 年代後半には 1～2 万人だったヘロイン使用者が，90 年代には 3 万人にまで増加しました。こうした事態を受けて，1994 年よりスイス政府はハームリダクション政策を開始しました[8]。

　注射器無償交換サービスを導入した結果，薬物使用者における HIV 新規感染者は順調に減少し（1994 年 947 人⇒1997 年 360 人⇒2014 年 3 人），AIDS による死亡者数も減少しました（1992 年 400 人⇒2000 年以降は 50 人前後で推移）。また，

オピオイド代替療法導入によりヘロイン過量摂取による死亡者も減少しました（1992年419人→2000年以降は200人以下）[9]。そして最終的に，国内のヘロイン使用者数は，1996年の1万8000人から2005年の6000人と，3分の1に減少しました[2]。

（2）オーストラリア

2000年以前，オーストラリア政府の薬物政策は厳罰政策でしたが，1964年には6人であったヘロイン過量摂取による死亡者数が，1999年に1116人と激増したことを受けて，対策をハームリダクションへと大きく舵を切りました[10]。

現在，オーストラリアでは，オピオイド代替療法の実施と，注射室設置，さらには，公共施設でのハームリダクション・ボックス（注射器や消毒綿，コンドーム，依存症支援のための社会資源に関する情報が箱詰めされたもの）の無償配布が行われています。このサービス導入後，HIV新規感染者や過量摂取死亡者が減少し，国家予算の大幅な削減にも成功したといいます[11]。

（3）カナダ

カナダもまた，もともとは厳罰政策の国でしたが，HIV感染症や過量摂取死亡が深刻な社会問題となる中で，1980年代末頃よりある民間団体の活動として，注射器無償交換サービスや注射室の設置が始まりました[12]。その結果，新規HIV感染者の減少，過量服薬による死亡者の減少，感染症治療に参加する薬物使用者の増加，ならびに，依存症治療プログラム参加者の増加などの成果が明らかになりました[10]。

また，社会に対するハーム低減にも貢献して，注射室設置により，路上で薬物を注射する者や，路上に使用済み注射器を廃棄する者が減少して，街の景観が改善されました。なお，注射室設置により周辺地域での犯罪が増加することはなかったといいます[12]。

（4）ポルトガル

2001年，ポルトガル政府は，あらゆる違法薬物の少量所持や使用を非犯罪化し，治療プログラムや福祉的支援の利用を促すとともに，社会内での孤立を防ぐ施策を積極的に推し進めました。具体的には，薬物使用者に対する就労斡旋サービスの拡充，薬物使用者を雇用する経営者への資金援助や，起業する薬物使用者への融資などです。

この政策は劇的な成功を収めました。政策実施から10年後の2011年，オピオイド代替療法参加者は以前の2倍以上に増え，HIV新規感染者は17％減少し，過量摂取死亡者は半減以下となりました[9]。また，若者の違法薬物生涯経験率が14.1％から10.6％に減少し，若者のヘロイン生涯経験率も2.5％から1.8％に減少したのです[9]。

（5）マレーシア

　マレーシアは，性的行動および薬物使用の双方に厳罰主義を徹底してきましたが，それにもかかわらず，1990 年には 1000 人であった年間 HIV 新規感染者数が，2000 年には 5000 人，2002 年には 7000 人へと急増しました[13]。

　そこで 2006 年，政府は政策転換を図り，注射器無償交換サービスとオピオイド代替療法を導入しました。その結果，2009 年の HIV 新規感染者数は 2002 人に減少しました。推計によれば，2006 年〜 2013 年の 8 年間で，1 万 2653 名の HIV 新規感染予防に成功し，今後 50 年間従来の対策を続けた場合に比べ，2000 万ドルもの国家予算が削減できたといいます[14]。

（6）台湾

　台湾では，もともと加熱吸煙によるヘロイン使用者が多かったのですが，2003 年の SARS 流行によって国外からのヘロイン流入が減少した結果，使用者は限られた少量のヘロインを効率的に摂取すべく静脈注射使用へと切り替えました。その結果，2000 年にはヘロイン注射使用者のわずか 4 ％であった注射器共有経験が，2004 年には 15 ％まで上昇し，HIV 感染が拡大しました[15]。

　こうした状況の中で，2005 年，台湾政府はハームリダクション政策を導入しました。まずは 2005 年に注射器無償交換サービスを国内の 2 市 2 県で試行し，2007 年からは国内全域で実施しました。その結果，2007 年には 713 人であった HIV 新規感染者が，2010 年には 177 人に，そして 2012 年以降は 2 桁台へと減少しました[15]。2006 年 2 月からはメサドンを用いた代替療法を開始し，その結果，専門医療機関の利用者は，2007 年 5585 人，2008 年 1 万 2598 人と増加しました（最終的には国内ヘロイン使用者の減少により，2015 年には専門医療機関利用者は 8789 人と逆に減少しました）[15]。

4. わが国におけるハームリダクション実践の可能性

（1）覚醒剤使用による最大のハームは何か

　わが国の薬物対策において歴史的に最も重要な薬物は，いうまでもなく覚醒剤です。それでは，もしもわが国で覚醒剤使用者に対してハームリダクションを実施するとすれば，一体どのような方策が考えられるでしょうか？

　認識しておくべきは，覚醒剤使用者の場合，ヘロインにおけるような代替薬治療は困難ということです。覚醒剤は身体依存がなく，厳しい離脱は引き起こさないことから，メサドンのような置換薬は不要です。また，覚醒剤依存症に対しては，ブプレノルフィンのような渇望緩和に効果的な治療薬は存在しません。ついでにいえば，覚醒剤は過量摂取による呼吸抑制も引き起こさないことから，拮抗薬投与も不要です。

　注射器交換サービスは C 型肝炎や HIV 感染症の予防という点で意味はありますが，加熱吸煙摂取による覚醒剤使用者の増加，そして，わが国の薬物

使用者における HIV 感染の大半は性交時に粘膜経由で発生しているという事実を考えれば，その効果は限定的でしょう。また，近年における C 型肝炎および HIV 感染症の驚異的な治療の進歩は，ハームリダクションにおける感染症予防の意義を小さくしたといえます。

　それでは，どのようなハームを低減することが必要でしょうか？　筆者自身，日々の薬物依存症の臨床で感じている課題は，覚醒剤使用者の治療アクセスの悪さと治療脱落率の高さです。それが，介入の遅れや，断薬困難に悩んだ末の破局的薬物使用と，その結果として生じる誘発性精神病や逮捕を招いています。そうしたことの原因として考えられるものは 2 つあります。1 つは，「犯罪者」というセルフスティグマの影響であり，もう 1 つは，医療者による屈辱的な扱いや警察通報の不安です。

　その意味では，覚醒剤使用による最大のハームは刑罰といわざるを得ません。実際，覚醒剤取締法違反による検挙者数，および刑務所入所者数は最近 15 年間一貫して横ばいであるにもかかわらず，同違反による検挙者の高齢化傾向と刑務所再入所率の増加傾向は年々進行しています。この事実は，「同じ人間が繰り返し逮捕・収監され，いたずらに年を重ねている」という厳しい現実を示しています。事実，最近，法務省のデータを解析した研究では，覚醒剤取締法事犯者は，服役回数が多ければ多いほど，そして，服役期間が長ければ長いほど，再犯率が高くなることが明らかにされています[11]。このことは，刑事司法手続きが覚醒剤使用者の再犯防止に効果がないばかりか，回復を阻害している可能性さえ示しています。

（2）わが国で最初に実現すべきハームリダクション実践は何か

　先ほど述べたように，筆者自身，日々の薬物依存症の臨床で感じている課題は，覚醒剤使用者の治療アクセスの悪さと治療脱落率の高さであり，それが，介入の遅れや，断薬困難に悩んだ末の破局的薬物使用，さらには，その結果として生じる重篤な誘発性精神病や逮捕を招いています。

　振り返ってみれば，あの危険ドラッグの数少ないメリットは，治療アクセスのよさにありました。筆者の印象では，かつて危険ドラッグ使用者の多くは，初使用から数カ月程度で専門外来に受診していましたが，他方，覚醒剤使用者の場合は，初使用から 10 〜 15 年というかなり長い月日を経てから受診する傾向があります。決して受診までの期間，何らの問題もないわけではなく，精神症状の発現はもとより，逮捕・服役の果てに家族や仕事，人間関係などを失っています。それにもかかわらず，なかなか治療にアクセスしません。その理由は前述したように，「犯罪者」というスティグマの影響であり，医療者による屈辱的な扱いや警察通報の不安であるのでしょう。

　筆者は決して「覚醒剤の使用・所持を非犯罪化せよ」と主張するつもりはありません。確かに規制と刑罰は新規の覚醒剤使用者の低減に部分的に貢献してきた可能性はあります。しかし，医療および保健福祉行政の現場では，医療者が守秘義務遵守を優先し，安心して相談でき，蔑まれたり拒絶された

りしない環境を整備するべきです。その際，焦って依存症専門治療につなげようとする必要はありません。まずは，現在の治療関係を「安心して覚醒剤のことを話し合える場」――「クスリをやりたい」「クスリを使ってしまった」と告白をしても，誰も不機嫌にならず，誰も悲しげな顔もせず，確実にその秘密を守ってくれる場所――を整備することです。

これは決して難しいことではありません。医師や助産師は刑法によって，看護師，保健師は保健師助産師看護師法によって，公認心理師や精神保健福祉士，作業療法士などはそれぞれの業法によって守秘義務が課せられています。たとえ彼らが，刑事訴訟法によって「犯罪告発義務」が課せられている公務員であったとしても，同時に彼らは，国家公務員法や地方公務員法によって守秘義務も課せられています。そして，法解釈の通説によれば，自らの本務遂行に照らして，いずれを優先するかを裁量ができるのです。つまり，医療や相談支援を本務とする者が，切迫した自傷・他害のおそれのない違法薬物の使用に関して，守秘義務を優先することを妨げる理由などどこにも存在しません。

そのような「安心・安全」な場で，当事者のニーズを優先しつつ，そのつど，薬物の問題はもとより，さまざまな健康問題や生活上の困りごとについて安心して相談できることが大切です。そしてその際，忘れてはならないのは，最大のハームは治療関係の中断と逮捕である，ということです。それは，海外と比べるとささやかではありますが，わが国におけるハームリダクションの第一歩として最も現実的かつ喫緊の対策といえるでしょう。

それから，従来の「ダメ。ゼッタイ。」という薬物乱用防止の啓発のあり方を再考することも，実現可能な実践として重要です。「1回やったら人生が破滅」といった非現実的なスローガンや，薬物使用者を恥辱的な表現で描写する啓発をやめ，乱用予防に併せて，薬物依存症が解決可能な問題であることを伝える必要があります。ちなみに，従来のスティグマによる薬物乱用防止啓発(特に2000年以降より中学校・高校で強化されてきた薬物乱用防止教育)こそが，今日，国内各地で問題となっている民間リハビリ施設「ダルク」設立反対運動を生み出す偏見や差別意識を醸成してきたのは間違いありません。予防啓発のあり方を考えることが，薬物使用者にとって「支えられやすい」地域をつくるうえで欠かせません。

（3）ハームリダション的理念に基づく地域支援の実践例

筆者らは，2006年より依存症集団療法「SMARPP（Serigaya Methamphetamine Relapse Prevention Program）」の開発と国内での普及・均てん化に尽力してきました。その甲斐あって，この治療プログラムは平成28年度診療報酬改定により診療報酬加算対象となっただけでなく，精神保健福祉センターという保健行政機関の多くでもSMARPPが実施されるに至りました（2020年10月時点で国内69カ所中40カ所）。

筆者は，そのようなプログラムを実施している精神保健福祉センターの職

員から，興味深いエピソードを聞いたので，以下に紹介します。

エピソード事例　その精神保健福祉センターの依存症家族教室に，息子の覚醒剤のことで悩んで参加し続ける家族がいました。なかなか本人の薬物使用は止まらず，本人も治療を受ける気持ちにならなかったのですが，家族が家族教室に通い始めて3年目，家族のかかわり方の変化が功を奏したのか，転機が訪れました。息子が自分の薬物問題を相談する決心を固め，実際に精神保健福祉センターにやって来たのです。

　精神保健福祉センターの相談員が面接してみると，彼はやはり重篤な覚醒剤依存症に罹患した状態にあることが判明しました。覚醒剤使用により生活は破綻しており，専門医療機関への外来通院や一時的な入院ではなく，民間リハビリ施設「ダルク」に長期間入寮し，生活習慣の立て直しから行わなければ，回復は望めない状況でした。

　そこで相談員は，「かなり深刻な依存に陥っているから，ダルクに入寮したほうがよいのではないか」と伝えたものの，彼は強硬に拒絶しました。以前だったらば，「困ったらまた相談に来てください」と伝え，相談関係はいったん打ち切りとなるところでしょうが，相談員は，「じゃ，うちでやっている依存症回復プログラムに参加する？」と提案しました。すると意外なことに，「そっちだったら参加してやってもいい。ただし，俺は薬をやめる気はない」という返事でした。それで，ひとまずはプログラムに参加してもらうことになったわけです。彼はやや不規則ながらではあったものの，プログラムに参加し続けました。覚醒剤は相変わらず使っていたのですが，再使用を否定せず，いかなる状態であれ，プログラム参加を歓迎するという，プログラムの温かい雰囲気は気に入ったようでした。

　プログラムに参加して1年ほどが経過したある日のこと，彼から相談員に話がありました。曰く，「あんたたち一生懸命なのはわかるけど，こんなプログラムじゃ，俺，薬止まんないよ。ダルクに入る」と言うのでした。まもなく彼は地域のダルクに入寮したといいます。現在はそれからすでに7年の月日が経過し，彼はダルクの職員として支援業務に従事する傍ら，精神保健福祉センターで実施する依存症相談事業の非常勤スタッフとしても活躍しているといいます。

　これこそがハームリダクション的な地域支援の理想型といえるでしょう。援助者が考える理想的な支援計画が拒絶された際，もしもそこで相談関係を打ち切っていたとしたら，その当事者はその後も延々と覚醒剤を使用し，重篤な健康被害を呈したり，逮捕という社会的弊害を負っていたりした可能性は高い。しかし，当事者のニーズに合致した支援の選択肢が存在し，それを介して相談関係を維持・継続し，「安心して失敗を繰り返す」過程で，少しずつ自分の問題の深刻さを抵抗感なく自覚できるようになったのです。

　かねてより依存症支援については，「依存症からの回復には『底つき体験』が必要だ」などといわれてきました。しかし，この言葉はしばしば援助者によって曲解され，自身の怠慢に対する格好の弁明と成り下がっています。ここで強調しておきたいのは，真の「底つき」とは，家族や仕事を失ったり，逮捕されたりして，「散々な目に遭う」ことではない，ということです。そ

れは，治療関係や相談関係という，「失敗を正直に言える安心・安全な場」の中で体験するものなのです。

5. おわりに

＊
〈https://www.un.org/sg/en/content/sg/statement/2013-06-26/secretary-generals-remarks-special-event-international-day-against〉（2020 年 10 月 30 日閲覧）

ハームリダクション政策の成功を受けて，2013 年，国連は，「法の支配は薬物問題を解決する手段の一部でしかなく，刑罰は万能の解決策ではない」と，従来の方針を 180 度覆す声明を出しました＊。さらに 2016 年の国連麻薬特別総会では，「世界各地で起こるさまざまな犯罪や暴力は，薬物使用ではなく規制の結果」であり，「本来，健康と福祉の向上のためになされるべき薬物規制が，薬物使用者を孤立させている」という，かなり思い切った声明を出すに至りました[4]。今日，国際的には，薬物問題はもはや司法の問題ではなく，保健・医療・福祉の問題と見なされています。

一方のわが国は，そうした国際的状況に及びもつかない状況です。地域の保健・医療・福祉領域の援助者の多くは，薬物使用者・依存症患者を「招かれざる客」と見なし，今もって治療・支援をネグレクトする者も少なくありません。ハームリダクションについても，未だ「薬物汚染が深刻な欧米諸国の『苦肉の策』」などとうそぶく者もいます。しかし，本稿で見てきたように，それは見当違いもはなはだしいのです。正しくは，厳罰政策への反省から生まれた，科学的な公衆衛生政策であり，薬物使用者の人権尊重を尊重し，彼らを孤立させない倫理的実践なのです。その意味で，私たちは今，薬物対策に関して，サイエンスとイデオロギーの，いずれに依拠すべきかを問われているといえるでしょう。

最後に知っておいてほしいことがあります。筆者らが運営する薬物依存症外来は，初診申し込みをメールで受けていますが，当事者から届くメールには 2 つの特徴があるのです。1 つは，深夜に送信されるメールが多いということ，そしてもう 1 つは，メール送信日が彼らの誕生日前後であることが少なくない，ということです。こうした特徴から思い浮かぶのは，一見，居直って薬物を使い続けながらも，深夜，「もうすぐ××歳になるというのに，このままでよいのか」と迷う孤独な人間の姿です。筆者は，その迷いを希望に変えるのは罰ではなく治療であると信じています。

引用文献
1) Global Commission on Drug Policy：War on Drugs：Report of the Global Commission on Drug Policy, 2011.
〈https://www.globalcommissionondrugs.org/wp-content/themes/gcdp_v1/pdf/Global_Commission_Report_English.pdf〉（2020 年 10 月 30 日閲覧）
2) Collins S.E., Clifasfi S.L., Logan D.E., et al.：Chapter 1. Current status, historical highlights, and basic principles of harm reduction. In Marlatt G.A., Larimer M.E., Witkiewitz K. (eds) Harm Reduction, Second Edition：Pragmatic Strategies for Managing High Risk Behaviors. The Guilford Press, New York, 2011, p.3-35.
3) Khantzian E.J.：The self-medication hypothesis of addictive disorders：focus on heroin and cocaine dependence, The American Journal of Psychiatry, 1985, 142 (11), p.1259-1264.
DOI：10.1176/ajp.142.11.1259

4 ） United Nations Office on Drugs and Crime：World Drug Report 2016.
〈https://www.unodc.org/doc/wdr2016/WORLD_DRUG_REPORT_2016_web.pdf〉（2020 年 10 月 30 日閲覧）
5 ） Marlatt G.A：Harm reduction：Come as you are, Addictive Behaviors, 1996, 21（6）, p.779‐788.
DOI：10.1016/0306-4603（96）00042-1
6 ） Tatarsky A., Kellogg S.：Chapter 2. Harm reduction psychotherapy. In Marlatt G.A., Larimer M.E., Witkiewitz K.（eds）Harm Reduction, Second Edition：Pragmatic Strategies for Managing High Risk Behaviors. The Guilford Press, New York, 2011, p.36‐60.
7 ） 徐淑子, 池田光穂：ハームリダクション入門.
〈https://www.cscd.osaka-u.ac.jp/user/rosaldo/141025sookj.html〉（2020 年 10 月 30 日閲覧）
8 ） Csete J., Grobb P.J.：Switzerland, HIV and the power of pragmatism：lesson for drug policy development, International Journal of Drug Policy, 2012, 23（1）, p.82‐86.
DOI：10.1016/j.drugpo.2011.07.011
9 ） Csete J., Kamarulzaman A., Kazatchkine M., et al.：Public health and international drug policy, Lancet, 2016, 387（10026）, p.1427‐1480.
DOI：10.1016/S0140-6736（16）00619-X
10） Wodak A.：The abject failure of drug prohibition, Australian & New Zealand Journal of Criminology, 2014, 47（2）, p.190‐201.
DOI：10.1177/0004865814524424
11） Hall W.：Reducing the toll of opioid overdose deaths in Australia, Drug and Alcohol Review, 2009, 18（2）, p.213‐220.
DOI：10.1080/09595239996662
12） 林神奈：研究者がアドボカシーを行うためにできること：バンクーバーにおけるハームリダクション事情と研究者の関わり〈松本俊彦, 古藤吾郎, 他編著：ハームリダクションとは何か　薬物問題に対する, あるひとつの社会的選択, 中外医学社, 2017, p.84‐95〉.
13） Singha D., Chawarski M.C., Schottenfeld R., et al.：Substance abuse and HIV situation in Malaysia, Journal of Food and Drug Analysis, 2013, 21（4）, S46‐51.
DOI：10.1016/j.jfda.2013.09.033
14） Osornprasop S., Dahlui M., Kamarulzaman A., et al.：Return on investment and cost-effectiveness of harm reduction programme in Malaysia, World Bank, 2014.
〈https://openknowledge.worldbank.org/handle/10986/18641〉（2020 年 10 月 30 日閲覧）
15） Lin T., Chen C.H., Chou P., et al.：Effects of combination approach on harm reduction programmes：the Taiwan experience, Harm Reduction Journal, 2016, 13（1）, p.23.
DOI：10.1186/s12954-016-0112-3

[10] 地域の絆をつくる「みんにゃ食堂」の試み

金子淳子

金子小児科 / かねこキッズクラブ

エピソード事例

「みんにゃ食堂」のいつものデザートはソフトクリームです。プロ仕様のソフトクリーム機は「お店でしか食べられないものを出してみたい」という，ちょっとした遊び心から購入したものです。バニラ，チョコ，季節のフレーバーと，毎回異なる味のソフトクリームは，子どもたちだけでなく大人にも大人気。ソフトクリーム待ちの長い行列ができるほどです。食堂の終了時刻が迫ると，講習を受けた専任スタッフが機械洗浄の準備を始めます。まずはタンクを空にするため，残りのソフトクリームを全部絞り出してしまいます。そのソフトクリームを配るのは，食事を終えた子どもたち（写真4-10-1）。自然発生的にできたお仕事分担です。食事中の人たちも笑顔になります。

あるとき，診察のためクリニックにやってきた子がとても悲しそうな様子で言いました。「引っ越しするけぇ，もうソフトクリーム係ができん」。「長い間ありがとうね」。少し目が潤みました。次の回，会場では別の子がソフトクリームを配っていました。「○○ちゃんから，次お願いねって言われたんよ」。みんにゃ食堂という場で知り合った，食堂でしか接点のなかった2人で密かに行われたであろう引き継ぎ。家庭でもない，学校でもない"サードプレイス"が，子どもたちの中に根づいている様子を垣間見ることのできた一コマです。

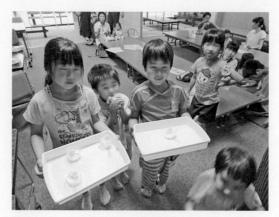

写真4-10-1 | ソフトクリームを配る子どもたち

1.「子ども」と「食」を中心にした地域みんなの居場所

「子どもたちを中心に多世代が集い，子どもたちが健やかに育まれる地域づくり」を目指し 2017 年 7 月に活動をスタートした「みんにゃ食堂」は，筆者 (小児科医) と住職，経営者の友人らで創設した任意団体です[1]。食堂の運営には，小児科スタッフのほか，多くのボランティアが携わっています。調理を担当するのは栄養士，調理師を中心とした一部有償のスタッフ。受付や配膳は地域住民や学生に加え，医師や保健師，保育士，看護師，養護教諭，学童保育指導員，特別支援学校教員，母子保健推進委員，調停委員，人権擁護委員など，地域で子どもの支援にかかわる多職種が参画しています。利用者は毎回約 300 人で，「NPO 法人全国こども食堂支援センターむすびえ」理事長の湯浅誠氏によると「日本最大規模のこども食堂」だそうです。

こども食堂のもともとの始まりは子どもの孤食対応といわれています。住民の草の根活動がその原点であり，誰でも始められるというハードルの低さも手伝って，現在，全国で 4000 カ所*を超える勢いで増加しています。他方，2013 年成立の「子どもの貧困対策推進法」により，こども食堂は学習支援と並ぶ子どもの貧困対策の主要プログラムとして認識されるようになりました。こうした経緯から，こども食堂といえば貧困家庭の子どもを集めて食事をさせるところ，といったイメージが先行してしまったように思います。

子どもの貧困対策に取り組む「公益社団法人あすのば」は，その政策提言において，貧困問題を「貧」(低所得) と「困」(困りごと) に分け，家庭の「貧」を改善するだけでなく，子どもたちの「困」，すなわち困りごとのすべても支援の対象ととらえる，と記しています[2]。ユニセフは，「子どもの貧困」ではなく「子どものウェルビーイング指標」(所得，住宅と環境，学校生活，家族と仲間関係，健康と安全，リスク行動の 6 要素) という概念を使うことで，金銭や物質だけに焦点を当てるのでなく，子どもたちのおかれている状況に注目し，教育や健康，安全が阻害されている状態もまた子どもの貧困に該当するという判断基準を示しています (図 4-10-1)[3]。このように考えると，「子どもの貧困」は低所得世帯や一人親世帯だけの問題ではなく，すべての家庭に共通する普遍的な課題ととらえることができます。

みんにゃ食堂は，生活困窮家庭に限らず，すべての子どもと家族，すべての地域住民に門戸を開いています。困りごとを抱えた子どもと家族が"貧困"とカテゴライズされず，「恥ずかしい」とか「申し訳ない」と思うことなくみんなと一緒に気軽に集うことができる，そのような想いを込めて「みんにゃ (みんな) 食堂」と命名しました。

2. 活動に取り組むきっかけ

こども食堂の活動を知ったときにまず思ったことは「自分ならできる」，そして「小児科医だからこそ取り組まなくてはいけない」でした。

*
2019 年 6 月現在，3718 カ所 (NPO 法人全国こども食堂支援センターむすびえ等の調査による)。本稿では「こども食堂」の表記に統一。

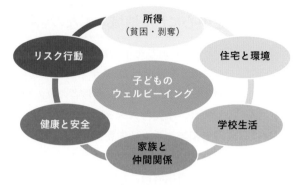

UNICEF（2007）を参考に阿部彩氏が作成（Takezawa2013）.

「子どもの貧困」ではなく「子どものウェルビーイング」の概念を使うことによって，金銭・物質面に限った議論ではなく，子どもの生活に影響を与える教育，健康，安全，生活環境等の多様な要因の包括的な理解を促し，子どもたちのおかれた状況に目を向けさせることをねらいとしている

図4-10-1 │ 子どものウェルビーイング指標
（阿部彩「貧困統計ホームページ」〈https://www.hinkonstat.net/〉より一部改変.）

　筆者の地域活動の原点は，2005年にクリニックで始めた小さな"おまつり"です。たまの休みに家族でお財布の心配をせず心おきなく楽しんでほしいと，年1回，いろいろな遊びを無料で提供するイベントを始めました。参加者は年々増え続け，会場が手狭になったことから，2014年にクリニックを離れ，中心市街地に開催場所を移しました。全長400mのアーケード街のあちこちに，ドクターイエロー，ふわふわ遊具，ちくわのつかみ取りやヨーヨー釣り，スイーツデコ，段ボールプレーパーク，フライトシミュレーターといった子どもの遊びや体験プログラムと，餅つき，大鍋料理，綿菓子，ポップコーン，ソフトクリームなどの飲食ブースが出展します。趣旨に賛同した多くの企業や団体が，協力・協賛してくださっています。最近では1日2000人が訪れるほどの大規模な催しとなり，普段は人通りのまばらなアーケード街が，この日ばかりは子どもたちの笑顔と歓声で溢れます（写真4-10-2）。
　ここで見た忘れられない光景があります。お餅やお菓子の列に繰り返し何度も並ぶきょうだいの姿。制止しようとしたスタッフを押し止めて「たくさん持って帰ってもらいなさい」と言うので精一杯でした。診察室の中にいるだけでは決して気づくことのできない子どもや家庭の実像に，「ほかに何かできることはなかったのか」という自問自答が続きました。単発でない継続した取り組みの必要性を痛いほど感じました。
　子どもは1人で生きていくことができません。他者に頼らざるを得ない存在だからこそ，環境の影響を最も受けやすいといえます。私たち小児科医や小児医療関係者には，子どもの成育過程において，疾病対応だけでなく継続的に子どもの成長する環境に介入し，心身の健康を損なうリスクを未然に防ぐことが求められています。地域の状況や生活背景を理解したうえで，医療機関では提供できないサービスやサポートを得られるようにする「社会的処

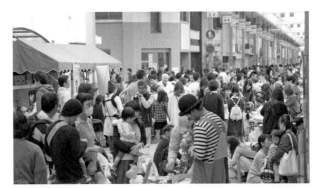

写真4-10-2 | アーケード街での"おまつり"の様子（かねこキッズまつり）

方」（p.39参照）は，これからの医療者がもつべき大切な資質の1つです。

　筆者自身も一人親家庭で育ち，困難な状況に直面した人生の節目節目で多くの人に支えられ生きてきました。おまつりで得た食の提供に関するノウハウ，たくさんの協力者，そして次の時代を生きていく子どもたちに自分が受けた恩をつなぎたいという想い。「こども食堂に参画する」という決断は，自然の流れだったように思います。

3.「みんにゃ食堂」の活動内容

　みんにゃ食堂は，月2回の隔週水曜日の夕方にお寺の会館で開催しています。子どもに限らず誰でも無料で参加可能。アンケートで得た「寄付を兼ねて少しでもお支払いをしたい」という声に応えて，テーブルには募金箱を設置しています。2017年7月の初回開催時には，予想を大きく上回る140人もの方が来場しました。それ以降も利用者は増え続け，最近では開場30分前から順番待ちの行列ができるほどです。子育て家庭だけでなく，独居の高齢者や仕事帰りのビジネスマンが立ち寄ることも多く，会場はいつもあらゆる年代の人たちでにぎわっています。赤ちゃんとお母さんは自宅から，お父さんは職場から，きょうだいは塾から集合，という家族もあり，昔の地域コミュニティの再現といった風景が広がります。

　栄養士こだわりの野菜たっぷりのバランスよい食事は，いつもおいしいと評判です。割烹料理店から板前さんが出張して握り鮨を振る舞ってくださることもあります。マグロ，サーモン，白身魚……。子どもには何歳からお刺身を食べさせてよいのか。果たして噛み切れるのか。小児科医としてふと立ち止まって考えることもありますが，不思議と「食べられない」という声は聞こえてきません。果敢にお鮨にかぶりつく乳児のたくましい姿は，見ていてとても微笑ましいものです。

　私たちが提供するのは，単なる「食事」ではなく，皆で囲む「食卓」です（写真4-10-3-①②）。子どもたちが「何を食べるか」だけでなく，「誰とどのような雰囲気の中で食べるのか」を大切にしています。お正月には七草がゆやお

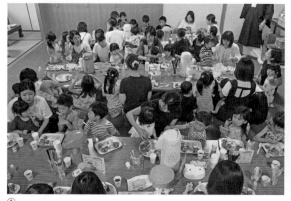
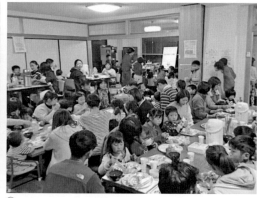

① ②

写真4-10-3 | みんなで囲む食卓

　雑煮を，月見の頃にはお団子を，お寺らしく灌仏会には花御堂のお釈迦様に甘茶をかけます。お母さんが食事をしているときは，誰かが赤ちゃんのお守りをしてくれます。「いつも食べない野菜をここでは喜んで食べます」という嬉しい声も耳にします。「かたまりのお肉を初めて食べた（いつもは安いミンチだから）」という子がいました。食堂に来た翌日「お餅を初めて食べた。柔らかくておいしいね」と，校長先生に報告した小学生がいました。被虐待児でした。「おかずを肉にしてください」というアンケートの感想に苦笑してしまうこともあります。食卓を囲む場で子どもや家族の様子を観察することは，家庭環境や生活状況を把握するための一助となること，支援が必要な状況にある子どもへの気づき，見えにくい貧困を可視化するための貴重な機会となることを再認識しています。

　食事会場に隣接する本堂では，毎回イベントを開催しています。会場の一角には，日本航空山口支店の協力による「折り紙ヒコーキ教室」が常設されています。単に折り紙を提供するだけでなく，スタッフから時間をかけて丁寧に教えてもらうことが，子どもたちには何より嬉しいようです。合唱や琴，ハープやバイオリンのミニコンサートは，コンサート会場に足を運ぶ機会のない親子に生の楽器の音色や歌声を体感してもらいたいという想いから始まった企画です。楽器に触れたり奏者さんと話したり一緒に歌ったりと，皆がそれぞれとても楽しそうにしていて，見ているこちらも癒やされます。山口県歯科医師会の協力による「大人と子どもの歯科健診」，Ｊリーグレノファ山口ＦＣの選手へのインタビュー，山口銀行による貯金箱づくりのワークショップ，パトロールで立ち寄るお巡りさんの防犯講座，ケーキづくりやたこ焼きの実演，絵本の読み聞かせ，住職の法話……，子どもたちがどのようなことに触発されるのだろうと考えながら，次の計画を練ることもまた楽しいものです。

　フランスの社会学者ピエール・ブルデューは，人間のもつ資本を「文化資本」「経済資本」「社会関係資本」の３つに分類し，これらの資本を多くもつ人ほど進学や就職において有利であり，高い社会的地位に就くことができると

ブルデューは，人間のもつ資本を，**文化資本・経済資本・社会関係資本**の３つに分類した。彼は社会的地位の再生産の議論において，これらの**資本を多くもつ人ほど，進学や就職において有利であり，高い社会的地位に就くことができる**とした。

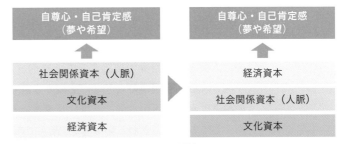

図4-10-2｜積み上げのベースを文化資本で再構築する
(内閣府：平成28年度第3回青少年問題調査研究会，平成28年11月11日，石井政宏氏・松田ユリ子氏講演「地域を巻き込んだアウトリーチ」資料より一部改変.)

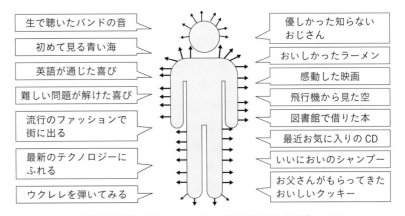

図4-10-3｜文化資本は目に見えないフックとなり社会関係資本に引っかかる
(石井政宏：子どもの貧困対策のネクストステップを考えるシンポジウム，平成30年1月28日，講演「文化資本のシェアが社会関係資本をつなぐ 高校内居場所カフェの取り組み」資料より一部改変.)

しました[4-6]。「経済資本」をもたないことは，人生のスタートにおいて不利に働きます。しかし石井は，多くの「文化資本」を子どもたちに提供することで，たくさんの目に見えない「フック」が子どもたちにつくられ，「社会関係資本（＝人脈）」につながるためのきっかけになる，子どもたちがたくさんの「文化資本」にふれることで，積み上げのベースを再構築することができると述べています（図4-10-2, 3）[4]。

　配膳やイベントの手伝いには，大学生や高校生も大勢やって来ます。年齢が近い学生たちとのふれあいを子どもたちは格別に喜んでいるようです。ここでしかできない経験と，たくさんの生き方モデルにふれることが，子どもたちの描く未来像をきっと豊かにすると確信しています。

4. こども食堂を核とした「地域の絆」と継続のしくみづくり

　筆者は 2013 年，地域での活動拠点「かねこキッズクラブ」を設立，市街地のビルに絵本やおもちゃを備えた子育て家庭のための居場所を開設しました。みんにゃ食堂については，かねこキッズクラブの活動の一環として，資金，人員ともに自身で拠出することをベースに枠組みづくりを始めました。予測される活動規模の大きさ，必要とされる会場の広さと駐車場の確保，食の提供にかかる厨房設備，多世代交流という社会的な位置づけから，開催場所としてお寺がふさわしいと考え，友人である住職に参画をもちかけました。同時に，資金や食材の寄付を広く呼びかけてもらうため，複数の友人に協力を依頼しました。公的な補助金や助成金を受託しやすいことから NPO 等の非営利団体の設立も検討しましたが，自身の考えをストレートに反映し速やかに実行することができるよう，現在のところは任意団体として活動しています。

　小児科医がこども食堂に参画することは，食中毒や食物アレルギー対応など食の安全を担保するだけでなく，子どもの声に耳を傾け，アドボケイト（代弁者）として子どもの声を直接社会に届けるという重要な意味合いをもつものです。さらに，多くのこども食堂が抱えている課題「困りごとを把握しても，なかなか支援につながらない」「どこに連絡をすればよいのかわからない」などの，行政，園・学校，児童相談所など関係機関との連携の難しさへの最良な解決策ともいえるでしょう。秘匿性の高い情報へのアクセスも比較的容易であり，関係機関との連携もスムースに運ぶことが期待できます。

　こども食堂の運営には，地域の理解も欠かすことができません。活動のスタートにあたり，自治会長さんと面談した際に「うちの地域に貧困の子どもはいない」と言われ，面食らったことを今でもよく覚えています。学校での朝食提供の手伝いをお願いした，ふれあい活動推進委員の方に「短時間すぎて交流にならないから意味がない」とのご批判を受けたこともあります。支援のしくみを構築していくためには，まずは地域コミュニティへの働きかけが必須と考え，学校や PTA，自治会，老人クラブ，ロータリークラブなどからの講演依頼を積極的に引き受け，情報発信と対話を重ねました。食堂を利用する人の多さや開催規模の大きさは，地域や社会に受け入れられるための追い風になりました。メディアを通じて活動の趣旨や様子が周知されていくにつれ，寄付や支援の申し出が徐々に増えてきました。

　友人たちのつながりで多くの食材が集まりました。献立の中心となる肉，野菜 300 食分を当日のメニューに合わせて準備してくださる商店や，米，卵，果物などを毎回寄付してくださる方は，食堂を運営していなければ出会うことのなかった人たちです。"ハブ（空港）"のように次々と食材の提供者を紹介してくださる方もいます。寄付の連鎖はわずか数年の間に遠く県外にまで広がり，お願いをしなくても開催日前にはたくさんの食材が届くという，予想外の嬉しい展開を見せています。「いいことをしているね。お礼は言わな

くていい。やりたいと思っても自分ができないから協力するまで」。電話1本で多額の寄付を申し出てくださった知人に言われました。名前も顔も知らない方からの寄付が少しずつ増えています。「子どもたちの様子を直に見てみたい」と校長先生や担任の先生，民生委員さんも足を運んでくださいます。このように，子どもと家族を温かく見守る地域連携のしくみは，こども食堂を核としてごく自然に形づくられていきました。こども食堂は「地域の絆」を生み出す場所だと改めて実感しています。

活動を持続可能にすることも，私たちの大切な使命と考えています。「場所」「食材」「資金」「スタッフ」。善意のうえに成り立っているという不確定要素はあるものの，必要なものはだいたい揃っています。近年，注目されている「社会課題解決への企業の取り組み」（CSV，CSR）*は，継続的な食材や物資の提供，人員派遣，イベントの開催やアクティビティ提供というかたちで大きな支えとなっています。大学生や高校生の参画は，次世代の担い手育成という観点から有用であるだけでなく，世界保健機関（WHO）が近年重要視しているプレコンセプションケア**という側面からも効果を期待できると考えています。

地域全体としての支援能力の向上も重要な課題です。筆者が代表を務める「山口県こども食堂・子どもの居場所ネットワーク」は，中間支援組織として県内のこども食堂の交流や研修の機会を提供し，情報発信や支援，伴走の取り組みを行っています。また，みんにゃ食堂では，余剰食材や物資の融通，人的支援を通して，近隣のこども食堂の活動をサポートし，地域で子どもの育ちを支えるネットワークがより強固なものとなるよう心がけています。さらに，米の供給が非常に多いという地域特性を活かして都市部のこども食堂と直接つながり，相互に食糧や物資を融通し合うという圏域を超えた循環のしくみを「一般社団法人こども宅食応援団」***と連携し，構築していくことを検討しているところです。

*
CSV：Creating Shared Value（共有価値の創造）。社会の課題を解決することによって，自社の利益を確保する社会価値と経済価値の両方を創造する。CSR：Corporate Social Responsibility（企業の社会的責任）。寄付や慈善活動，環境保全など，本業とは異なる所で社会的によいことを行う。
**
将来の妊娠を考えながら，女性やカップルが自分たちの生活や健康に向き合い，赤ちゃんを授かる準備をすること
***
〈https://hiromare-takushoku.jp/〉（2020年10月30日閲覧）

5. 「食」を切り口に支援内容を広げていく

（1）配慮ある普遍的アプローチの実践

健康格差は，社会的に不利な立場におかれた人ほど深刻ですが，すべての階層で見られるものです。そのため「より不利な人々」と「すべての人」の両方を対象とした取り組みが必要となります[7]。みんにゃ食堂においても，多世代交流拠点という「集団アプローチ」（社会環境を改善し，集団全体の健康リスクを下げる）の場で，専門性を活かした個別支援「弱者集団アプローチ」（特にリスクの高い対象を選定し，重点的な対策を行う）を併せて実施する「配慮ある普遍的アプローチ」（困っている人ほど手厚く配慮を強めつつ，すべての人が対象）を実践しています。

小児科外来や園・学校での気づきから食堂へ誘う場合は，あらかじめスタッフ間で情報を共有し，帰宅時に受付でそっと食糧を手渡すようにしてい

ます。DVシェルターからの参加者には，専門スタッフが寄り添い，個別の相談に応じています。会場では適切な距離感を保ちつつ，求められれば対応するというスタンスを心がけるよう指導しています。送迎を行うこともあります。「お坊さんはパチンコする？ 子どもを叩く？」，車中での会話を糸口に，体罰の様子が詳らかになったこともありました。就学や就職の相談は，会場のあちこちで井戸端会議のように行われています。スタッフへの相談を機に，シェルターを退所し医療機関に就業したシングルマザーのケースもあります。

（2）「支援の隙間」を埋める新たな事業の立ち上げ

　新しい課題に直面するたびに，新たな事業を立ち上げてきました。食事や食糧，衣類などの物資を自宅に届けるアウトリーチ事業「宅食・宅配プロジェクト」は，親の同意が得られず会場に来ることができない子どもや，発達課題を抱えているため集団が苦手という子どもへの配慮から，2018年に導入したものです。産後うつの母親の家事支援，学校の保健室を介した食糧や衣類の提供，保育所入園のための準備用品の手配など，必要に応じて柔軟な対応を行っています。独居の高齢者や生活困窮家庭への配食など，行政からの依頼に応えることもあります。さらに，支援のニーズを幅広くキャッチするために，小学校での朝食提供，休み期間中の学童保育での昼食提供を，学校や学童保育と連携して行っています。このような行政だけでは対応の難しい「支援の隙間」を埋めていくことは，多様な人材とさまざまなツールをもつ私たちだからこそできる支援の形だと思っています。

　しかしながら，このような「食」を切り口にしたこども食堂の活動は，あくまでも入り口支援で，当座をしのぐ対症療法にすぎません。「果たして自分たちのやっていることが子どもたちの未来を変えることにつながるのだろうか」との自問自答が新たな事業へとつながりました。虐待や貧困といった負の連鎖を断ち切るためには，子どもたちの自尊感情や自己肯定感を育み，子どもたち自身が学ぶ意欲をもち，その中で生きていく力を身につけることが何より大切です。畑違いの分野で効果的な介入ができるのか，ボランティアスタッフの継続的な確保が可能か，さまざまな課題を抱えながら，2019年には学習支援事業をスタートしました。

　この学習支援事業の立ち上げから現在に至るまで，主体的に支えてくれているのが，山口大学医学部「ぬいぐるみ病院」プロジェクトと慶進高等学校「郷働ネット」のメンバーです。ぬいぐるみ病院プロジェクトは IFMSA（国際医学生連盟，International Federation of Medical Students' Associations）の Teddy Bear Hospital を基にした日本版の活動で，「子どもたちがより健康になれるよう広く働きかけ，ぬいぐるみ病院に参加した子どもたちが将来にわたって周囲も巻き込んで健康に近づけることを目指す」を未来図に，全国の大学で活動しています*。「郷働ネット」は，「郷」で「働」く大人たちとネットワークをつくり，より深い学びを実現するための学生サークルです。サークルのメンバーだけ

＊
子どもの医療への恐怖を軽減し医療に興味をもってもらうため，ぬいぐるみを模擬患者に見立てた「ぬいぐるみ診察」と，正しい健康知識を伝え子どもたちの生活に還元できるようにする「保健教育」の2つを軸に健康教育を行う。

でなく，同校の生徒さんや先生方も熱心に活動を支えてくださっています。

　課題にぶち当たっては解決の道筋を探り，そのたびに新たな仲間を得てパワーアップしていく。試行錯誤の連続が今後も繰り広げられるものと思っています。

6. 今後の展望

　2020年初頭から始まった新型コロナウイルス感染症（COVID-19）の流行により，こども食堂を取り巻く状況は一変しました。全国のこども食堂の大半が，活動の休止やフードパントリー（p.105参照）など形態を変えた開催を余儀なくされています。みんにゃ食堂でも会場での飲食を順次縮小し，お弁当の配食に切り替えていきました（2020年9月現在は通常開催）。緊急事態宣言に伴う一斉休校に際しては，新たに平日昼のお弁当配食を始めました。このような状況で鮮明に見えてきたのが，より困窮度の強い家庭の姿です。お弁当の予約リストには，これまで食堂を利用したことがない方が多数，名を連ねるようになり，遠方からの利用も増えました。アンケートには「日々の食費に困っている」「お金が心配」「つい子どもに手を上げてしまう」といった，いつもとは異なった深刻な悩みが並ぶようになりました。

　折しも，令和2年度第2次補正予算において，行政が必要と認めた子どもに対し，こども食堂などの民間団体が居宅訪問するなどして，状況の把握や食事の提供，学習・生活指導支援等を行い，見守り体制の強化を図ることを目的とする「支援対象児童等見守り強化事業」の実施が決定しました。こども食堂にかかる予算が，国の事業に初めて盛り込まれたものです。

　この事業は，子どもたちを取り巻く環境やそれぞれの家庭機能を見極めたうえで，個別に「食材やレトルト食品を届ける」「お弁当を届ける」など宅食を入り口として，関係性の構築や見守り，必要に応じて学習支援や専門的支援につなげるというものです。マクロの視点では支援団体ネットワークの機能強化や利活用，乳幼児へのソーシャルワーク体制の構築など，地域資源そのものを育てていくことを視野に入れる必要があります。世帯レベルでは，親子ともに複合課題を抱えるケースが圧倒的に多いことから，ベクトルの異なるさまざまなアプローチによる息の長い支援のしくみづくりが求められます。

　新規事業で前例がないため手探りのスタートとなりますが，従前は見えてこなかった，支援対象にならなかった子どもたちにリーチできるチャンスととらえ，柔軟な発想で取り組みたいと考えています。

　新型コロナウイルス感染症への対応と並行して現在進めているのが，かねこキッズクラブの新しい拠点づくりです。宅食に必要なレトルト食品の安定的な確保のために，食品製造販売の施設をつくるという発想から始まった計画で，学習支援事業のほか，「本」をきっかけに人とのつながりをつくる「まちライブラリー」，宿泊支援「トワイライトステイ」，カフェ，スタジオ，マ

ルシェ，シェアオフィスなど，多機能を備えた子どもと地域住民の居場所建設を計画中です。

7. 子どもたちを地域で総合的に支える

　　"おまつり"から始まった地域活動は，こども食堂の運営を経て子どもたちの育ちを地域ベースで総合的に支える「子どもソーシャルワーク」へとバージョンアップし，新たなステージを迎えようとしています。案ずるより産むが易し。もしこども食堂にかかわってみたいと思う方がいらっしゃれば，ぜひその一歩を踏み出してください。子どもたちだけでなく，自分自身にとってもきっと価値ある活動になるはずです。

引用文献
1 ）金子淳子：子ども食堂，作業療法ジャーナル，52（5），2018，p.448-452.
2 ）末冨芳編：子どもの貧困対策と教育支援　より良い政策・連携・協働のために　明石書店，2017.
3 ）阿部彩，他：貧困統計ホームページ：国際機関における子どものウェルビーイング指標.
　　〈https://www.hinkonstat.net/（ホーム＞子どもの貧困＞4. 国際機関における子どものウェルビーイング指標）〉（2020 年 10 月 30 日閲覧）
4 ）内閣府：平成 28 年度第 3 回青少年問題調査研究会，平成 28 年 11 月 11 日，石井政宏氏・松田ユリ子氏講演「地域を巻き込んだアウトリーチ」，資料.
　　〈https://www8.cao.go.jp/youth/kenkyu/mondai/index.html〉（2020 年 10 月 30 日閲覧）
5 ）石井正宏：子どもの貧困対策のネクストステップを考えるシンポジウム，平成 30 年 1 月 28 日，講演「文化資本のシェアが社会関係資本をつなぐ高校内居場所カフェの取り組み」資料.
6 ）ピエール・ブルデュー著，石井洋二郎訳：ディスタンクシオンⅠ，Ⅱ，藤原書店，1990.
7 ）公益財団法人医療科学研究所「健康の社会的決定要因（SDH）」プロジェクト：健康格差対策の 7 原則（2017 年 8 月 3 日）.
　　〈https://www.iken.org/project/sdh/pdf/15SDHpj_part1_main_ver1_1.pdf〉（2020 年 10 月 30 日閲覧）

[11]

口を通じて地域を診る歯科
——過疎地域の現在は将来日本の縮図

河瀬聡一朗
石巻市雄勝歯科診療所

1. はじめに

＊
障がい児・者, 有病者, 高齢者,
摂食・嚥下障害を有する患者
に対し専門的に歯科的対応を
行う診療科（現在の名称は地
域連携歯科）

　現在，筆者は東日本大震災で壊滅的な被害を受けた宮城県の石巻市雄勝歯科診療所で歯科医をしております。2011年の東日本大震災当時は，長野県の松本歯科大学病院特殊診療科＊に在籍しておりました。震災後，公益社団法人日本歯科医師会・日本歯科医学会・厚生労働省から大学への歯科支援要請を受けて2011年4月に松本歯科大学災害歯科支援隊を結成，隊長として宮城県気仙沼市・南三陸町に入り，被災者の歯科支援活動に従事しました。

　歯科支援活動をしている中で，石巻市雄勝町が無歯科医地区になり困っている，との情報を得ました。そこで，引き続き被災地域の歯科医療再生と地域のお役に立ちたいという思いから，2012年3月に大学を退職し家族で宮城県に移住しました。同年4月からは石巻の行政歯科医師となり，6月にプレハブの石巻市雄勝歯科診療所が開所し，私は歯科診療所長となりました。2017年1月には医科と歯科が同じ建物に入り本設の診療所が開所され，現在に至ります（写真4-11-1, 2）。

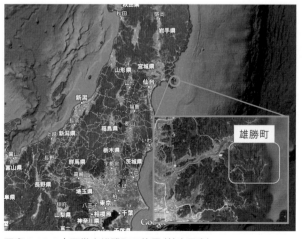

写真4-11-1 | 石巻市雄勝町の位置（航空写真）

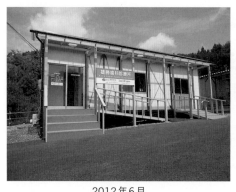
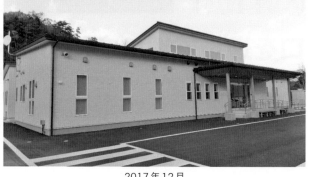

2012年6月   2017年12月

写真4-11-2｜石巻市雄勝歯科診療所の外観

　東日本大震災での歯科支援を機に，大学病院という大きな組織から，宮城県沿岸の被災地で地域医療に携わりました。そこで，災害現場の実情と現在私が取り組んでいる活動等をご紹介させていただきながら，歯科医がかかわる健康の社会的要因（SDH）について考えていきます。

2. 大規模災害時の歯科の役割

　大規模災害時の歯科の役割としては，主に2つあります。①身元確認，②災害歯科医療支援です。

（1）身元確認
　警視庁から日本歯科医師会に身元確認についての要請があり，日本歯科医師会から各都道府県に依頼があります。依頼を受けた歯科医は現地でご遺体の口腔内を記録し，必要に応じて口腔内のレントゲン撮影を行います。そのデータと近隣の歯科医院機関にあるカルテを照合して身元を特定し，ご家族にお返しいたします。

（2）災害歯科医療支援
　災害による長期間の避難所生活では，集団生活のストレス・口腔のケア不足・低栄養・脱水等による口腔粘膜疾患の出現，慢性歯科疾患の急性増悪のほか，誤嚥性肺炎による災害関連死を招くこともあります。さらに高齢者や障がい児・者では避難所で提供される食形態が口腔機能や咽頭機能と合わず，食事をとることができなくなることもあります。それによりフレイルに陥り，最悪の場合，災害関連死に至ることもあります。
　そこで，歯科は避難所での口腔ケアや歯科疾患に対する応急処置，嚥下機能の評価を行い，多職種によるチームで生命の維持にかかわっていきます。

3. 東日本大震災での歯科支援活動

　筆者は歯科の中でも障がい児・者歯科分野の専門医です。ゆえに 2011 年の被災地でも障がい児・者が気になり，障がい児・者への歯科支援を重点的に行いました。その際の課題などについて記していきます。

（1）災害時における障がい児・者と歯科

　大規模災害時，障がい児・者への支援は後手に回る傾向があります。しかし，障害が重複し重度な者ほど免疫機能が低下し，感染に対する抵抗力が低いために，口腔ケアの不良により誤嚥性肺炎を引き起こす可能性や，口腔疾患を放置することにより感染性心内膜炎に罹患し，死につながる可能性が高くなります。

（2）支援活動の中から見えた障がい児・者の状況と今後の対応

①避難所に障がい児・者がいない

　国立障害者リハビリテーションセンター研究所の発達障害情報・支援センターが，福島県・宮城県・岩手県の発達障がい児・者をもつ家族 276 名に行ったアンケート調査によると，発達障がい児・者の 77％が当時避難所を利用しなかったという回答でした。一番多い理由としては「自宅に住むことができたから」という回答でしたが，その他に「共同生活ができないから」という理由も多くありました[1]。

　また，寝たきりの高齢者，障がい児・者，妊産婦などが避難生活をできるように，市町村で指定が進められている福祉避難所があります。しかし東日本大震災では，一般に周知されておらず人材や資機材も不足，障がい児・者に配慮したものではなく利用者は少数でした。前述のアンケート結果でも，利用者は 3 名でした[2]。

　内閣府の障がい者制度改革推進会議では，2011 年 5 月 23 日に開催した会議において，本震災後の避難所で生活している障害者の現状[3]をまとめています。その内容には，避難所生活において障害への理解度が低かった例が挙げられており，避難所の世話役がイメージする障害者とは肢体不自由者のことであり，内部障害や難病，精神障害を有する人に対して特別な配慮や支援を想定していないケースがあったとも報告されています。実際に避難所で継続的に生活できた事例は皆無であり，自宅に戻る，車中泊，親戚宅を頼るなどして，避難所を回避した生活を送っていました[4]。「避難所に障がい児・者がいない」ではなく，「避難所に障がい児・者がいられない」という表現が，一部の人には適当であったと考えます。

　対策として，まず考えなければならないことは，地域で障がい児・者への理解を深めることです。大勢がひしめき合う一般避難所は，障害の特徴から適応が難しいこともあります。特に発達障がいの人にとっては言葉での表現が難しいことにより，大きな声を出したり，自傷行為をしてしまうなどの行

動に出てしまうことがあります。それにより，周囲の人に気兼ねして，家族の心理的負担も大きくなってしまいます。よって，平時から地域で行う避難訓練等に障がい児・者も積極的に参加し，障害の特性等を地域住民に理解してもらう必要があります。また，支援者にわかりやすいように，避難所の入り口付近に「障がい児・者などの，特に支援を必要とする人が生活している」ことを表示する必要があると支援活動を通じて感じました。

　福祉避難所の周知と充実も優先されます。福祉避難所は，主に高齢者ケア施設や，障がい児・者の施設が利用されることが多いです。また，福祉避難所には，介助員を配置することが市町村で条件として定められています。しかし，介助にあたる施設職員自身も，被災地域に在住している被災者なのです。家族や親戚・知人の安否確認や，壊れた家屋の片づけをしたくても，命を預かる仕事ゆえにそうも言えない現実がありました。そこで，福祉避難所の介助員に関しては，平時から他府県の施設と連携をとり，発災時には早期に福祉避難所の介助員として支援に入れる体制づくりが必要であると考えます。

②障がい児・者の情報がない

　震災当初，大混乱の中，一般避難所のリストはあるも，より支援を必要とする障がい児・者施設，高齢者施設の施設リストはなく，在宅の障がい児・者の情報もありませんでした。

　内閣府の防災担当は2005年3月「災害時要援護者の避難支援ガイドライン」として，要援護者名簿の作成，要援護者の避難支援にかかわる計画の策定等を市町村に促してきました。しかし情報伝達が不十分なため，2011年には災害時要援護者名簿の有効活用ができませんでした。

　そこで，2013年には災害対策基本法を改正し，①避難行動要支援者名簿の作成を市町村に義務づけ，その作成に際し必要な個人情報を利用できること，②避難行動要支援者本人からの同意を得て，平常時から消防機関や民生委員等の避難支援等関係者に情報提供すること，③現に災害が発生した，または発生のおそれが生じた場合には，本人の同意の有無にかかわらず，名簿情報を避難支援等関係者その他の者に提供できること，④名簿情報の提供を受けた者に守秘義務を課すとともに，市町村においては，名簿情報の漏えいの防止のため必要な措置を講ずることなどが定められました。

　災害現場には多職種が入り，それぞれが多くの情報を保持しています。その情報交換が各地域の災害対策本部などで定期的に行われ，そこでも障がい児・者の情報を集めることが可能なほか，多職種との連携を深めることもできます。

　さらに，一般避難所以外に，障がい児・者や高齢者が多く生活する施設の支援リストも，必要不可欠です。

4. 東日本大震災後の地域住民を多職種チームで守る

　東日本大震災の津波により多くの建物が被災しました。雇用や教育機関の減少により若者は移住せざるを得ない環境となりました。若者が移住する中，残った多くが高齢者でした。それゆえ，石巻市雄勝町の高齢化率は5割を超える限界集落となり，老々介護や要介護者が要介護者を介護している状態が日常の光景といっても過言ではない環境となりました。救急病院への搬送は雄勝町からしても片道40分程度要するという立地ゆえ，医療・福祉が連携をとり，高齢化した町民を支えていかなければいけません。

　地域包括ケアの中で歯科は取り残されてしまいがちですが，雄勝の場合は歯科も積極的に地域包括ケアチームに入っています。一次医療機関において，歯科では医科に比べ患者1人に対する診療の時間が長くかかります。接する時間が長いことで患者の状態，患者の家族の健康状態，さらに近所の人の健康状態等についても自然と情報が入ってきます。そのほかに歯科訪問診療の道中に出会う人々に声かけをしたり，生活面や健康面で気になるお宅に訪問し体調や日常生活で困っていること，支えの必要性を確認します。ここで事例を紹介いたします。

エピソード事例1

　訪問診療で目的とする家に行く途中で，軽度の認知症を患いながらも一人暮らしの方のご自宅へ寄りました。寄ってみると居間から唸り声が聞こえてきました。そこで，自宅に入ると腰が痛くて動けなくなっていた住民を発見しました。この状態では食事も取れないうえに，トイレにも行けません。しかし，目的とする訪問診療先で患者が待っていることもあったので，すぐに保健福祉課に連絡を入れ，保健師から救急搬送の依頼を出してもらうことにしました。

　その後，目的としていた訪問先で保健師から連絡が入りました。内容としては，「先ほどの腰痛患者が救急車に乗るのを拒んでいるので，説得してもらいたい」というものでした。そこで急遽，腰痛患者の所へ戻り，説得しました。結果，素直に聞き入れてもらい，救急車で搬送され入院となりました。

　もし，あのときに腰痛患者の家に寄っていなかったら，孤独死に至っていた可能性もあります。

　このように早期から多職種との情報共有ができる環境が雄勝町にはあります。医療や福祉の支えが必要な人の名前が挙がり，各個人に合わせた支援方法などについて話し合いが行われる場があるのです。「地域支え合いミーティング」です。メンバーは雄勝町の医療関係者，福祉関係者のほか，町の駐在所の警察官も参加し総勢20名以上になります。多職種連携で地域住民を守っています。

5. 地域医療の中で目の当たりにした現実から

（1）摂食・嚥下障害患者への取り組み

70代男性，大腸がん末期（ストーマ造設）患者をご紹介いたします。本患者は高次医療機関にて絶飲食の状態で3カ月間，CV下に入院管理されていました。しかし，最期は自宅で迎えたいという本人の希望があり自宅療養となりました。さらに退院後，口から食べたいという患者の強い希望を訪問内科医師が受け，筆者は摂食・嚥下状態の評価と摂食・嚥下リハビリテーションの依頼を受けました。

初診時の所見は，長期間の絶飲食により，口腔から咽頭にかけての機能低下を認めるも，重度の嚥下障害は認めませんでした。そこですぐに，口腔ケアと，体重減少により合わなくなった義歯の調整，摂食・嚥下リハビリテーションを行いました。その後，順調に機能の改善を認めたため，ご本人のたっての希望であるうどんを食すまでに至りました。その際，きしめんを長時間煮込み，つゆにとろみをつけ，食べてもらいました。患者は一口目より涙を流して食し，改めて食べる喜びを感じておられました。その後もリハビリを積極的に行い経口摂取量を増やしていきました（写真4-11-3）。3カ月後には常食を全量食べられるまでに至りました。最終的には，自らが箸や食器を持って食べるまでに機能回復しました。初診時の写真と比べると別人のように見えるかと思います（写真4-11-4）。その頃には「生きたいです」というFAXをいただきました。余命を宣告され，生きる希望をなくしていた患者が，口から食べて栄養が入ったことにより，生きたいという強い意欲がわいてきたようです。その後，がんの進行によりお亡くなりになりましたが，最期まで常食を食べ自宅で永眠されました。

＊個人情報保護のため，内容を一部変更しています。

この患者には訪問薬剤師もかかわっていました。毎回薬剤師が訪問をした際には，FAXで関係する機関に情報提供をしてくれました。情報をいただくことにより，私たちが訪問できないときでも患者の情報がわかり，次回の訪問時の参考となりとても助かります。また患者にとっても多職種がつながっていることで，安心感があるようです。

入院中は，高次医療機関ではNST（Nutrition Support Team：栄養サポートチーム）による多職種連携のもと，食形態や食事姿勢の評価や対応，摂食・嚥下リハビリテーション等々を受けられます（図4-11-1）。しかし，石巻地域においては，退院後のサポートがほとんどされていないことのほうが多いのです。ゆえに，退院後は不適当な調整食の継続や，経口摂取が可能であっても経管栄養が継続されていることが多々あります。そこで，地域に戻ってからも患者が適切なフォローアップが受けられるよう，摂食・嚥下にかかわる専門職の連携とスキルアップが必要であると考え，仲間と"食べる輪"という勉強会をつくりました。現在は私が代表を務め，歯科医師，言語聴覚士，看護師，歯科衛生士，管理栄養士，総勢11名の仲間と運営し，2～3カ月に1回程度勉強会を開催してきました。この"食べる輪"で大切にしていることは2

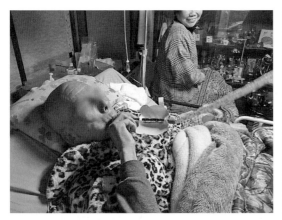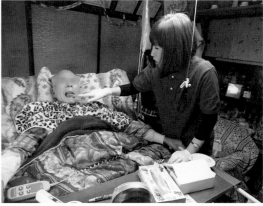

写真4-11-3 | 「もっとおいしいものが食べたい!」と口腔リハビリに取り組む

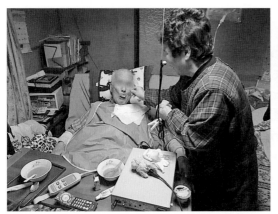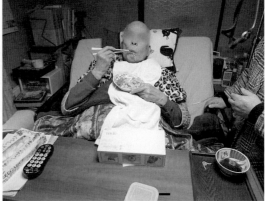

図写真4-11-4 | 初診(左)と9回目の訪問(右:3カ月後)の様子

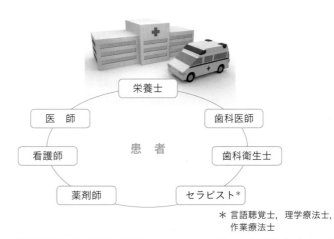

図4-11-1 | 高次医療機関におけるNST(Nutrition Support Team:栄養サポートチーム)

つです。1つ目はグループに分け、グループワークやディスカッションの機会を増やし、お互いの関係性を深め、知識の交換・共有ができるような会にすること。2つ目は高名な先生を呼んで講演してもらうのではなく、地域の

専門家に講演をしてもらい，翌日から実践できる内容にすることです。さらに“食べる輪”の後の“飲む輪”では，お酒を飲みながら，勉強会では聞けなかった内容の補充のほか，多職種がさらに連携し地域でよりいっそう活躍できるように交流する機会としています。とてもシンプルな方針ですが，毎回100名を超える参加者があり，会場の関係で参加希望をお断りする場合があるほどの大盛況でした。

　本稿の執筆をしている2020年7月は世界的に猛威を振るっているCOVID-19（新型コロナウイルス感染症）禍の中で，今までどおりの開催はできません。そこで地元新聞社と協力し，毎月「食べる輪」の役員が順番で住民や多職種に向け，口から食べることの重要性や，口腔ケアの方法，口腔リハビリの方法，嚥下障害の方の服薬方法，簡単に栄養がとれる方法等の情報を発信することとしました。

（2）「男の介護教室」の開催

　地域医療の中で，男性の介護者が孤軍奮闘しながら身内の介護を行っている場面に遭遇します。ある日，摂食・嚥下の評価を目的に，足が不自由なご主人と，パーキンソン病で寝たきりの奥様が受診されました。ご主人は「今まで一生懸命に自分を支えてくれた妻だから，恩返しの気持ちでやっている」と，買い物から1日3回の食事づくり，体の清拭，オムツの交換等々，ほぼすべての時間を介護に費やしていました。

　男性は女性に比べ育児や家事に携わる経験が少ないうえに，地域のコミュニティの中に入り込みにくい気質があります。ゆえに相談する仲間もおらず，孤軍奮闘しながら介護をしている男性が多くいます。そこで，同じような境遇にある男性介護者が集い，介護についての勉強，悩みの相談等を通じ少しでも楽に介護ができるようになればと思い，2014年1月「男の介護教室」を立ち上げました。この教室は，西は九州から北は北海道までの全国16カ所に広がりました。私が代表を務め，医師，保健師，ケアマネジャー，歯科衛生士，歯科助手の計11名の役員のほかに，全国各地に広がった「男の介護教室」の現地代表やスタッフと一緒に開催しております。

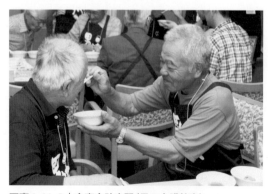

写真4-11-5｜食事介助実習（男の介護教室）

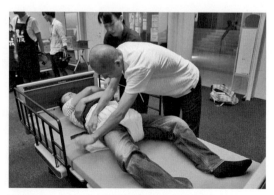

写真4-11-6｜オムツ交換実習（男の介護教室）

リピーター率は90％，毎回20〜30名の参加者がおります。現在介護をされている男性のほか，これからの介護に備える男性，介護を終えた男性たちが集います。介護を終えた男性は新たな居場所として活躍し，自身の経験より介護の中で困ったことや工夫などを伝えてくれています。

教室では，介護についての基礎知識の共有はもとより（写真4-11-5, 6），生きる源である"食"について重点をおいています。男性が苦手とする包丁の使い方，食品の扱い，栄養管理，食形態の調整法について，講習や調理実習を多く取り入れています。

また，毎回参加者をグループごとに分け，日頃の悩みなどについても聞き出して，皆で話し合う機会を設けています。

厚生労働省の調査によると，現在，在宅で介護している3割以上が男性介護者（2019年度）[5]です。一方，警察庁の報告では，看病や介護の疲れが原因で，家族などを殺害あるいは未遂の件数が全国で44件ありました（2015年度）[6]。湯原[7]の調査によると男性加害者は女性の約3倍です。これらの数字は氷山の一角にすぎないと思っております。理由はさまざまですが，介護は男性にとって大きな負担であることがわかります。

「男の介護教室」の取り組みは令和元年度版の内閣府「男女共同参画白書」[8]に掲載されたほか，NHKの「クローズアップ現代＋」にも取り上げられましたが，今はこの活動も新型コロナウイルス感染症禍で今までどおりの活動ができない状況になっております。そこで，教室によっては，少人数制での開催や，簡単な料理レシピや健康体操などをまとめ，参加してくれていた方に配布したり等の取り組みを行っております。

今後ますます高齢化が進むに従い，男性介護者も必然的に増えてきます。ゆえに，介護者のフォローはもとより，男性介護者に対する支援を国や地域全体で考えていかなければならないと考えております。

6. 東日本大震災での教訓を台風19号後の被災地支援で活かす

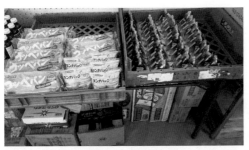

写真4-11-7 ｜ 台風19号後の避難所に届いた支援物資の食料品

（今回，支援に入った避難所でも東日本大震災当時と同様に，支援物資の食料品は健常者向けの食形態のみであった）

冒頭でも述べたとおり，私は2011年の東日本大震災の歯科支援活動を機に，宮城県に移住し地域の歯科医療再生に携わっております。仮設住宅へ，訪問診療や健康教室でお邪魔すると，「震災前までは元気だったのに，避難所生活にて寝たきりになってしまった」という話を多く聞きます。災害から助かった命も数カ月後に消えていく場面を目の当たりにしてきました。長期にわたる避難所での生活が，心身の健康に害を及ぼしたのだと考えています。

そうした経験を基に，2019年に発生した台風19号により甚大な被害を受けた宮城県丸森町にも早急に赴き，歯科支援活動を行ってきました。

丸森町でも断水や，口腔ケア用品が不足する中での，口腔ケア，義歯調整，急性炎症に対する応急処置等を行っていましたが，特に注意して診ていたのが高齢者や障がい児・者の食事摂取状態でした。被災地には支援物資として，おにぎりやパンなど炭水化物中心の食品が届きますが，これらの食形態は口腔機能や咽頭機能が低下している高齢者や障がい児・者では満足に食べられないのです（写真4-11-7）。

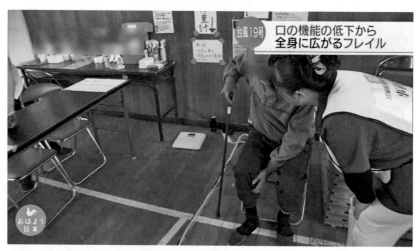

写真4-11-8｜台風19号後の避難所での歯科医療支援①

＊写真4-11-8〜12は筆者が取材を受けた番組より
（避難所生活が始まり3週間後，避難所でむせながら食事をしている方を発見した。毎食むせながら食べ，途中で中断することが多々ある様子。介助がないと歩くことも困難だが，災害前は農業を行いながら毎日を健康的に過ごしていたとのこと）

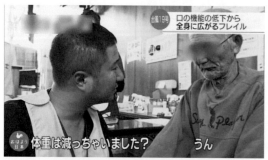

口腔機能等と避難所の支援物資の食形態が合わず，噛めないので自分の食べられる柔らかさの食品のみを選んで摂取していた

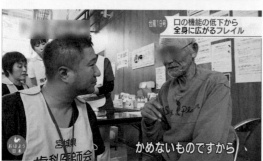

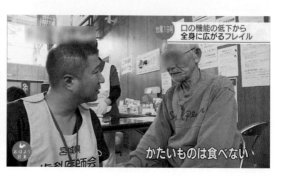

写真4-11-9｜台風19号後の避難所での歯科医療支援②

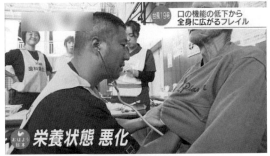

急激な低栄養と，避難所生活で活動量が低下した結果，フレイルに陥ったと判断

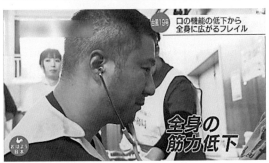

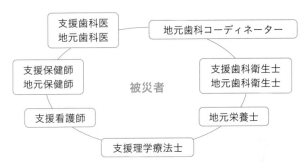

写真4-11-10 │ 台風19号後の避難所での歯科医療支援③

```
支援歯科医
地元歯科医 ──── 地元歯科コーディネーター

支援保健師                    支援歯科衛生士
地元保健師        被災者       地元歯科衛生士

支援看護師                    地元栄養士

        支援理学療法士
```

図4-11-2 │ 避難所で発足したNSTの職種

　さらに，災害前までは健康的に暮らしていても，環境が一変し，多くの被災者とプライバシーもない状況で生活をし，常に同じ場所にいるという状況になります。そのため全身の筋力低下や極度のストレス状態を引き起こします。

　このときの歯科医療支援の際にも同様の課題を確認しました。食事をしているときにむせており，満足に食事がとれていない方を発見しました（写真4-11-8）。この方は自分の食べられる柔らかさの食品のみを選んで食べていました（写真4-11-9）。結果として，急激な低栄養と避難所生活が活動量を低下させ，フレイルに陥ってしまっていました（写真4-11-10）。食形態が合わないことにより，柔らかい物を選んで食べ，噛む力が低下する。すると，さらに食べるものが限定されるという負のスパイラルを止めないと，東日本大震災のときと同じ顛末を迎えると判断しました。

　そこで，被災地でNSTを発足させて，多職種の専門職が協力してフレイル回復に取り組みました（図4-11-2，写真4-11-11）。すると1カ月後には，避

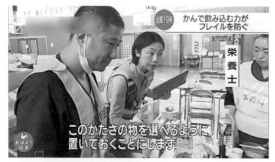

SNSも利用して多職種が連携をとれる体制をつくり，それぞれの職種が被災者のフレイルを回復させることを目指して取り組んだ

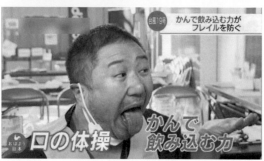
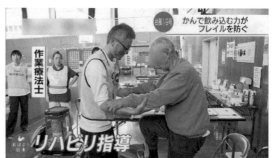

写真4-11-11│台風19号後の避難所での歯科医療支援④

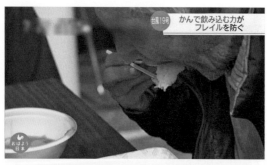

・避難所で出される弁当もむせずに完食できるまでに口や喉の機能が回復
・栄養状態がよくなり，災害前の健康状態に戻った

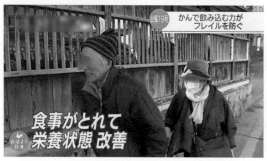
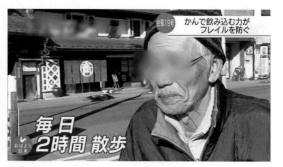

写真4-11-12│支援1カ月後

難所で出される弁当もむせずに完食できるまでに口腔や咽頭機能が回復し，栄養状態がよくなり災害前の健康状態に戻りました（写真 4-11-12）。

「食べる」ことにかかわる歯科は，災害医療分野においても他科より多岐にわたる継続的な支援活動を必要とすると考えています。ストレスも最大限の状況で，「食べる」ことが奪われると，死のリスクに近づいていきます。そこで歯科は，口腔ケアによる感染対策や義歯調整，急性症状への対応とともに，特に高齢者や障がい児・者の摂食風景や活動量を確認し，異常を確認した場合には早期に多職種と連携し，支援にあたる必要があります。災害から助かった命を守っていかなければいけない，と思っています。

7. おわりに

大学病院時代は，外来患者や入院患者の治療，研修医や学生の教育と研究が私の主な仕事でした。もちろんそれも大切な仕事ですが，大学を辞めて地域に飛び出すといろいろな発見や課題がありました。そして，その発見や課題は自分だけが感じていることではないということにも気づかされました。多職種とタッグを組みワンチームになることにより，地域が豊かになることに気づかされました。

医学部と歯学部が分かれているので勘違いをされがちですが，私たちは口だけを診る診療科ではありません。口から全身を診る診療科です。さらには，口を通じ地域を診る診療科です。皆さまも，地域の中で歯科がかかわれることがありましたら，どんどん巻き込んでください。

そして，これからの日本の地域の医療や福祉をともに歩んでいければと思います。

引用文献
1）国立障害者リハビリテーションセンター研究所発達障害情報・支援センター：災害時の発達障害児・者支援エッセンス, 2013, p.8.
〈http://www.rehab.go.jp/ddis/?action=common_download_main&upload_id=813〉（2020 年 10 月 30 日閲覧）
2）前掲書 1）, p.9.
3）内閣府：第 32 回障がい者制度改革推進会議（平成 23 年 5 月 23 日），資料 1　災害と障害者に関する意見一覧（2. 避難所での障害者の現状について）, 2011.
〈https://www8.cao.go.jp/shougai/suishin/kaikaku/s_kaigi/k_32/s1.html〉（2020 年 10 月 30 日閲覧）
4）一般社団法人日本発達障害ネットワーク：「発達障害支援」から見た被災地の現状と今後の課題および提案（岩手県・宮城県：平成 23 年 5 月 7 日〜13 日）, p.2.
〈https://jddnet.jp/wp-content/uploads/20110525_kadai.pdf〉（2020 年 10 月 30 日閲覧）
5）厚生労働省政策統括官（統計・情報政策担当）：平成 30 年　グラフでみる世帯の状況　国民生活基礎調査（平成 28 年）の結果から, 2018, p.49.
〈https://www.mhlw.go.jp/toukei/list/dl/20-21-h28.pdf〉（2020 年 10 月 30 日閲覧）
6）警察庁：39 罪種別　主たる被疑者の犯行の動機・原因別検挙件数（総数表），犯罪統計書　平成 27 年の犯罪, 2016, p.280.
〈https://www.npa.go.jp/toukei/soubunkan/h27/pdf/H27_ALL.pdf〉（2020 年 10 月 30 日閲覧）
7）湯原悦子：介護殺人の現状から見出せる介護者支援の課題，日本福祉大学社会福祉論集　第 125 号, 2011, p.44.
8）内閣府：令和元年度男女共同参画白書, 2020.
〈http://www.gender.go.jp/about_danjo/whitepaper/r01/zentai/html/column/clm_19.html〉（2020 年 10 月 30 日閲覧）

[12]

医療者がかかわるアウトリーチ
——路上生活者・生活困窮者への支援

武田裕子
順天堂大学大学院医学研究科医学教育学 教授

須賀（高桑）郁子
横浜国立大学大学院博士課程

久保田健司
ゆうりんクリニック 公認心理師

エピソード事例

*
「ホームレスの自立の支援等に関する特別措置法」に基づく自立支援センター事業では、寮生活を提供し、原則2カ月以内に再就職を果たした人にのみアパートに移るための初期費用を補助する。寮では集団生活を求められる。また、首都圏では住宅事情が厳しいこともあり、住まいのない要保護者が生活保護申請を行うと、まずは民間の宿泊所や簡易旅館への入所となる。ダニなどもいる不衛生な20人部屋やベニヤ板で仕切っただけの「個室」も少なくなく、住居費・食費などの名目で保護費のほとんどを徴収する「貧困ビジネス」の温床となっている。これを規制するため、2020年4月に厚生労働省令「無料低額宿泊所の設備及び運営に関する基準」が施行された。

年末のある日、路上生活者支援団体が行っている医療相談会に、見かけたことのない50代の男性がやって来ました。体調不良が続いて不安になり、医療機関を受診したほうがよいか相談したいとのことでした。働きながらインターネットカフェで暮らしていたものの体調を崩して仕事に行けなくなり、所持金が尽きて路上で生活を始めて3カ月になるそうです。元気なときと比べて体重は15kg減少。血圧を測ると220/130mmHgでした。医療保険には加入していないというので、受診するためにも生活相談で福祉制度を利用してはとすすめたところ、「これまでも何度か申請したことがあるけれど、相部屋や大部屋*になってしまって耐えきれずにすぐ出てしまった。人と一緒の生活はどうしてもできない」と申し訳なさそうに言われます。過去に対人関係の悩みで仕事も何度か辞めており、環境に敏感な面もあるようで、問題の切実さが伝わってきました。

年末年始は、東京アンブレラ基金（後述）の用意したビジネスホテルに宿泊し、年明け早々にソーシャルワーカー（以下、SW）とともに区役所に生活保護申請を行うことになりました。そこで、支援団体が用意した「意見書」の用紙に記載し、持参してもらうことにしました。福祉担当者宛てに早急に精査治療が必要な状況であることを書き、さらに"この方の心理発達上の特性から個室でないと生活できないという事情があります。ご検討をよろしくお願いします。"と書き添えました。それが、どれくらい効果があるのかわからなかったものの、もし集団生活となってしまったら再び路上に出てしまうと思え、心配で書かずにはいられませんでした。

後日、同行したSWに次のような報告をもらいました：申請の際、男性は非常に緊張して脂汗を流すほどだった。個室の希望を役所の担当者に伝えたが、即座にそれは無理と言われた。しかし、医療相談で作成した意見書を持って下がった後、あわてて戻って来て、「医療の緊急性があり個室でないといけないと医師が言っているので、個室を用意します」と言われた。

男性は、埼玉県内のアパートに入ることができ、医療機関も受診して精査予定とのことでした。さらに、実は男性には書字障害があり、字が書けないことが恥ずかしくて申請に踏み切れなかったこともわかりました。

*個人情報保護のため、内容を一部変更しています。

1. 路上生活者や生活困窮者への支援：NPO 法人「TENOHASI（てのはし）」[*]

＊
https://tenohasi.org/

東京都内では，現在，民間 6 団体が路上生活者の医療相談を行っており，医師，歯科医師，薬剤師，看護師などさまざまな職種の医療者が参加しています。その 1 つである NPO 法人 TENOHASI は，当時 20 代だった医学生を含むメンバーと当事者メンバーが中心になり，任意団体として 2003 年に設立されました[1]。池袋を拠点に，「すべての人に安心できる居場所を」という思いで，路上生活者・生活困窮者支援を行っています。毎回数十名のボランティアが参加します。路上生活を経験した人，会社員，専業主婦，年金生活者，学生，福祉・医療関係者など，運営は個人や団体の寄付金と助成金でまかなわれています。2010 年には，NPO 法人「世界の医療団」が医療班の活動に加わり，医療相談で必要な医薬品を支給し運営を支援しています。

TENOHASI は，そのウェブサイトで"できることから！ ちょこっと・1 回だけ大歓迎！"とボランティアを常時募集しています[2]。人手不足を補ってもらいつつ，路上生活者の存在に目を向けて理解を深めてほしいという思いで当日参加も受け付けており，毎回 10〜30 名が新規に参加しています（コロナ禍の 2020〜2021 年現在は，「密」を避けるために人数制限中）。また，ボランティア募集のウェブサイト項目には，"ご参加の前に"という見出しで"やりたいときに，できる範囲でするのがボランティア"と呼びかけ，燃え尽き症候群の予防や早期発見のためのチェック項目も紹介されています。

TENOHASI の活動の大きな特長の 1 つは，当事者の主体的な参加にあると筆者は感じています。1 つひとつの活動の中で，他の参加者と関係性を構築し，各自の役割を担っています。中には 20 年もの間，失踪を繰り返しながら路上生活を続けたのち，TENOHASI の支援でアパート暮らしに落ち着き，現在は炊き出しや夜回りでリーダーを務めている方もいます。笑いをとりながら協力を呼びかけるその姿には，場を和ませ，ボランティア参加者の心を 1 つにする力があります。

2. 路上生活者が生まれる背景に潜む健康の社会的決定要因（SDH）

TENOHASI が設立された 2003 年は，急激に増加し高止まりを続けていた日本の自死者数が最高値を記録しました（図 4-12-1）。バブルが崩壊して経済が停滞し，就職氷河期が訪れた「失われた 20 年」と呼ばれる時代です。社会にゆとりがなくなり，何らかの生きづらさを抱えている方々が，職を失い，家を失いました。家族や頼れる人もいず，社会の中で居場所を失うと野宿以外の選択肢はないという状況に陥ります[1]。社会経済状況が，雇用・住まい・収入，そして人とのつながりといった健康の社会的決定要因（以下，SDH）を危うくし，路上生活者を生み出したのです。

一方，池袋駅周辺で路上生活の状態にあった 80 名を対象とする 2008 年度の調査では，約 6 割にうつ病やアルコール依存症などの精神疾患があるこ

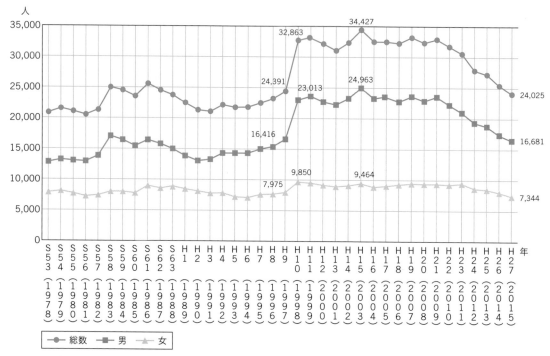

人

図4-12-1｜年間の自死者数の推移
（警察庁「自殺統計」より厚生労働省自殺対策推進室作成）

とが明らかになっています[3]。同様に行われた2009年度の調査では，WAIS-Ⅲ簡易実施法という検査で対象者164名のうち56人（34.2％）に，療育手帳交付相当の知的障害の可能性が示唆されました[4]。この調査対象者の平均年齢は54歳で，最終学歴は中学校56％，小学校2％でした。

　路上生活者の中には，子ども時代に貧困や虐待などの逆境体験を有する人が少なくありません。発達障害や軽度～中等度の知的障害の疑いがあるものの適切な療育支援を受けておらず，社会生活を送るうえで困難を抱えている方もいます。また，貧困に対するスティグマや偏見・差別によって社会参加から排除され，さらに経済的に困窮して結果的に保健医療サービスを十分に受けられなかったということも起きています。生まれ育った環境に加え，適切な養護や教育を提供する体制の不備，雇用機会の不足や過剰労働，周囲の無関心といったSDHが，人々をホームレス状態に追いやっている現実があります。事例4-12-1は，25年間路上生活をしていた男性が自身の半生を語ったものです。

　2008年にはリーマンショックが起こり，派遣契約労働者（派遣社員）の「派遣切り」や「雇い止め」が社会問題となりました。この年末，日比谷公園には，複数のNPO団体や労働組合によって炊き出しや生活相談等を行う「年越し派遣村」が設けられています。TENOHASIの炊き出しに並ぶ人数も，2008・2009年には平均300名を超えました（図4-12-2）。その後，次第に減少していきましたが，2020年，世界に新型コロナウイルスのパンデミックが広が

Aさん（46歳男性）：18歳〜43歳までホームレス状態。居宅生活をして3年が経過。真面目な性格で，現在は清掃員の仕事に週5日従事している。

　物心ついた頃には母と2人で暮らしていました。親戚との付き合いはありません。1DKの賃貸アパートで，母は清掃の仕事をしていました。生活は苦しく，貧乏なことは，小さい頃からわかっていました。うちに，よそ行きの服とおもちゃはありませんでした。晩ご飯の時間になっても，母は帰って来ないことも多く，できるだけ母の迷惑にならないように時間を潰していました。

　学校の授業はよくわかりませんでした。そのまま授業が進んでいくので，わかったふりをして聞いていました。自分から先生にわからないと言うのは，抵抗がありました。母に心配をかけないように，学校では真面目に過ごしていました。中学へ入ると，いよいよ数学や英語がわからなくなりました。点数が悪いので，進学は難しいだろうと，ずっと思っていました。気にしてくれる先生も親しい友人もいなかったです。早く働かなくてはと思っていました。月に一度の楽しみは，給料日に，母がファミレスに連れて行ってくれることでした。母は，何でも食べてよい，と言ってくれました。値段を見て，安いものを頼むようにしていました。誕生日プレゼントをもらったことはありません。今でも，あの頃が一番幸せだったと思います。

　中学3年生のときに，母ががんで倒れました。中学を卒業して，夜間の高校に入ることができました。ですが，入学式からしばらくして母の容態が悪くなり，母の紹介でアルバイトを始めました。それから母の看病と，清掃の仕事の生活が始まりました。高校にはほとんど通わないまま，中退しました。清掃の仕事では，ずいぶんお世話になりました。母の口利きだったので，可愛いがってもらいました。

　17歳で，母が亡くなりました。葬儀代がなかったので，そのときだけ親戚を頼りました。独りになると，母の後を追って死のうかと思いましたが，できませんでした。家賃が払えなくなり，住み込みの仕事をしました。長く続かず，18歳で仕事を辞めてホームレスになりました。仕事が見つかっては清掃をし，仕事ができなくなってはホームレスをしました。そうして，25年が経ちました。ずっと誰かに助けてほしいと思っていましたが，どこへ行って，何を説明すればいいのか，わかりませんでした。役所へ行っても，冷たい態度を取られるのでもう行きたくないと思っていました。

　仕事のない年末，体調を崩して凍えそうになって外で横になっていると声をかけてもらいました。温かいお味噌汁をもらったときに，涙が流れました。こんなふうに人と話すのは，母と死別してから，ほとんどなかったからです。

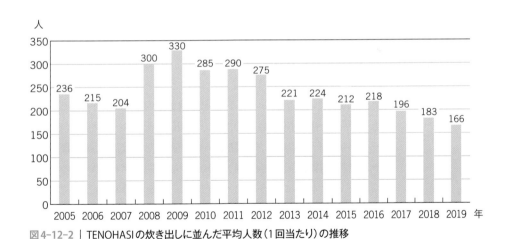

図4-12-2 ｜ TENOHASIの炊き出しに並んだ平均人数（1回当たり）の推移

り，状況は一変しました。今回の不況はリーマンショックを超えるといわれています。企業の休廃業・解散件数は前年を大幅に上回り，自死者数も増加傾向にあります。同年10月の時点でTENOHASIの炊き出しに並ぶ方は300名に迫り，生活福祉相談は前年の3倍に及んでいます。若者や女性の姿が目立ち，今後が懸念されます。

3. コロナ禍の影響（2020年〜）

欧米における「ホームレス状態」の定義では、"保障された占有できる居住空間をもたないことを指し、知人宅での居候や安い簡易ホテル滞在者、車上生活なども含める"ことになっています。日本においては、「生活保護ビジネス」で登場する「無料低額宿泊所」の利用者に加え、「ネットカフェ難民」と呼ばれるインターネットカフェやマンガ喫茶の夜間利用者もそれにあたります。緊急事態宣言に伴ってネットカフェが休業要請の対象となりました。「ステイ・ホーム」が叫ばれる中、そうした方々も「ホームレス状態」であることが明らかになったのです。

「ホームレスになるのは努力が足りないからだ」「働かずに怠けている」「好きでそうしているのだろう」と聞くことがあります。しかし、医療相談で出会う方々の中には、夜は路上で寝泊まりしながら、昼間は働きに出かけるという方も少なくありません。福祉制度の利用をすすめると、「自分はまだ働ける。自分で何とかしたい」という言葉が返ってきます。また、「福祉はもっと気の毒な人たちのためのものだ、自分は頑張れる」と言う方もいます。その人々の仕事すら奪ったのがコロナ禍です。一方、それまで普通の暮らしをしていた方々も容易に住まいを失い、本人の努力ではどうにもならないことがある現実が可視化されました。勤務先が倒産したり、解雇されて寮の退出を求められた、貯金を取り崩して生活していたがそれも底をつきアパート代が払えなくなったなど、路上生活など無縁と思っていた人たちが、公園のベンチで夜を過ごしたり、一晩中歩き回って朝を待つようになったりしています。仕事をしたくても住所がなければ求職すらままなりません。年末年始にTENOHASIの炊き出しに並んだ方たちは、例年の2倍に迫り、リーマンショックの時期の人数を超えました。

東京都では、住居を失い、不安定な就労に従事する者や離職者に対して、路上生活者支援の協議会とともに「TOKYO チャレンジネット」*というサポート事業を行っています。住まいを喪失した人は誰でも相談でき、職業紹介や、無料法律相談、住宅契約にかかわる初期費用についての相談など生活の悩みごとや不安に思うことへのサポートを行うというものです。また、2020年12月21日〜2021年1月19日のうち、原則1人2週間までビジネスホテルに滞在できる支援も行いました。1日最大1000室を提供するもので、多くの自治体が年末年始も相談窓口を開けて対応にあたりました。医療相談をしながら、「寝泊まりは大丈夫ですか」と声をかけることができました。そこから生活相談につながり宿泊先を確保した方は少なくありません。

例年、雪混じりの寒い公園で年越しそばやお雑煮を振る舞いながら、空き家の多い東京なのに屋外で眠る人たちがいることにつらい気持ちを抱えながら過ごしてきました。しかし、コロナ禍が拡大する中での年越しは、メディアに注目され、支援の申し出が多数届きました。"自己責任"と切り捨てられるものではないことが、ようやく理解されたように感じました。

*
チャレンジネット（住居喪失不安定就労者・離職者等サポート事業）：住居を失い終夜営業店舗などに寝泊まりしながら日雇労働などの不安定就労に従事する方のために、主要4大都市（東京都・大阪府・愛知県・神奈川県）に設置、住居と安定就労確保のための支援を行っている。
〈https://www.mhlw.go.jp/bunya/koyou/safety_net/challenge.html〉（2021年1月20日閲覧）

4. TENOHASIの活動

　　毎週水曜日の夜回り，第2・4土曜日や大型連休および年末年始の炊き出しや医療相談・生活福祉相談を行っています。路上で暮らす方々にとって，日雇いの仕事がなくなる長期の休みは収入が途絶え，困窮しても支援を求める役所も閉まっているからです。また，路上から脱出してアパート暮らしを始めた方々が孤立に陥らないよう，支援を継続しています[2]。

（1）夜回り（毎週水曜日）

　　池袋駅横の公園に集合し，公園や駅構内，駅周辺でおにぎりやパンを配りながら安否を確認します。生活相談・医療相談の声かけをし，希望があれば生活保護申請同行支援や住まいの斡旋，緊急シェルターの確保を行います。医師による医療機関への紹介状作成や精神保健福祉士による受診同行，緊急を要するときは救急搬送の依頼や受け入れ医療機関の確保なども行います。

（2）炊き出し・衣料品配付など

①炊き出し

　　温かいご飯と栄養のあるおかずを400食ほど準備し配食します。う歯や喪失歯で十分に噛めない方もおり，野菜や鶏肉の切り方にも気を配っています。温かい食事を囲むだんらんの場にもなっていますが，コロナ禍が続く現在は，お弁当や果物，菓子パンなどの食料品を配るだけになっています。

②衣料品配布

　　寄付された衣料品や靴，寝袋，タオル類など生活必需品を配布します。

③ほっと友の会

　　希望者による茶話会。ボランティアや当事者が懐かしい歌を歌い，会話を楽しむ場です。コロナ禍で休止しています。

④はり・きゅう

　　テント内で，ボランティア鍼灸師による施術を先着順で提供しています。

（3）医療相談・生活福祉相談・法律相談

①医療相談

　　折り畳み式の机と丸椅子，大型キャリーバッグ2個に詰め込んだ市販薬（写真4-12-1），自動血圧計，体温計，聴診器，パルスオキシメーターを主な道具として持参しています。天気がよければ青空の下，雨や雪の日にはテントを張って，医師・看護師・薬剤師が身体や精神の不調の相談に乗ります。多くは，市販薬を希望して来られます。風邪薬や胃薬，かゆみ止めの軟膏，湿布，絆創膏は通年で求められます。夏は虫よけスプレー，冬は使い捨てカイロも必需品です。体調不良の訴えがあるときには，緊急性を判断します。その場で受け入れ可能な救急外来を探すこともあれば，ゆうりんクリニック（後述）で継続して診てもらうこともあります。

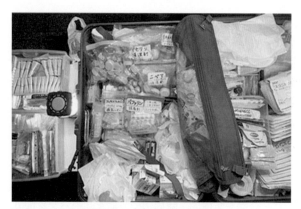
写真4-12-1｜医療相談で手渡しする市販薬

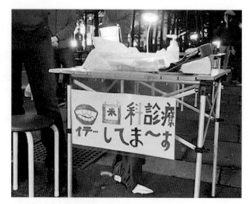
写真4-12-2｜歯科相談用のブース

　医師が，支援団体で用意した紹介状や意見書の用紙に記載し，生活福祉相談のほうで社会福祉制度を利用するための手続きをして，医療につなげられるように進めることもあります。身体の不調に緊急性はないか鑑別しつつ，生活上の必要を聴き出して生活福祉相談につなげます。定期的に血圧測定に来る当事者の方もおられ，継続して接する中で信頼関係の構築を図っています。「自分はまだ頑張れる」と言う方も，体調を崩して働けなくなると，福祉サービスの利用を考える瞬間があります。そのときに，遠慮したり自分を責めることなく生活福祉相談につなげるのが，医療相談の医師の大きな役割の１つだと感じています[5]。

　2020年から歯科相談も始まりました（写真4-12-2）。もちろん，公園で何か治療ができるわけではありませんが，希望者は後を絶ちません。どうして痛みがあるのか，どう治療するのか，それにはどれくらい費用がかかるのかといったことがわかるだけでも，自分の中で計画が立てられて安心につながるそうです。医療者の専門性は，どのような場面でも必要とされています。

②生活福祉相談

　社会福祉士や精神保健福祉士が担当します。困りごとを聴いて活用できる制度の紹介を行い，選択肢をともに考えます。希望者には生活保護申請や仕事探し・アパート探し・受診などの同行を行います。

③法律相談

　２カ月に一度，弁護士による法律相談があります。必要な方には法テラス*を紹介します。

*
https://www.houterasu.or.jp/

（4）生活応援活動

　路上から脱出して住まいを確保する方のアパート探しや銀行手続きに同行したり，医療機関受診や入退院支援など，フォローアップを行っています。また民間アパートを借り上げて，個室シェルターを運営しています。

（5）研究活動

　毎週夜回りを続け，月に2回の炊き出しや相談会を継続して行っています。しかし，ようやく路上から脱出した人がまた路上に戻ったり，どうしても行政の理解を得られなかったり，うまくいかないことは山のようにあります。ある医師が，「まるで両手で砂をすくっているようだ」と表現しました。さらさらと指の間からこぼれ落ちてしまって何も残らないと思える感覚を表しています。

　うまくいかないのはどうしてなのか，TENOHASIのメンバーは，よりよい支援の方法を見出し，周囲の理解と協力を得るためには研究が必要だという結論に至りました。現場の支援者に，学生や大学院生，研究者を交えて，月に一度，リサーチ・ミーティングを行っています。過去の調査結果の解析や，新たなインタビュー調査，そのための研究助成金の獲得などを継続して行っており，少しずつ成果も表れてきました[6]。

5．他団体との連携

（1）ハウジングファースト東京プロジェクト

　「ハウジングファースト」は，住まいを得ることを人権ととらえ，本人の希望があれば何ら条件を付けることなく住まいを提供する活動です[7]。世界各国で効果が実証されている支援方式に由来します。以前，「ホームレスの自立の支援等に関する基本方針（2013年制定）」では，"地域社会の中で自立した日常生活を営むことが可能となったホームレスに対して，住居への入居の支援等により，安定した居住の場所を確保する"と述べられていました。すなわち，就労を優先し施設で生活訓練をして自立した生活が可能となったことを証明しないと，安定した住まいを得られないステップアップ方式となっていたのです*。

　では，自立を証明できるまではどこに滞在するのかというと，行政によって紹介される「無料低額宿泊所」となります。そこは，たとえば，床面積約90 m²のフロアに二段ベッドが12台ずつ設置されていて，ベッドとベッドの間は1 m弱の隙間しかなく，また，利用者へのプライバシーの配慮は二段ベッドに直接取り付けられたカーテンのみという環境です。厳しい門限があり，消灯時間も定められています。しかも，「無料低額」という言葉とは裏腹に，生活保護費の多くが宿泊所利用料，光熱水道費，食費などとして徴収され，利用者の手元にはほとんど残りません。そのような環境で貧困から抜け出して自立するのは困難です。とても人としての尊厳が大切にされているとは言い難い生活を強いられ，狭い空間での対人関係に苦労し，ダニなどの害虫に悩まされた結果，路上生活に戻ることを選択する人が少なくないのです[8]。

　「ハウジングファースト東京プロジェクト」は，条件を課すことなく安心できる住まいを提供して心身の健康の回復を促し，社会生活を営めるよう支

*
2018年には新たに「ホームレスの自立の支援等に関する基本方針」が策定。就労・心身の状況，地域社会からの孤立の状況等に応じ，自らの意思で安定した生活を営めるよう支援することが基本であり，このためには就業の機会の確保が最も重要であるが，同時に安定した居住場所が確保され，地域で自立した日常生活が継続可能となる環境づくりも必要と示された。

表4-12-1 ｜ TENOHASIのほかに「ハウジングファースト東京プロジェクト」にかかわっている団体

①ゆうりんクリニック[8]
　路上生活の方も気軽に受診できる無料診療部門のあるクリニックとして2016年に設立。TENOHASIの活動で医療相談を行っていたメンバーが中心スタッフとなっています。この「東京プロジェクト」で出会った路上脱出希望者など，医療機関を受診しにくいと感じている方々に内科プライマリ・ケアや精神科医療を提供しています。精神保健福祉士や臨床心理士が心理面接や就労支援など，ニーズに応じた支援を行っています。炊き出しの際の医療相談で処方が必要と判断された場合に，まず，ゆうりんクリニックで対応し，受診後にワーカーが宿泊場所を確保，週明けに生活保護を申請して通常の医療機関受診につなげるという切れ目のないケア提供が可能となりました。

②世界の医療団
　世界の医療団は1980年にパリで発足し，世界各地で人道医療支援に取り組む団体です。日本事務所は1995年に発足。医療相談の運営支援と医薬品の購入，路上生活者や元路上生活者と調理や音楽・園芸などをともに行う日中活動プログラムを担い，「ハウジングファースト東京プロジェクト」の運営取りまとめを行っています。

③訪問看護ステーションKAZOC
精神障害があっても地域で生活し続けられることを目指して，2013年に設立。東京都練馬区と豊島区（池袋）を中心に，精神疾患を抱える方が入院ではなく地域で生活できるよう支援しています。

④べてぶくろ
　2010年に池袋で立ち上がったコミュニティ活動。北海道「浦河べてるの家」＊の理念を受け継ぎ，精神疾患を抱えた当事者活動や地域生活の応援を行っています。現あるいは元路上生活者や，生きづらさを抱えた人もそうでない人も，互いの生活に関心を向け合い活動する居場所となっています。

⑤一般社団法人つくろい東京ファンド
　「市民の力でセーフティネットのほころびを修繕しよう！」を合言葉に，2014年6月に設立。空き家や空き室活用法人として民間アパートを借り上げて，個室シェルター「つくろいハウス」を提供。また，ホームレス経験者の居場所づくり，仕事づくり，地域住民との交流の場をつくるために，「カフェ潮の路」を運営しています。

⑥ハビタット・フォー・ヒューマニティ・ジャパン
　Habitat for Humanityは「誰もがきちんとした場所で暮らせる世界」の実現を目指し，世界70カ国以上で住まいの問題に取り組む国際NGO。2001年から日本事務局設立。居住支援法人として，住まいの確保，住環境の改善，生活面での支援を通じて，住まいと貧困の問題に取り組んでいます。

＊
〈https://bethel-net.jp/〉
（2021年1月20日閲覧）

援する取り組みです。"医療・福祉支援が必要な生活困難者が，地域で生きていける仕組みづくり・地域づくりに参加する"という理念のもと行われています。ホームレス状態にある方の中には精神や知的機能に障害を抱えている方もあり[4]，支援につながりにくく，つながった後もその継続にはさまざまな配慮を必要とします。住まいとともに，本人に必要な支援を必要な期間提供し続けるのです。

　「ハウジングファースト東京プロジェクト」では，TENOHASIに加えて表4-12-1の計7団体が中心になり，主に池袋周辺の地域で医療・保健・福祉へのアクセスの改善，コミュニティ活動，生活支援など多面的なサポートを提供しています。

（2）東京アンブレラ基金

　前述（表4-12-1）の「つくろい東京ファンド」が中心になり，さまざまな背景の困難を抱える方々を支える民間15団体が協働して運用する基金です。クラウド・ファンディングにより得られた寄付金を用いて，「今夜，雨露をしのげる場所」を求めて途方に暮れている人たちにネットカフェやビジネスホテルの宿泊費の支給，無料で宿泊できるシェルターの提供などを行っています。「ホームレス状態」の方は，路上に暮らす方々だけではありません。ネットカフェを住まいとする人，虐待で自宅にいられず繁華街をさまよう女子高

表4-12-2 | 「東京アンブレラ基金」に参加する15団体と支援対象

一般社団法人東京つくろいファンド　ホームレス状態の方々
NPO法人 TENOHASI　ホームレス状態の方々
認定NPO法人難民支援協会　難民申請者
一般社団法人 Colabo 　女子高生を中心とする十代の若者（『難民高校生』著者の仁藤夢乃氏が設立）
LGBTハウジングファーストを考える会・東京　LGBTの生活困窮者
NPO法人豊島子ども WAKUWAKU ネットワーク 　「子ども食堂」利用者や学習支援を必要とする子どもとその親
避難の協同センター　東京電力福島第一原発事故避難者の居住継続・生活・健康支援
NPO法人人身取引被害者サポートセンター・ライトハウス　人身取引被害者
NPO法人ピッコラーレ　妊娠が「困りごと」になっている方々
ARCH（市民団体）　ホームレス状態の方々
認定NPO法人ビッグイシュー基金　ホームレス状態の方々
一般社団法人あじいる　野宿者・生活困窮者
府中緊急派遣村 　派遣切りや生活保護が受給できないなど貧困や解雇で困窮している方々
一般社団法人ふくろうの会シェアハウス事業部　居場所や住まいが必要な方々
NPO法人 POSSE　労働や貧困問題を抱える若い人・外国人

生，親の理解を得られず家を出てきた LGBTQs の若者などさまざまです。東京アンブレラ基金に参加する15団体と支援対象を，表4-12-2 に示します。いずれの団体も，支援は「住まいの確保」と切り離せない，人権を守るには住まいが必要という認識を共有しています。

　屋外で夜を過ごすには，寒さや暑さに耐え，雨に濡れる覚悟が必要ですが，それだけではありません。寝ている間に暴力を受けないか，持っている荷物を盗まれないかという心配もあり，とても熟睡などできません。過酷な路上生活に陥らない，あるいは脱出できるような支援がますます必要とされています。

6. なぜ「助けて」が言えないのか

　苦しいときや困っているときに「助けて」と言える能力を「援助希求能力」といいます。困ったときに誰かに助けを求めるのは当たり前であり，それすらしないのは「自己責任」ととらえられることも多いのではないでしょうか。しかし，路上で暮らす方々に「大丈夫ですか？」と尋ねると，判で押したように「大丈夫です」という言葉が返ってきます。見るからに医療を必要としている状態の方でも「大丈夫」と言われます。どうして「『助けて』が言えない」のでしょうか。

　医療相談をしていて，医療機関受診が必要と思える方に小さな声で生活保護申請をすすめると「こうなったのは，自分の責任ですから」「迷惑をかけると申し訳ない」と助けを得ることに罪悪感を抱えている人に遭遇します。ま

た,「自分はそこまで落ちていない」という怒り交じりの返答をもらうこともあります。そのような方の中には,「助けて」と言った結果, 冷たい対応をされて, 助けを求めたことを後悔していたり, 医療機関を受診した際に「生活保護受給者は人間扱いされない」ような体験をされた方が少なくありません。事例 4-12-1 の男性のように, 社会保障制度など「助け」の存在を知らなかったり, 知っていても助けを求める方法がわからない, あるいは社会から疎外された体験が積み重なって対人関係が苦手になり,「助けて」と言えなくなることもあるでしょう[9]。「助けて」と言ったけれど, 自分の意向とは異なる方向にどんどん話を進められてしまい, そこから逃げ出した過去をもつ方もいます。

　人は, 個人の力ではとても変えられない逆境におかれると, 達成できない願いを切望したりせずに受け入れてしまうといいます。それを適応的選好形成と呼びます[10]。願っても得られないものは, 最初から存在しないと考えるほうがつらくないからです。「大丈夫ですか?」と問われて「大丈夫」と応答するのは, その人の中に他の選択肢がもはや存在しないからだと考えると, その言葉から"ニーズがない"と考えるのは早計であることがわかります。

　一方,「福祉はもっと困った人のためにある, 自分はまだ働けるので大丈夫」という言葉もよく聞きます。「『助けて』と言わない」選択をしている方々です。路上生活者は困窮していて助けが必要な存在と考えられがちですが, 路上にいながらも自らの尊厳を保って生き抜こうとしている方々がいます。そのようなときに, TENOHASI のメンバーは「敬意をもって引き下がる」ようにしています[5]。

7. SDH のレンズを通して見て気づいてほしい

　読者の中には, これまで路上生活者を見かけたことがない, あるいは見かけはしても言葉を交わしたことがないという方がほとんどではないでしょうか。本稿から, 路上で暮らす方々の姿を少しでも知っていただけたら幸いです。

　ホームレス状態にある人の多くは, 治療を要する身体疾患を有しています。先進国のホームレス状態の人を対象とした調査では一般人口と比べて死亡率が明らかに高く (超過死亡), この原因として, 虚血性心疾患, 結核や HIV などの感染症, 不慮の事故や自死などが挙げられています[11]。社会生活から排除され, 平等に扱われない状況そのものが健康を害し, 早期死亡をきたすといわれています。重篤な状況に陥ってから救急搬送されることも少なくなく, 一般の救急搬送患者と比較して死亡率が 3.5 倍に上るとの報告もあります[12]。

　医療者には, こうした方々に対し, 自身の専門性をもって接していただきたいのです。それは, 公園での医療活動や夜回りといったアウトリーチ活動に限りません。日々の仕事の中で, それぞれの持ち場でこうした患者さんと

事例4-12-2 | 退院後に「住まい」を失わずに済んだ例

　入院しているその男性は，70歳を超えていた。ずっと会社の寮に住んでいたが，病気になり高齢であったため，入院中に解雇となり，帰る住まいを失った。病院の医療ソーシャルワーカー（MSW）を通して生活保護申請をしたが，「貯金が30万円あるから所持金が0円にならないと生活保護は受けられない」と受理されず，住まいが確保できるまで，入院を継続することとなった。その男性は非常に無口で，病棟の看護師たちは「意欲低下」「非効果的自己健康管理」という看護診断を挙げていた。しかし，ある看護学生が担当になり，男性に毎日かかわり続けたところ，少しずつ「希望」を口にするようになった。そしてついには，見舞いに来た元雇用主の社長に「寮に戻りたい」という思いを伝えたのである。その言葉に心が動かされた社長は，働けなくても寮に住めるように手配をしてくれ，退院のめどが立った。

　寮に戻れるとわかった瞬間から，男性はそれまで全くふれたことのなかった寮での生活について堰を切ったように学生に話し始めた。寮には犬がいること，犬は彼のことが大好きで自分が散歩に連れて行かなくてはと思っていること。自分は寮長のような役割を担っていて，男性がいないと寮の秩序が乱れてしまうことなどを，明るく，少し乱暴な言葉でいきいきと学生に伝えた。そんな彼を見て，可哀想な人，控えめで真面目な人と考えていた看護学生は，自分が勝手な思い込みで患者を見ていたことに気づいた。

　出会ったときに，どのような人生を歩んで来られたか，「助けて」が言えない方ではないかと思いを巡らしていただくだけでも十分です。患者さんの抱えるSDHは何か，何が必要かを周囲の職員とともに考え，必要なら地域の支援団体に相談してみてください。

　「住まい」は健康のためにかけがえのないものでありながら，容易に失う可能性があることを本稿ではお伝えしました。医療機関は，困窮した方々の最後のセーフティネットです。医療者の気づきは，その人が過酷なホームレス状態に陥ることを防ぐきっかけになります。そのような例を事例4-12-2に挙げました。話を聴いてくれる人がそばにいるだけで，内在する力が引き出される可能性があることがわかります。さらに，帰れる住まい，特に自分を必要としていると感じられる居場所があることは回復に大きな効果をもたらします。勝手な解釈をしてはいけないと知りつつも解釈している自分がいないかを意識し，患者の言葉に耳を傾けることで，医療者には患者の人生を大きく変える力もあるのだと知っていてほしいです。事例4-12-1の男性も，その母親ががんで入院したときに，「この中学生の子はどうやって暮らしていくのだろうか」と思い至る医療者がいたら，異なる人生を歩んでいたかもしれません。

引用文献
1 ）森川すいめい：漂流老人ホームレス社会，朝日新聞出版，2013.
2 ）TENOHASI ホームページ：ボランティア募集
〈https://tenohasi.org/volunteer/〉（2021年1月20日閲覧）
3 ）森川すいめい他：東京都の一地区におけるホームレスの精神疾患有病率，日本公衆衛生雑誌，2011，58（5），p.331-339.
4 ）奥田浩二：援助技術：ホームレス状態にある市民を理解し支援するために，ホームレスと社会，2010，3，p.90-95.
5 ）武田裕子：身体の治療から社会的支援につなぐ―路上生活者の医療相談から医師が学んだこと，こころの科学，2020，209，p.2-9.
6 ）Fujita M. et al.："Staying at home"to tackle COVID-19 pandemic：rhetoric or reality? Cross-cutting analysis of nine population groups vulnerable to homelessness in Japan, Tropical Medicine and Health,, 2020, 48（92）.
〈https://tropmedhealth.biomedcentral.com/articles/10.1186/s41182-020-00281-0〉（2021年1月20日閲覧）

7) 稲葉剛, 小川芳範, 森川すいめい編：ハウジングファースト―住まいからはじまる支援の可能性, 山吹書店, 2018.

8) 世界の医療団ホームページ：東京プロジェクトに新パートナー, 医療部門を担うクリニックが開院―ゆうりんクリニック院長西岡医師にお話を伺いました！.
〈https://www.mdm.or.jp/news/3430/〉（2021 年 1 月 20 日閲覧）

9) 熊倉陽介, 清野賢司：どうして住まいの支援からはじめる必要があるのか, こころの科学, 2018, 202, p.60-65.

10) ヤン・エルスター：玉手慎太郎訳, 酸っぱい葡萄：合理性の転覆について, 勁草書房, 2018.

11) Fazel S. et al.：The health of homeless people in high-income countries：descriptive epidemiology, health consequences, and clinical and policy recommendations, Lancet, 2014, 384, p.1529-1540.

12) Phelan J., Link B.G., Moore R.E., et al.：The stigma of homelessness：The impact of the label "homeless" on attitudes toward poor persons, Social Psychology Quarterly, 1997, 60（4）, p.323-337.

健 康 政 策 に つ い て

［厚生労働省］

- 健康日本 21（第二次）

  ⇒ https://www.mhlw.go.jp/stf/seisakunitsuite/bunya/kenkou_iryou/kenkou/kenkounippon21.html

  （厚生労働省ホーム＞政策について＞分野別の政策一覧＞健康・医療＞健康＞健康日本 21（第二次））

- 健康寿命をのばそう！ スマート・ライフ・プロジェクト

  ⇒ https://www.smartlife.mhlw.go.jp/

健 康 格 差 に つ い て

［一般社団法人日本プライマリ・ケア連合学会］

- 健康格差に対する見解と行動指針

  ⇒ https://www.primary-care.or.jp/sdh/

  （一般社団法人日本プライマリ・ケア連合学会 HOME＞健康格差に対する見解と行動指針）

［JAGES（Japan Gerontological Evaluation Study：日本老年学的評価研究）］

- 健康格差対策事例集

  ⇒ https://www.jages.net/library/case-studies/ （JAGES HOME＞ライブラリー＞健康格差対策事例集）

［公益財団法人医療科学研究所］

- 健康格差対策の 7 原則 Ver1.1（2017 年）

  ⇒ https://www.iken.org/project/sdh/project2014.html

  （公益財団法人医療科学研究所ホーム＞自主研究プロジェクト＞SDH プロジェクト＞2014 年度プロジェクト）

健 康 の 社 会 的 決 定 要 因 （ S D H ） に つ い て

［世界保健機関健康開発総合研究センター（WHO 神戸センター）］

- 「健康の社会的決定要因（SDH）」に関する WHO 主要文書の邦訳

  ⇒ https://extranet.who.int/kobe_centre/ja/news/SDH_20130819

  （WHO 神戸センターホーム＞RESOURCES＞最新ニュース＞2013＞「健康の社会的決定要因（SDH）」に関する WHO 主要文書の邦訳）

［厚生労働科学研究（地球規模保健課題推進研究事業）健康の社会的決定要因に関する研究班］

- 健康の社会的決定要因に関する重要な国際的文書の日本語訳

  ⇒ http://sdh.umin.jp/#syokai

［科学研究費助成事業・基盤研究（B）「格差社会のニーズに応える医学教育：『健康の社会的決定要因』教育プログラム開発」］

- 健康の社会的決定要因（SDH）教育ポータル

  ⇒ https://sdhproject.info/

貧 困 に つ い て

［厚生労働省］

- 相対的貧困率等に関する調査分析結果について

  ⇒ https://www.mhlw.go.jp/seisakunitsuite/soshiki/toukei/tp151218-01.html

  （厚生労働省ホーム＞統計情報・白書＞各種統計調査＞厚生労働統計一覧＞国民生活基礎調査）

［貧困統計ホームページ］

▪ 日本の貧困

⇨ https://www.hinkonstat.net/　（貧困統計ホームページ HOME＞日本の貧困）

▪ 子どもの貧困

⇨ https://www.hinkonstat.net/　（貧困統計ホームページ HOME＞子どもの貧困）

生 活 困 窮 者 へ の 支 援 に つ い て

［厚生労働省］

▪ 社会保障審議会生活困窮者自立支援及び生活保護部会報告書（平成 29 年 12 月 15 日）

⇨ https://www.mhlw.go.jp/stf/shingi2/0000188276.html

（厚生労働省ホーム＞政策について＞審議会・研究会等＞社会保障審議会（生活困窮者自立支援及び生活保護部会）＞社会保障審議会生活困窮者自立支援及び生活保護部会報告書を公表します。）

▪ 生活保護制度，生活困窮者自立支援制度

⇨ https://www.mhlw.go.jp/stf/seisakunitsuite/bunya/hukushi_kaigo/seikatsuhogo/index.html

（厚生労働省ホーム＞政策について＞分野別の政策一覧＞福祉・介護＞生活保護・福祉一般）

▪ 無料低額診療事業等に係る実施状況の報告：調査の結果

⇨ https://www.mhlw.go.jp/toukei/list/muryou_sinryoujigyou_b.html

（厚生労働省ホーム＞統計情報・白書＞各種統計調査＞厚生労働統計一覧＞3.社会福祉＞3.8.福祉（無料低額診療事業等）＞無料低額診療事業等に係る実施状況の報告＞調査の結果）

社 会 的 処 方 に つ い て

［一般財団法人オレンジクロス］

▪ 日本版「社会的処方」のあり方検討事業（仮題）

⇨ https://www.orangecross.or.jp/project/socialprescribing/index.php

（一般財団法人オレンジクロスホーム＞研究・プロジェクト＞日本版「社会的処方」のあり方検討事業（仮題））

地 域 の 拠 点 づ く り に つ い て

［内閣府］

▪ 小さな拠点情報サイト

⇨ https://www.cao.go.jp/regional_management/index.html

（内閣府ホーム＞内閣府の政策＞地方分権改革・地方創生＞小さな拠点情報サイト）

医 療 格 差 を 埋 め る コ ミ ュ ニ ケ ー シ ョ ン 支 援 に つ い て

［医療×「やさしい日本語」研究会］

▪ 医療×「やさしい日本語」研究会ホームページ

⇨ https://easy-japanese.info/

＊この情報は 2021 年 2 月時点のものです。

格差時代の医療と社会的処方
病院の入り口に立てない人々を支えるSDH（健康の社会的決定要因）の視点

2021年4月15日　　第1版第1刷発行　　　　　　　　　　　　　　　　　〈検印省略〉

編集

武田裕子

発行

株式会社 日本看護協会出版会

〒150-0001 東京都渋谷区神宮前 5-8-2 日本看護協会ビル 4 階
〈注文・問合せ / 書店窓口〉TEL 0436-23-3271　FAX 0436-23-3272
〈編集〉TEL 03-5319-7171
〈ウェブサイト〉https://www.jnapc.co.jp

装丁

齋藤久美子

印刷

株式会社 教文堂
